Sheila Kitzinger

Hausgeburt

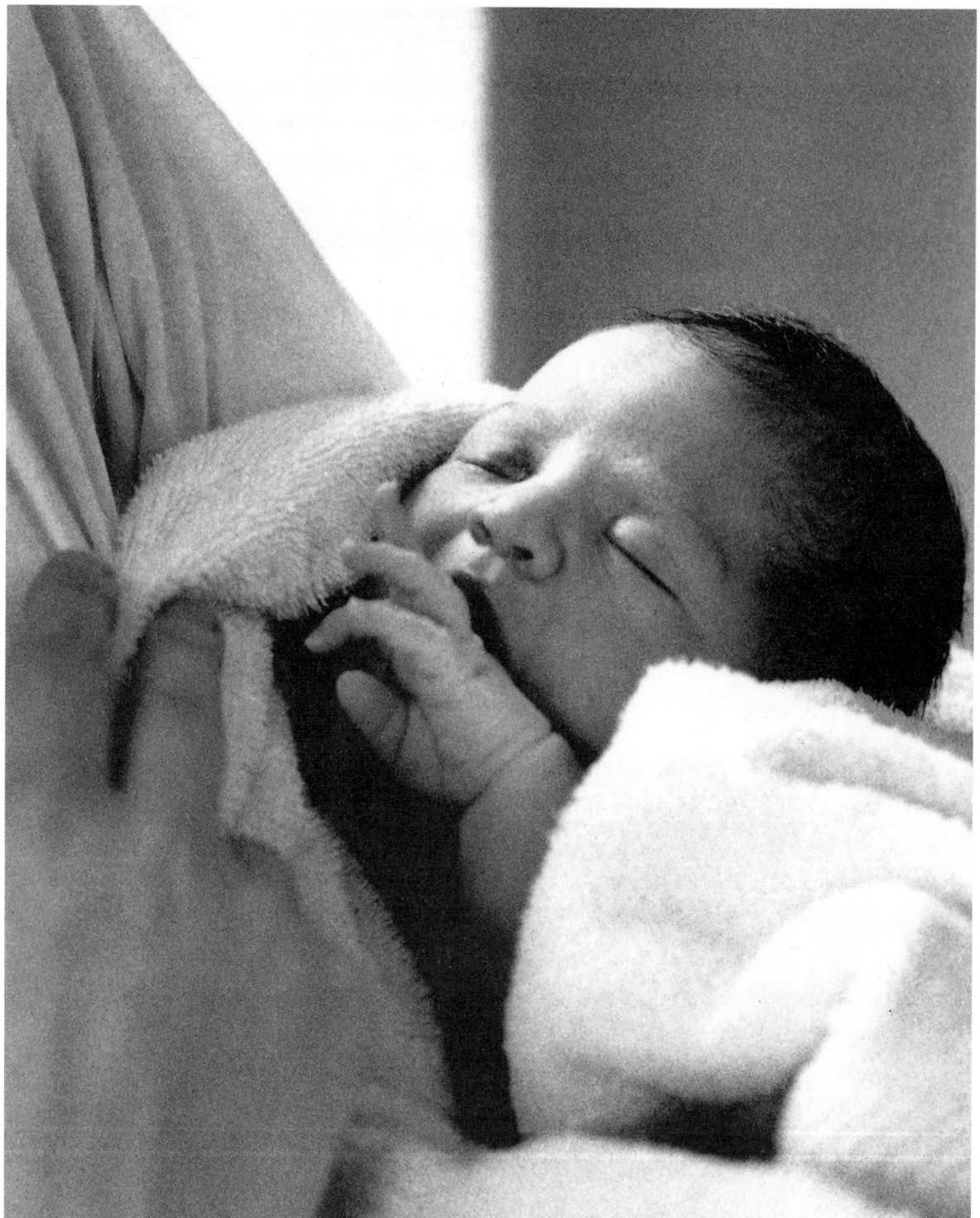

Sheila Kitzinger

Hausgeburt

Ein Ratgeber
für werdende Eltern

Kösel

Übersetzung aus dem Englischen: Inge Olivia Wacker, Magnetsried.
Die Originalausgabe erschien unter dem Titel »Homebirth and other alternatives to hospital.
The essential guide for every woman considering her options in childbirth« bei Dorling Kindersley, London.

ISBN 3-466-34313-5

Ein Dorling Kindersley Buch. Originaltitel: »Homebirth«
Copyright © 1991 by Dorling Kindersley Limited, London.
Textcopyright © 1991 by Sheila Kitzinger.
© 1994 für die deutsche Ausgabe by Kösel-Verlag GmbH & Co., München.
Printed in Germany. Alle Rechte vorbehalten.
Druck und Bindung: Kösel, Kempten.
Fotos: Marcia May; Uwe Kitzinger auf den Seiten 176 bis 179.
Umschlag: Elisabeth Petersen, Glonn. Umschlagfoto: Ursula Markus, Zürich.

1 2 3 4 5 6 · 99 98 97 96 95 94

Inhalt

1

Geburt ohne Klinik – warum?

Einem Kind das Leben zu schenken
ist eines der wichtigsten Wendepunkte in Ihrem Leben.
Sie spüren, wie sich das Baby in Ihnen entwickelt.
Während der Geburt überlassen Sie sich den Kontraktionen,
die wie Meeresbrandung Ihren Körper erfassen.
Wenn Sie Ihr Kind gebären,
erleben Sie die Intensität der leidenschaftlichen Hingabe,
um dann sehnsüchtig die Arme nach ihm auszustrecken
und dieses neugeborene Wesen zu begrüßen
und geborgen in Ihren Armen zu halten.
Sie wohnen einem Wunder bei,
wenn sich Liebe in dieser Form verkörpert.

Wahlmöglichkeiten bei der Geburt

Ganz gleich, ob die Geburt schwer oder leicht ist, schmerzhaft oder schmerzlos, ob es lange dauert oder schnell geht, ein medizinisches Ereignis braucht sie nicht zu sein. Niemals sollte so damit umgegangen werden, als handele es sich um nichts weiter als das Ziehen eines Zahnes. Geburt bedeutet sehr viel mehr als die Entfernung eines Babys aus dem Körper der Frau. Das aufkeimende Bewußtsein in einem kleinen Menschenwesen, das zum ersten Mal die Augen öffnet und einen Blick auf unsere Welt wirft, hat für die Mutter und den Vater enorme Bedeutung. Und das kann auch für alle anderen zutreffen, die diesem größten aller Abenteuer beiwohnen.

Auf jeden Fall stellt sich Geburt so dar, natürlich nicht für alle, aber für viele Frauen. Es gibt aber auch Frauen, die der Ansicht sind, daß zuviel Aufhebens vom Geburtserlebnis gemacht wird. Sie wünschen sich lediglich, daß es nicht schmerzt und sobald wie möglich vorbei ist, damit das Leben weitergehen kann. Diese Einstellung hat ihre Berechtigung. Manche Frauen nehmen gerne eine Geburtseinleitung, eine Periduralanästhesie (PDA) und eine Zangengeburt oder einen geplanten Kaiserschnitt in Kauf und fühlen sich sicherer in der Gewißheit, daß die Geburt von einem renommierten Geburtshelfer geleitet wird, der über Fähigkeiten verfügt, die den natürlichen Vorgang ergänzen oder ersetzen können. Ich vertrete die Ansicht, daß Frauen bei der Geburt das erhalten sollten, was sie wollen. Die Geburt geschieht mit uns und unserem Körper, deshalb sollten nicht andere für uns Entscheidungen treffen oder uns Schuldgefühle vermitteln, weil sie sich anders entschieden hätten.

Andere Frauen wünschen sich eine Geburt, bei der sie und nicht die Ärzte diejenigen sind, auf die es ankommt. Sie möchten Informationen haben, aufgrund derer sie ihre eigenen Entscheidungen treffen und sich auf ein Erlebnis vorbereiten können, an dem sie ganz und gar beteiligt sind. Sie wollen nicht, daß die Eröffnungsphase und die Geburt von anderen in die Hand genommen werden.

»Der Unterschied besteht darin, daß die Schwestern eilig den Flur entlanghuschen an einem Ort, wo Sie sich fremd fühlen.«

Diese Frauen wissen, daß sich das in einer Umgebung leichter verwirklichen läßt, wo die Ärzte und Hebammen, die sie bei der Geburt betreuen, bei ihnen zu Gast sind. Sie möchten daher ihr Kind an einem anderen Ort als der Klinik zur Welt bringen. Das kann entweder ihr eigenes Zuhause sein oder ein Geburtshaus, wo die Körperrhythmen einer Frau bei der Geburt respektiert und berücksichtigt werden, wo die Geburt ohne Eingriffe verlaufen kann und die Menschen im Mittelpunkt stehen und nicht ein mechanischer Vorgang.

Es gibt Kliniken, in denen das gesamte Klinikpersonal eine solche Einstellung hat, doch diese sind rar. Es braucht nur eine Person nicht mit dieser Einstellung übereinzustimmen, sondern von der aktiven Geburtsleitung überzeugt zu sein und die Frau als Patientin zu betrachten, die sich der Klinikroutine anpassen muß, anstatt sich auf die Gebärende als Klientin zu konzentrieren, es braucht nur eine Person ängstlich zu sein und kein Vertrauen in die körperlichen Vorgänge zu haben, um die Atmosphäre, in der die Geburt stattfindet, zu beeinträchtigen. Somit sind für eine gute Geburt notwendige intensive Konzentration und innere Zuversicht nicht mehr möglich.

Was ist eine »gute Geburt«?

Es geht hierbei nicht nur um Sicherheit oder darum, daß Mutter und Kind gesund sind. Wir wünschen uns die Geburt so sicher wie möglich; es sollte jedoch nicht wie selbstverständlich davon ausgegangen werden, daß eine Kreißsaalentbindung unbedingt der beste Weg ist, um dieses Ziel zu erreichen. Geburt hat mit Gefühlen ebenso zu tun wie mit der reinen Geburtsmechanik beim Tiefertreten, bei der Drehung und der Geburt des Kindes. Das kann gar nicht anders sein, weil Geburt einen wichtigen Übergang im Leben der Mutter, des Vaters und der ganzen Familie darstellt. Alles, was bei der Geburt geschieht, hat Einfluß darauf, wie eine Frau sich danach wahrnimmt. Die Geburt kann sich über Jahre auf die Beziehung zwischen ihr und dem Baby und zwischen beiden Eltern und dem Kind auswirken. Frauen haben mir geschrieben, weil sie Hilfe suchten, um mit ihren intensiven negativen Gefühlen nach einer Geburt, die 30 oder 40 Jahre zurücklag, zurechtzukommen, weil sie sich endlich von der Selbstentfremdung, den Selbstvorwürfen und den Schuldgefühlen befreien wollten, unter denen sie seither gelitten hatten.

Eine gute Geburt ist eine Geburt, auf die eine Frau zufrieden und erfüllt zurückblickt, egal, wie sie verlaufen sein mag. Eine Geburt kann ein positives Erlebnis sein, selbst wenn sie aus unvermeidlichen Gründen äußerst schmerzhaft oder manchmal auch mit Trauer verbunden war. Ich weiß von einer Frau, die ein Baby zur Welt brachte, von dem sie wußte, daß es tot ist. Die liebevolle Unterstützung ihres Partners war ihr eine große Hilfe, und neben dem schmerzlichen Verlust wurde sie auch gewahr, daß es eine mit Empfindsamkeit, Mitgefühl und tiefer innerer Bewegung verbundene Erfahrung war.

Frauen, die ihr Kind zu Hause zur Welt bringen oder an einem Ort, den sie sich in einem Geburtshaus oder einem Entbindungsheim selbst gestaltet haben, halten das für die beste Geburtsumgebung für sich selbst und das Baby. Das ist keineswegs eine egoistische oder gedankenlose Entscheidung; wenn sie sich für eine solche Geburt einsetzen und sie gar erkämpfen, ist das mit sehr viel innerer Auseinandersetzung, sehr vielen Fragen und sorgfältigem Abwägen verbunden.

Gründe für eine Geburt ohne Klinik

Bei Gesprächen mit Frauen darüber, weshalb sie sich für eine Hausgeburt oder eine Geburt in einem Geburtshaus und nicht in einer Klinik entschieden haben, werden immer wieder die gleichen Prioritäten genannt:

☐ Eine entspannte, friedliche Atmosphäre während der Eröffnungsphase und der Geburt.

☐ Die Sicherheit und Geborgenheit einer vertrauten Umgebung.

☐ Die Gewißheit, während des gesamten Geburtsvorgangs sie selbst sein und ihren eigenen Impulsen folgen zu können, volle Bewegungsfreiheit zu haben, das Kind in der von ihnen gewählten Haltung zur Welt bringen zu können und so geräuschvoll sein zu dürfen, wie sich das spontan ergibt.

☐ Keinerlei Eingriffe, weder im Zusammenhang mit hochtechnisierter Geburtshilfe und Apparatemedizin noch durch sonstige Routinemaßnahmen wie das Sprengen der Fruchtblase.

☐ Die Möglichkeit, auch ohne Medikamente auszukommen und sich andere Möglichkeiten der Schmerzlinderung zunutze zu machen.

☐ Das Bewußtsein, daß ihre Betreuer bei ihr zu Gast sind anstatt die Geburtsleitung zu übernehmen und daß Entscheidungen gemeinsam getroffen werden anstatt sie ihr aufzudrängen.

☐ Daß die Beziehung zu ihren Betreuungspersonen auf Gleichwertigkeit beruht.

☐ Daß es eine Geburt mit einer Hebamme und keine geburtshilflich geleitete Entbindung ist.

☐ Eine intime Atmosphäre mit Menschen, die ihr nahestehen, so daß sie sich von liebevoller Gemeinsamkeit getragen fühlen kann.

☐ Die Familie bleibt beisammen; die größeren Kinder können dabei sein oder bleiben in der Nähe.

☐ Die Vermeidung eines Dammschnitts, so daß der Damm möglicherweise unverletzt bleibt.

☐ Daß sie keine Sekunde lang vom Baby getrennt wird.

☐ Daß sie nach der Geburt ganz persönlich versorgt wird und eine intime Atmosphäre herrscht, ganz anders als in einer Institution wie der Klinik.

Frauen, die das Gefühl haben, daß sie beeinflussen können, was mit ihnen bei der Geburt geschieht, die über die Wahlmöglichkeiten Bescheid wissen und die vorher gefragt werden, was sie möchten, erleben die Geburt wahrscheinlich sehr viel eher als befriedigend als Frauen, die die Betreuung bei der Geburt passiv über sich ergehen lassen müssen, wie freundlich diese Betreuung auch sein mag. Eine Frau fühlt sich degradiert, mißbraucht und verstümmelt, wenn ihr bei der Geburt jede Einflußnahme entzogen wird.[1] Wenn ihr jedoch bei der Geburt Kraft zufließt, fühlt sie sich durch das Erlebnis bereichert; es steigert ihr Selbstvertrauen, und sie erlebt ein Triumphgefühl, *wie schwierig die Geburt auch gewesen sein mag.*

Als ich mich eingehend mit den Erfahrungen von Frauen bei einer PDA beschäftigte[2], stellte ich fest, daß Frauen, auf die kein Druck ausgeübt wurde, die sich die nötigen Informationen einholen konnten und an der Entscheidung beteiligt waren, sehr viel positiver zur Geburt eingestellt waren als Frauen, die man zu einer PDA gedrängt hatte und die sich ihrer Autonomie bei der Geburt beraubt gefühlt hatten. Eine Frau meinte: »Ich kam mir hilflos vor, wurde wie ein Stück Fleisch behandelt, gedreht und gewendet, untersucht und katheterisiert, ohne daß ich gefragt wurde, so, als ob meine Geburt jetzt den Ärzten gehörte.« Frauen dagegen, deren Entscheidung für eine PDA ein Ausdruck ihrer Eigenständigkeit bei der Geburt war und nicht die Konsequenz von Machtlosigkeit und Verzweiflung, äußerten: »Ich behielt die Kontrolle.« oder »Es ging mir großartig. Ich fühlte und verhielt mich nicht mehr wie ein gefangenes wildes Tier, sondern war wieder ich selbst, ein vernunftbegabtes menschliches Wesen.« Im Mittelpunkt der Geburtserfahrung steht also die eigene Selbstbehauptung: ob wir Einfluß auf das behalten, was mit unserem Körper geschieht, oder ob uns der Einfluß entzogen wird.

Wenn Sie alle Möglichkeiten ausfindig machen, wo Sie Ihr Kind zu Welt bringen können, und sich dann für eine Hausgeburt oder ein Geburtshaus Ihrer Wahl entscheiden und alle Vorkehrungen treffen, um die Geburt zu ermöglichen, die Sie sich wünschen (und zwar in einer Umgebung, auf die Sie Einfluß haben, wo Sie Leute um sich haben, die Sie mögen, wo Sie die Verantwortung übernehmen und gemeinsam mit Ihren Betreuungspersonen Vorbereitungen für ein bestmögliches Geburtserlebnis außerhalb der Klinikroutine treffen), dann bedeutet das für Sie vor allem, daß Ihnen dabei sehr viel Kraft zufließt.

2

Was stimmt nicht mit den Klinken?

Ein Grund, weshalb Sie Überlegungen zu einer Geburt
ohne Klinik anstellen, könnte sein,
daß Sie von den unangenehmen Erlebnissen anderer Frauen hörten,
sich Kliniken angesehen haben und Ihnen die Atmosphäre nicht zusagte,
oder Sie haben schon ein Kind in der Klinik zur Welt gebracht
und möchten eine solche Erfahrung nicht noch einmal machen.
Eine Klinik, die eine optimale Versorgung für kranke Menschen gewährleistet,
kann für die natürlichen körperlichen Vorgänge
bei einer Geburt eine Umgebung darstellen,
die unnötige Risiken mit sich bringt,
den normalen physiologischen Vorgang behindert
und Frauen bei der Geburt Angst einflößt,
so daß diese ihre Eigenständigkeit aufgeben,
ängstlich werden und das Selbstvertrauen verlieren.

Das Kliniksystem

Die Entbindungskliniken des 18. und 19. Jahrhunderts waren wohltätige Einrichtungen für Frauen, die in Armut lebten und keine andere Möglichkeit hatten, und für unverheirate Frauen, für die die Geburt als Schande galt (die anderen Frauen brachten ihr Kind zu Hause zur Welt). Diese Einrichtungen lieferten das »Rohmaterial«, um Routine in der Geburtshilfe zu bekommen, und die Mütter dienten als Demonstrationsobjekte für Studenten der Geburtshilfe und Frauenheilkunde; sie waren auch Versuchsobjekte der Forschung. Die ersten Experimente mit künstlicher Geburtseinleitung wurden an mittellosen Frauen durchgeführt, die die Arzthonorare nicht bezahlen konnten und als Klinikpatientinnen in diesen Häusern Aufnahme fanden.

In den USA stellen in Armut lebende Frauen, die keine Sozialversicherung haben, immer noch einen Patientinnenkreis dar, an dem Medizinstudenten üben können. In Großbritannien kann es Frauen, die ihr Kind in einem Lehrkrankenhaus zur Welt bringen, passieren, daß sich eine Traube von Studenten um ihr Bett versammelt, und sie erfahren vielleicht nie, daß der Arzt, der eifrig einen Dammschnitt nähte, ein Assistenzarzt war, der seine Nähkünste bei ihnen zum ersten Mal ausprobieren durfte.

Nach dem Zweiten Weltkrieg gewährleistete die staatliche Gesundheitsfürsorge in Großbritannien allen eine kostenlose medizinische Versorgung. In vielen anderen europäischen Ländern wurden Sozialversicherungen und Krankenversicherungen geschaffen, die von Steuergeldern finanziert werden und auf der Prämisse beruhen, daß die Gesundheitsfürsorge Angelegenheit des Staates sei.

Mit der Schaffung der britischen staatlichen Gesundheitsfürsorge geriet die Geburtshilfe unter den Einfluß der Gesundheitspolitik der Regierung, und das betraf auch den Ort, an dem Geburten stattfinden. Es wurde der Beschluß gefaßt, daß genügend Betten zur Verfügung stehen sollten, damit alle Frauen ihr Kind in der Klinik zur Welt bringen können. Die Geburt geriet immer mehr unter medizinischen Einfluß. Gleichzeitig stieg der Lebensstandard beträchtlich. In Großbritannien wuchs eine Kindergeneration heran, für die die einfache, gute Ernährung der Kriegsjahre (Vollkornbrot, Orangensaft, Milch, wenig Fett, wenig Fleisch und viel Gemüse) von Vorteil gewesen war. Die Menschen waren gesünder als je zuvor. Das führte dazu, daß die Frauen während der Schwangerschaft gesund waren, keine Anämie hatten und Schwangerschaft nicht als Krankheit erlebten. Es kamen gesündere Babys zur Welt, und die perinatale Sterblichkeit (kindliche Todesfälle während oder unmittelbar nach der Geburt) nahm deutlich ab; sie hat gegenwärtig den bisher niedrigsten Stand von acht pro 1000 erreicht [in Deutschland sterben innerhalb des ersten Lebensjahres 613 von 100.000 Babys, Stand 1992, A.d.R.].

Die Frauenärzte behaupten, daß das auf eine bessere geburtshilfliche Versorgung und darauf zurückzuführen sei, daß alle Frauen in der Klinik gebären. Doch auch heute noch ist die Wahrscheinlichkeit, daß das Kind stirbt, bei Frauen aus einer niedrigen sozialen Schicht, deren Partner Hilfsarbeiter oder arbeitslos ist, gegenüber Frauen aus der Mittelschicht doppelt so hoch. Soziale Unterschiede hinsichtlich der Bildung, der allgemeine Gesundheitszustand, die Möglichkeit, sich zu informieren, die Wohnverhältnisse, die Ernährung, die Einstellung zum Rauchen und Verständigungsbarrieren zwischen Betreuer und Patientin wirken sich entscheidend auf die perinatale Sterblichkeit aus. Daß Babys bei der Geburt sterben und Frauen leiden, ist oft auf Armut und Benachteiligung zurückzuführen.

Es ist richtig, daß eine komplizierte technische Ausrüstung und hochmoderne Apparatemedizin, Anästhesisten und Ärzte mit chirurgischer Ausbildung nur in der Klinik zur Verfügung stehen. Diese Geräte und diese Fertigkeiten können lebensrettend sein – für eine kleine Zahl von Babys. Doch seitens der Wissenschaftler taucht immer häufiger die Frage auf, ob die oftmals routinemäßig vorgenommenen Eingriffe bei vielen Klinikgeburten nicht auch gefährlich sind. Die meisten technischen Maßnahmen sind ohne entsprechende Untersuchungen in der Geburtshilfe eingeführt worden. Ungeklärt ist, ob Maßnahmen – wie die Geburtseinleitung, medikamentöse Wehenverstärkung nach Geburtsbeginn, das Sprengen der Fruchtblase, hochdosierte Schmerzmittel und kontinuierliche Herzton-Wehenüberwachung – für die Mütter und die Babys schädlich sind, wenn sie routinemäßig durchgeführt werden und nicht *situationsgemäß*.

Klinikrituale

Das Problem ist, daß fast jede Frau, die heute in die Klinik geht, feststellen muß, daß Maßnahmen, die sie nicht wünscht, obligatorisch sind, weil von den Ärzten Regeln und eine bestimmte Vorgehensweise für die Geburtsleitung festgelegt wurden. Dazu gehören Eingriffe wie das Sprengen der Fruchtblase bei drei bis vier Zentimeter Eröffnung, die Regel, daß sich der Muttermund innerhalb einer Stunde um einen Zentimeter eröffnen muß (anderenfalls wird ein Venenzugang gelegt und die Frau bekommt wehenverstärkende Mittel); es wird festgelegt, daß die Austreibungsphase nach der vollständigen Eröffnung des Muttermundes nur zwei, eineinhalb oder eine Stunde oder gar nur 45 Minuten dauern darf und nach Ablauf dieser Zeit die Zange oder die Saugglocke eingesetzt werden muß, weil das Baby in »Gefahr« ist.

Es gibt auch sehr viel subtilere Eingriffe, Dinge, die die Atmosphäre, in der die Geburt stattfindet, und die Einstellung aller bei der Geburt Anwesenden beeinflussen. Dazu gehören das Tragen eines Kliniknachthemds, wie bei einer Krankheit das Bett hüten zu müssen, nichts essen und trinken zu dürfen, der ständige Wettlauf mit der Zeit bei der Überprüfung des Geburtsfortschritts, die Anwesenheit von Fremden, die *über* die Gebärende sprechen anstatt *mit* ihr oder diese nicht ins Gespräch einbeziehen, daß Frauen behandelt werden wie unmündige Kinder, die kein Mitspracherecht haben, dazu gehört die Betonung des Pathologischen – die Überwachung von Vorgängen, die schiefgehen könnten –, anstatt den spontanen Geburtsverlauf zu fördern.

»Ich war sehr froh, daß das gar kein Thema war, daß mit mir bestimmte Sachen gemacht wurden, weder Einlauf, noch Rasieren, noch Dammschnitt, noch Medikamente. Wir waren beide dankbar dafür, daß wir keine Energie damit verschwenden mußten, solche Maßnahmen abzuwenden.«

Durch solche Eingriffe kann das Selbstvertrauen einer Frau nachhaltig erschüttert werden. Es wird von ihr erwartet, daß sie passiv und gehorsam ist, sich wie eine gute Patientin verhält. Sie beginnt, ihrem eigenen Körper zu mißtrauen. Es kann passieren, daß sie alles, was mit ihr geschieht, mit Abstand betrachtet, obwohl ihre Helfer sich um Freundlichkeit bemühen. Möglicherweise nimmt sie ihre Gefühle und die Verzweiflung, die in ihr aufsteigt, nicht mehr wahr, so daß sie sich erst Tage, Wochen oder Monate, nachdem das Baby geboren ist, bemerkbar machen. Dann glaubt sie vielleicht, daß all ihre negativen Gefühle im Zusammenhang mit der Geburt und wie sie diese immer wieder in Gedanken durchspielt sowie manchmal auch die Feindseligkeit gegenüber ihrem Kind, die bei ihr durchbricht, allein auf ihr Versagen zurückzuführen sind, und sie bekommt heftige Schuldgefühle.

Neue Entwicklungen

In den 70er und 80er Jahren kam es zu einer erstaunlichen Veränderung in den Einstellungen der Frauen. Eine neue Partnerschaft zwischen der Geburtshilfe und der Elektronik schuf durch Ultraschall ein Fenster zur Gebärmutter; durch technische Neuerungen wurde die Geburt komplizierter und zwang die Frau noch stärker in die passive Patientinnenrolle, und die Geburtshelfer betrachteten Geburt als medizinisches Ereignis, das nur in der Umgebung einer Intensivstation, die auf alle denkbaren Katastrophen eingestellt ist, stattfinden konnte. Zur gleichen Zeit forderten Frauen in fast allen Industrieländern eine menschlichere, persönlichere Betreuung, bei der ihre Bedürfnisse stärker berücksichtigt werden, und setzten sich für eine Geburtsumgebung ein, in der sie im Einklang mit den spontanen psycho-biologischen Vorgängen bei der Geburt und mit der schöpferischen Energie in ihrem Körper sein konnten.

Das hatte auf der einen Seiten immer mehr geburtshilfliche Eingriffe zur Folge und auf der andere Seite eine Reformbewegung, in der Frauen den Wert einer Geburtsumgebung im kleinen Rahmen mit wenig Technik wiederentdeckten und sich für alternative Gebärmöglichkeiten wie Geburtshäuser und Gebärzimmer einsetzten und sich sogar trotz entschiedener Opposition seitens des medizinischen Systems dafür entschieden, ihr Kind zu Hause zur Welt zu bringen.

In den 80er Jahren führte der Druck von Frauen, die sich für eine patientinnenfreundlichere Schwangeren- und Geburtsbetreuung einsetzten, zu einer bemerkenswerten Entwicklung in vielen Kliniken in Großbritannien und anderen europäischen Ländern, und die betroffenen Frauen und Hebammen diskutierten gemeinsam über die möglichen Veränderungen und ein besseres Miteinander. Das hatte zur Folge, daß Hebammen und in vielen Kliniken auch die Frauenärzte sich um eine menschlichere und rücksichtvollere Geburtsumgebung bemühten. Ein Land nach dem anderen schaffte das Rasieren der Schamhaare und den routinemäßigen Einlauf oder Abführzäpfchen so gut wie ab. Frauen wurden dazu ermuntert, in der Eröffnungsphase umherzugehen, und Hebammen, seltener Ärzte, ermöglichten es den Frauen, in jeder Haltung, die ihnen angenehm war, ihr Kind zur Welt zu bringen. Es wurden Geburtspläne eingeführt. Frauen wurden nach ihren Wünschen gefragt, und die Betreuungspersonen hörten ihren Patientinnen besser zu und trugen deren Wünsche in die Patientinnenunterlagen ein. Das alles ist nur zu begrüßen. Wir machen Fortschritte.

Dennoch bleiben Kliniken »Institutionen«, und oft sind das sehr große, komplexe, bürokratisch und hierarchisch organisierte Einrichtungen. Es muß alles geregelt sein, damit die verschiedenen Bereiche der Gesamtstruktur effizient zusammenarbeiten können. Unter solchen Bedingungen ist es einfach, Verantwortung hintanzustellen und es zur Hauptanliegen der einzelnen zu machen, die Rädchen des Systems zu ölen, damit es reibungslos funktioniert. Es ist kein Wunder, daß die Bedürfnisse und Wünsche der Frauen oft ignoriert oder trivialisiert werden. Kliniken könnten viel besser funktionieren, wenn es keine Patienten gäbe.

Im Machtbereich der Klinik haben Patientinnen vielleicht Wahlmöglichkeiten, jedoch keinen wirklichen Einfluß. Die Klinikverwaltung übt das Hoheitsrecht aus. Bei der Analyse von Aussprüchen und Sätzen von 40 Frauen, die eine Hausgeburt hatten, im Vergleich zu 40 Frauen, die ihr Kind vaginal in der Klinik zur Welt gebracht hatten, stellte ich fest, daß viele Klinik-Mütter Ausdrücke wie »durfte« oder »ließ man mich« gebrauchten, jedoch keine der Frauen mit einer Hausgeburt. Manche Frauen mit einer Klinikgeburt waren dem Geburtserlebnis gegenüber sehr positiv eingestellt, doch hatten sie nicht in gleichem Maße erlebt, daß sie Einfluß auf das hatten, was mit ihnen geschah.

»Das Äußere ist nicht so wichtig; die Geburtszimmer in den Kliniken sind alle etwas phantasielos. Doch das Personal entscheidet darüber, was man wann zu tun hat. Sie bestimmen. Ich möchte aber von niemandem bevormundet werden.«

Eine Frage, die zu klären ist: »Ist die Geburt an einem solchen Ort für mich als Frau sicher, und kann ich dort auch all meine Kräfte entfalten?«

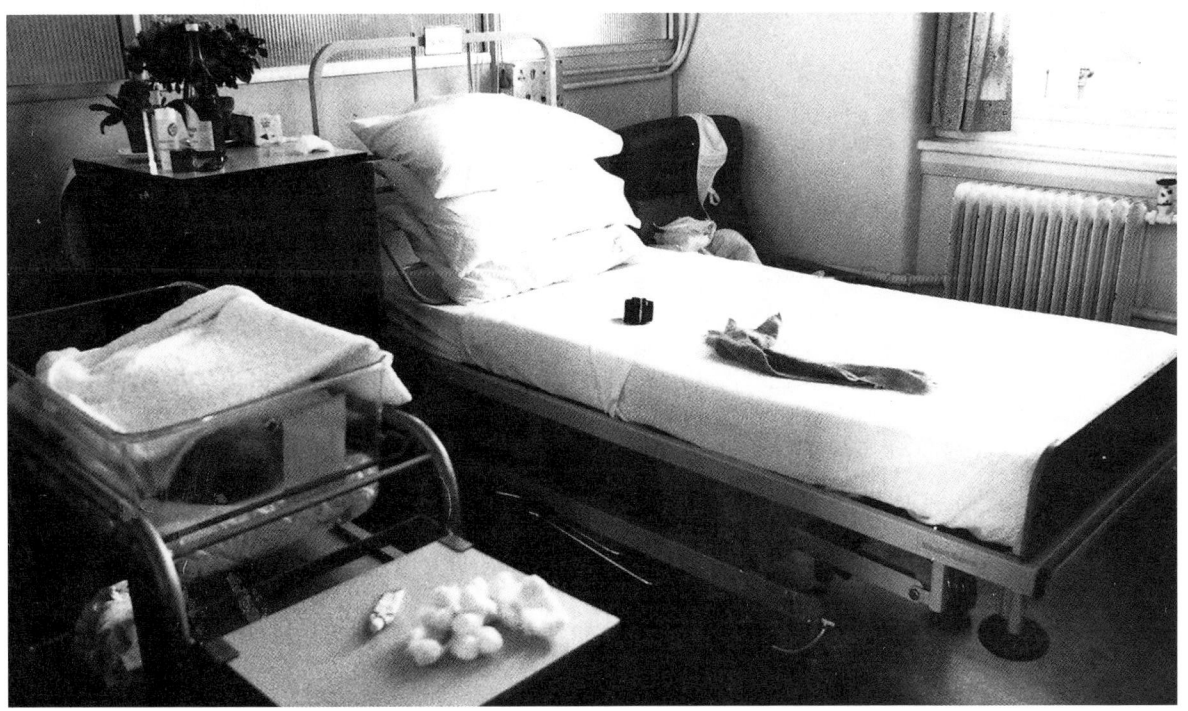

Die Auswirkungen von Streß

Geburt ist für die meisten Frauen mit Streß verbunden, auch an einem Ort außerhalb der Klinik, an dem sie sich sicher und im Kreis von Freundinnen geborgen fühlen. In der Klinik wird dieser psychische Streß jedoch verstärkt.

Eine Geburt in der Klinik ist deshalb oft mit viel Streß verbunden, weil die Frau sich an einem fremden Ort befindet, mit verschiedenen Pflegepersonen konfrontiert ist und das Augenmerk immer auf die Dinge gerichtet ist, die schiefgehen könnten. Es geht hierbei nicht nur um Schmerz. Dieser zusätzliche Streß tritt in Verbindung mit dem Schmerzstreß auf, und dann gerät eine Frau in Verzweiflung. Ein solcher Zustand stört die geburtswirksame Wehentätigkeit, es kommt zu einer Wehenschwäche, oder die Frau kann das Baby nicht hinausschieben. Weil der physiologische Geburtsvorgang dadurch gestört ist, kann sich dieser übermäßige Streß auf den Zustand des Kindes vor und nach der Geburt auswirken.

Unter Streß produziert unser Körper Katecholamine, die »Streßhormone«, die bekanntesten sind Adrenalin und Noradrenalin. Das ist normal und in den meisten Fällen von Vorteil, weil Katecholamine dem Körper helfen, sich auf Streß einzustellen. Wenn es jedoch zu übermäßigem Streß kommt oder er zu lange andauert, hat der Körper keine Reserven mehr und kann sich nicht mehr auf die erhöhten Anforderungen einstellen.

Steigen bei einer Frau die Katecholaminwerte während der Geburt abnorm an, sind die Wehen nicht mehr so geburtswirksam, sie werden schwächer oder krampfartig, der Muttermund eröffnet sich langsamer, und die Geburt dauert länger.[1] Es kann auch zu einem Wehenstillstand kommen. Häufig passiert das, sobald die Frau in der Klinik ankommt, auch wenn sie daheim starke, regelmäßige Wehen hatte. Der erhöhte Katecholaminspiegel bewirkt, daß sie ängstlicher wird, was bedeutet, daß sie auch mehr Schmerzen empfindet. Dadurch steigen wiederum die Katecholaminwerte. Es ist ein Teufelskreis.

Wenn es jedoch zu keinem zusätzlichen Streß kommt, dann sind die anstrengende Wehentätigkeit, die Aufregung der Mutter, die viele Energie, die ihr zur Verfügung steht, um mit den immer stärker werdenden Wehen zurechtzukommen, die immer länger dauern und in kürzeren Abständen aufeinander folgen, für das Baby gut. Auch das Kind produziert Katecholamine, und wenn die Werte normal sind, wird die Prostaglandineproduktion erhöht, die Sauerstoffaufnahme gesteigert. Von der Hautoberfläche des Babys wird das Blut zu den lebenswichtigen Organen, dem Herzen, dem Gehirn und der Leber gepumpt, und die Energiereserven werden in Vorbereitung auf das Geborenwerden mobilisiert. Durch Katecholamine ist das Kind gegen die Auswirkungen einer verminderten Blutversorgung durch die Plazenta während des Höhepunkts einer Wehe geschützt. Sie helfen dem Baby außerdem bei der Anpassung an das Leben außerhalb der Gebärmutter, indem sie die Flüssigkeitsabsorption in der Lunge erleichtern, ihm die Erzeugung

»Ich habe gerade mein erstes Kind zu Hause zur Welt gebracht. Das war eine unglaubliche Erfahrung – nur zu vergleichen mit einer Mount-Everest-Besteigung.«
Eine Ärztin

der eigenen Körperwärme ermöglichen und indem sie den wachen, aufmerksamen Zustand hervorrufen, der es den Eltern leicht macht, sich in ihr Neugeborenes zu verlieben.

Doch der Katecholaminspiegel übersteigt die physiologischen Werte, wenn sich die Frau während der Geburt unter großem Streß befindet, und das hat zur Folge, daß weniger sauerstoffhaltiges Blut zur Gebärmutter und über die Plazenta zum Baby gelangt. Das Kind versucht, dies durch seine eigene Überproduktion von Katecholaminen wettzumachen, was aufgrund des Sauerstoffmangels zu unregelmäßigen Herztönen führt.

Sehr hohe Katecholaminwerte können auch für das Neugeborene problematisch sein: Es kann zu Schwierigkeiten bei der Atmung und der Temperaturregulierung kommen, so daß es auskühlt, das Plasmavolumen (der flüssige Blutanteil) kann sich verringern, eine Azidose (eine Störung des chemischen Säure-Basen- Gleichgewichts) kann auftreten, es kann zu Gelbsucht (erhöhter Gallenfarbstoff im Blut) und sogar zu einer nekrotisierenden Enterokolitis (Durchfall mit blutigem Stuhl) kommen.

In der Geburtshilfe tätige Anästhesisten, die über die Auswirkungen hoher Katecholaminwerte auf Babys beunruhigt sind, empfehlen als Lösung, daß alle kleinen Entbindungskliniken geschlossen werden und alle Frauen ihr Kind in großen zentralen Kliniken zur Welt bringen sollen, wobei so vielen Frauen wie möglich eine PDA anzubieten ist.[2] Eine PDA kann eine willkommene Erleichterung sein, wenn eine Frau unerträgliche Schmerzen hat. Doch häufig entstehen die Schmerzen durch die Art, wie die Frau behandelt wird oder werden dadurch unerträglich. Die Umgebung in der Klinik mit ihren Regeln, Tests und den ständig drohenden Eingriffen läßt sowohl die mütterlichen Katecholaminwerte wie auch die des Babys in die Höhe schnellen.

Wodurch Kliniken gefährlich sein können

Häufig ist die Klinik ein gefährlicher Ort für eine Geburt. Meist gilt es als selbstverständlich, daß Krankenhäuser sicher sind, weil sie die Ausrüstung für medizinische Notfälle und das entsprechende Personal haben. Doch nicht selten werden diese Notfälle durch sie verursacht: Viele in der Klinik routinemäßig durchgeführten Eingriffe sind iatrogen, das heißt, sie ziehen durch Ärzte verursachte Krankheiten nach sich.

»Bei einer Hausgeburt ist man bei einem Eingriff, den man vornehmen möchte, gezwungen, sich zu überlegen, ob er wirklich notwendig ist. Allein schon wegen der Bereitwilligkeit, mit der in Kliniken Eingriffe vorgenommen werden, erhöht sich das Risiko, daß es sich dabei um unnötige Eingriffe handelt.«
Ein Geburtshelfer

Geburtseinleitung

Für das künstliche Auslösen von Wehen, die Geburtseinleitung, gibt es drei Möglichkeiten, die auch miteinander kombiniert werden können:

☐ Es wird künstliches Oxytozin verabreicht.

☐ Prostaglandine in Form von Gel werden auf den Muttermund aufgetragen.

☐ Die Fruchtblase wird gesprengt, das heißt, die Eihäute, von denen das Baby umgeben ist, werden mit einem häkelnadelähnlichen Instrument oder einer kleinen Zange geöffnet.

Ob und wie genau Einleitungen durchgeführt werden ist in den einzelnen Ländern und von Geburtshelfer zu Geburtshelfer unterschiedlich. In den USA hat die Lebensmittel- und Medikamentenüberwachungsbehörde FDA Prostaglandine als Mittel zur Geburtseinleitung zum Beispiel nicht zugelassen, weshalb künstliches Oxytozin verwendet wird. Auch die Häufigkeit der Anwendung ist sehr unterschiedlich. Bei einer vergleichenden Untersuchung in mehreren europäischen Ländern in den 70er Jahren betrug die Häufigkeit in Norwegen 10 Prozent, in England und Wales dagegen 40 Prozent.[3] In Großbritannien wußten die Frauen oft nicht einmal, weshalb ihre Geburt eingeleitet wurde; selten wurden sie um ihre Zustimmung gebeten. Es war die Entscheidung der Ärzte, und von der Frau wurde erwartet, sich zum Wohle ihres Babys zu fügen.

Die Frauen beschwerten sich wegen dieser hohen Einleitungsrate, und den Ärzten wurde klar, daß es sowohl für die Babys als auch für die Mutter schwerwiegende Folgen hatte: Kinder kamen zur Welt, bevor sie ausgereift waren, und die Neugeborenenintensivstationen mußten immer mehr Babys aufnehmen, die aufgrund einer Einleitung zu früh zur Welt gekommen waren.[4] Gegenwärtig wird in Großbritannien eine von vier Geburten eingeleitet. Das ist noch immer viel zuviel, sowohl was die Sicherheit der Mutter als auch deren Wohlbefinden anbelangt.

Das Für und Wider von Einleitungen

Ein Arzt kann eine Einleitung für notwendig halten, wenn der Geburtstermin um zwei Wochen, zehn Tage oder auch nur ein paar Tage überschritten ist. Manche Frauenärzte leiten die Geburt zum errechneten Termin ein, weil »einem das Kind das schon wert sein muß«, vor allem, wenn die Mutter schon älter ist. Viele Mediziner können die Ungewißheit darüber, wann das Baby geboren wird, schwer ertragen. Und es gibt Frauen, denen es lieber ist, den Tag der Geburt ganz genau zu wissen. Darauf sind viele Einleitungen aus äußerlichen Gründen zurückzuführen, obwohl auch diese Einleitungen aus Bequemlichkeitsgründen oft als medizinisch indizierte Einleitungen deklariert werden.

In Großbritannien hatte die weite Verbreitung von Einleitungen in den 70er Jahren dazu geführt, daß immer weniger Kinder an Wochenenden oder Feiertagen zur Welt kamen.[5] Bei einer Befragung hierzu gaben die Hälfte der Geburtshelfer an, daß sie seitdem mit ihrer Arbeit sehr viel zufriedener waren und die Geburtshilfeabteilung reibungsloser funktionierte.[6]

Wie andere Interventionen auch kann eine Einleitung in bestimmten Situationen sehr sinnvoll sein. Wenn eine Frau beispielsweise Präeklampsie hat und ihr Blutdruck gefährlich hoch ist, könnte die lebenserhaltenden Funktion der Plazenta so gestört sein, daß eine vorzeitige Geburt des Babys sicherer ist. Das Kind einer

Diabetikerin ist meist sehr groß, und die vorzeitig eingeleitete Geburt ist dann für das Baby trotz fehlender Geburtsreife vielleicht besser.

Nicht immer verläuft eine Einleitung erfolgreich, doch stets ist sie mit Risiken verbunden. Ein großer Teil der Untersuchungen hierzu hat diese Risiken nicht in Betracht gezogen.

- [ ] Eine eingeleitete Geburt ist oft schnell und heftig und deshalb schmerzhafter als Wehen, die von selbst beginnen. Aus einer von mir durchgeführten Untersuchung über die Erfahrungen von Frauen bei einer eingeleiteten Geburt[7] ergab sich, daß zwei Drittel der Frauen ihre zweite Geburt, die eingeleitet worden war, im Vergleich zur ersten Geburt als schmerzhafter beschrieben, obwohl die zweite Geburt in der Regel mit weniger Schmerzen verbunden ist.

- [ ] Da eine Einleitung meist mit einer PDA einhergeht, kann das weitere Eingriffe nach sich ziehen, die wiederum Risiken in sich bergen. Wenn zum Beispiel ein Blasenkatheter angelegt wird, besteht ein Infektionsrisiko. Bei eingeschränkter Bewegungsfreiheit geht die Eröffnung langsamer vor sich, weshalb der Tropf weiter aufgedreht wird, so daß mehr künstliches Oxytozin ins Blut gelangt. Ein zu großes Blutvolumen kann zu Hypervolämie führen.

»Der Schmerz war überwältigend – ich hatte Wehen, die fast zwei Minuten dauerten und zwei Höhepunkte hatten. Ich hatte keine PDA gewollt, doch gab es keine andere Möglichkeit für mich, sonst hätte ich das nicht geschafft.«

- [ ] Es kann zu einer Hypertonie der Gebärmutter kommen. Das bedeutet, daß diese sich durch sehr starke Wehen, die zwei Minuten und länger dauern, heftig zusammenzieht, wodurch die Blutversorgung des Kindes beeinträchtigt ist. Durch normale Geburtswehen wird das Baby gedrückt, als würde es heftig umarmt. Auf dem Wehenhöhepunkt ist die Blutzufuhr verringert, nimmt jedoch nach jeder Wehe wieder zu. Bei einer eingeleiteten Geburt besteht das Risiko, daß der Rhythmus der Wehen verlorengeht und sich die Gebärmutter verkrampft. Die Folge davon ist, daß die Herztöne des Kindes entweder sehr schnell werden (Tachykardie) oder sehr langsam (Bradykardie). Dann können nach der Geburt Wiederbelebungsmaßnahmen notwendig werden, und das Baby kommt zur Beobachtung auf die Intensivstation.

- [ ] Es ist nicht möglich, sich frei zu bewegen oder manchmal auch nur unbehindert die Haltung im Bett zu wechseln. Über den Körper der Frau verteilt befinden sich überall kleine Kunststoffschläuche: Im Arm hat sie den Tropf, am Oberarm ist die Manschette zur Blutdruckmessung befestigt, die Blase ist katheterisiert, an der Kopfhaut des Babys ist eine Elektrode zur Aufzeichnung der Herztöne befestigt, und in ihrem Rücken steckt ein Plastikschlauch, der auf ihrer Schulter mit Pflaster befestigt ist, so daß das Narkosemittel der PDA aufgefrischt werden kann.

»Die Fruchtblase wurde gesprengt, ich bekam einen Glukosetropf, das Baby eine Kopfschwartenelektrode. Ich kam mir wie in einer Falle vor. Dann bekam ich über den Tropf Syntozinon und Dolantin.«

- [ ] Da die Geburt bei einer Einleitung immer elektronisch überwacht wird, werden die Herztöne des Babys und mögliche Warnzeichen genau beobachtet. Das Aufzeichnungsgerät kann eine beunruhigende Kurve ausdrucken, Warnlampen leuchten auf, Signale werden ausgelöst. Das alles ist für eine Frau bei der Geburt sehr beunruhigend. Dann wird die Geburt möglicherweise noch durch

»Ich hatte einen Tropf und war an zwei CTG-Geräte angeschlossen. Ich wäre so gerne aufgestanden, doch das war ausgeschlossen.«

einen Dammschnitt verkürzt, um den Geburtsweg zu erweitern, die Zange wird eingesetzt oder, wenn der Kopf noch zu weit oben ist, ein Kaiserschnitt gemacht.

Bei einer Geburt zu Hause oder in einem Geburtshaus werden die Wehen nicht künstlich ausgelöst, denn es wird davon ausgegangen, daß eine Einleitung Risiken mit sich bringt und zu weiteren Eingriffen führen kann, einschließlich Schmerzmitteln und geburtshilflichen Maßnahmen, die mit einer Betreuung außerhalb der Klinik unvereinbar sind. Eine Hausgeburt ist eine Möglichkeit, eine ganze Risikokategorie auszuschließen, die mit einer Geburtseinleitung beginnt, durch Schmerzmittel eskaliert und ihren Höhepunkt erreicht, wenn immer mehr wehenverstärkende Mittel gegeben werden, weil die Wehen durch die Schmerzmittel schwächer oder unregelmäßig geworden sind.

Aktive Geburtsleitung

»Ohne jede Erklärung bekam ich Oxytozin. Zu meinen Mann sagten sie: ›Es geht ein bißchen zu langsam voran.‹ Es war ganz furchtbar für mich.«

In vielen Kliniken wird die Geburt heute »aktiv« geleitet, die programmierte Geburt praktiziert. Das bedeutet, daß der Arzt die Sache in die Hand nimmt, damit die Geburt einer Norm entspricht. Zum Beispiel sollte die Geburt nicht länger als zwölf Stunden dauern, der Muttermund sollte sich pro Stunde jeweils um mindestens einen Zentimeter öffnen, und das Kind muß innerhalb einer Stunde nach vollständiger Eröffnung des Muttermundes geboren sein.

Wenn eine Geburt nicht nach diesem Muster verläuft, wird über einen Wehentropf Oxytozin verabreicht, um die Gebärmutter zu vermehrter Wehentätigkeit anzuregen, anderenfalls wird die Geburt mit Hilfe der Zange, der Saugglocke oder durch einen Kaiserschnitt beendet.[8] Die programmierte Geburt wurde erstmals in Dublin praktiziert. Dort wird Wert auf eine kurze, komprimierte Geburt gelegt, wobei pro Patientin eine Schwester zur Verfügung steht. (Die irischen Geburtshelfer, die dieses System entwickelt haben, erwähnen Hebammen überhaupt nicht, es ist immer nur von »Schwestern« die Rede.) Sie bezeichnen das als »militärische Effizienz mit menschlichem Anstrich«.[9] Die Väter sind bei der Geburt nicht dabei. Selten wird eine PDA gegeben. Dolantin wird nur in geringen Dosen verabreicht. »Der Zeitpunkt der Geburt wird in einem Toleranzbereich von 30 Minuten vorhergesagt: Mittags wird einer Frau gesagt, daß ihr Baby um vier Uhr am Nachmittag auf der Welt sein wird, plus oder minus 30 Minuten«.[10] Die Frauen müssen bei der Geburt still sein: »Eine Frau ist es sich selbst, ihrem Mann und ihrem Kind und auch jeder anderen Frau schuldig, *die das Pech hat, gleichzeitig mit ihr in den Wehen zu sein* (Hervorhebung der Autorin), daß sie sich zusammennimmt. Die Folgen, wenn nur eine einzige Frau die Kontrolle auf der Geburtsstation verliert und Angst bekommt, gefährdet nicht nur ihr eigenes Wohlbefinden und ihre Sicherheit, und das sollte ihr klargemacht werden.«

Mütter sind auch jenen gegenüber verpflichtet, die sie während der Geburt betreuen: »Ganz klar sollte sein, daß von den Schwestern nicht erwartet werden kann, daß sie das manchmal unerhörte Verhalten völlig gesunder Frauen tolerieren, die sich nicht dazu bewegen lassen, sich ... in den wichtigsten Stunden ihres Lebens würdevoll und kooperativ zu verhalten – auch sollten die Schwestern in keiner Weise verantwortlich gemacht werden für die peinlichen Situationen, die sich daraus manchmal ergeben.«[11] Wenn also eine Frau um Schmerzmittel bittet, aus Angst weint oder vor Schmerz schreit, gehen diese Ärzte davon aus, daß das *ihre* Schuld ist.

Oxytozin zur Wehenverstärkung ist nicht harmlos. Ebenso wie bei einer Geburtseinleitung sind die Wehen schmerzhafter, die Gebärmutter kann überstimuliert werden und das Baby unter Sauerstoffmangel leiden. Aus diesem Grund wird von den Geburtshelfern in Dublin bei Frauen, die bereits geboren haben, die Anwendung von Oxytozin nicht empfohlen. Anderswo kann die routinemäßige Wehenverstärkung durchaus Bestandteil der aktiv geleiteten Geburt sein, auch wenn das Problem gar nicht in einer »unzulänglichen« Wehentätigkeit besteht, sondern in einem Mißverhältnis zwischen mütterlichem Becken und kindlichem Kopf (wenn das Baby also nicht durch das Becken der Mutter hindurch paßt). Dann kann es zu einer Gebärmutterruptur kommen (die Muskeln reißen), und das Kind wird dann zu stark und zu oft zusammengedrückt, so daß es zu einem Sauerstoffmangel (Hypoxie) kommt; in einigen Fällen kann das eine Gehirnlähmung des Babys zur Folge haben, und es kann zu Frakturen des mütterlichen Beckens kommen.[12]

Wenn Sie Ihr Kind in einer Umgebung zur Welt bringen, wo Sie Entscheidungsfreiheit haben, und nicht durch Regeln einer Geburtsleitung festgelegt ist, wie die Geburt durchgeführt werden soll, sind Sie selbst die Aktive. Darin besteht der grundlegende Unterschied zwischen einer Geburt in der Klinik und einer Hausgeburt oder einer Geburt in einem Geburtshaus; dort übt nicht der Arzt Macht aus, sondern Sie selbst bestimmen.

Elektronische Herztonüberwachung

Viele Ärzte sind der Überzeugung, daß bei allen Geburten »sicherheitshalber« eine kontinuierliche Herzton-Wehen-Überwachung durchgeführt werden sollte. In der Klinik wird diese CTG-Überwachung (Cardiotokographie) entweder vom Zeitpunkt der Ankunft in der Klinik bis zur Geburt durchgeführt, oder es werden ca. eine Stunde lang die Herztöne und die Wehen aufgezeichnet, und wenn alles in Ordnung ist, werden diese Aufzeichnungen nur wiederholt, sofern im Verlauf der Geburt weitere Informationen benötigt werden.

Bis 1980 wurden in den USA schon beinahe 50 Prozent aller Klinikgeburten unter kontinuierlicher Wehenüberwachung durchgeführt.[13] Doch unter den Geburtshelfern gibt es sehr unterschiedliche Meinungen darüber, was unternommen werden sollte, wenn die Aufzeichnungen von dem abweichen, was normalerweise erwartet wird. Bei der Auswertung der gleichen Herztonaufzeichnungen durch vier erfahrene Geburtshelfer stimmten sie nur in einem von fünf Fällen in der Frage überein, ob sie eine sofortige Geburt anordnen würden.[14] Fast zwei Jahre später wurden diesen Geburtshelfern die gleichen Aufzeichnungen noch einmal zur Beurteilung vorge-

»Mit mir wurde alles ›gemacht‹. Ich wurde überhaupt nie um meine Zustimmung gebeten; ich hatte überhaupt keine Einflußmöglichkeit.«

»Sie schlossen mich gegen meinen Willen an einen Tropf an. Eine Hebammenschülerin blieb bei mir; sie las Zeitung und ignorierte mich völlig.«

legt. In einem von fünf Fällen kam es zu einer anderen Beurteilung als beim ersten Mal.

Es gibt keine Beweise dafür, daß durch die CTG-Überwachung das Leben von Kindern gerettet wird oder daß der Zustand der Babys bei der Geburt damit zusammenhängt, ob während der Geburt eine CTG-Überwachung durchgeführt wurde oder nicht.[15] Es wurde jedoch festgestellt, daß es bei Kindern nach einer kontinuierlichen CTG-Überwachung seltener zu neonatalen Krämpfen kommt.[16] Das könnt eine sehr wichtiges Ergebnis sein, abgesehen davon, daß weitere Untersuchungen ergeben haben, daß diese Krämpfe nicht mit Folgeproblemen verbunden sind.[17]

Risiken bei der CTG-Überwachung

Auf den ersten Blick kann der Eindruck entstehen, als würde gerade diese Technologie nur Vorteile haben. Doch leider verursacht die elektronische Überwachung selbst Probleme, und sie ist mit Risiken verbunden.

☐ Damit die CTG-Überwachung sicher ist, muß das Bedienungspersonal sich damit auskennen und wissen, wie die Informationen richtig zu interpretieren sind. Das ist nicht immer der Fall. Zum Beispiel werden manchmal die mütterlichen statt der kindlichen Herztöne aufgezeichnet. Da der Herzschlag des Babys normalerweise doppelt so schnell ist wie der der Mutter, entsteht dann der Eindruck, daß eine fötale Bradykardie vorliegt. Es kommt zu unnötigen Eingriffen, und das Kind wird mit der Zange oder durch Kaiserschnitt zur Welt gebracht.[18]

Manchmal geschieht genau das Gegenteil: Die Betreuer wiegen sich in falscher Sicherheit, wenn die Frau an ein CTG angeschlossen ist, und niemand schaut sich regelmäßig die Aufzeichnungen an oder macht sich ein Bild vom gesamten bisherigen Geburtsverlauf.

Das CTG-Gerät kann kein Kind zur Welt bringen; es zeichnet lediglich Daten auf, und was daraufhin getan oder unterlassen wird, richtet sich nach den Fähigkeiten der Geburtshelfer.

☐ Es gibt CTG-Geräte, die drahtlos aufgrund von Telemetrie funktionieren, so daß die Frau umhergehen kann. Doch meistens bedeutet CTG-Überwachung, daß sie an einem Ort bleiben muß, wobei die Elektroden entweder mit einem Gürtel an ihrem Bauch befestigt sind oder sie an ein Kabel angeschlossen ist, das zur Kopfschwartenelektrode am Kopf des Babys gehört. Diese Einschränkung in der Bewegungsfreiheit verursacht unnötige Schmerzen und kann zu einer Wehenschwäche führen, wodurch die Eröffnung langsamer vorangeht. Manchmal werden die Wehen so schwach, daß beschlossen wird, sie durch einen Oxytozintropf zu beschleunigen.

Oft wird eine Frau angewiesen, ganz still zu liegen, um deutliche Aufzeichnungen zu erhalten.[19] Wenn die Frau auf dem Rücken liegt, bekommt sie nicht nur Rückenschmerzen, sondern es besteht auch die Gefahr, daß durch die schwere Gebärmutter die Aorta, das große Blutgefäß im unteren Körperbereich, zusammengedrückt wird, was einen verzögerten Blutrückfluß zum Herzen zur Folge hat. Ihr wird übel, schwindelig, unter Umständen verliert sie das Bewußtsein. Auch das Baby bekommt weniger Sauerstoff. Dann zeichnet das CTG verdächtige Abweichungen der Herztöne auf und liefert Informationen über einen Zustand, dessen Zustandekommen auf die Anwendung des CTG zurückzuführen ist.

☐ Wenn zu wenig Personal da ist oder wenn es nicht weiß, wie wichtig es ist, daß die Frau im Mittelpunkt steht und eine ruhige, liebevolle Atmosphäre herrscht, wird dem Partner oft gesagt, er möge doch das CTG-Gerät im Auge behalten, oder von Zeit zu Zeit schaut eine Hebamme herein, wirft einen Blick auf die Aufzeichnungen, sagt ein paar aufmunternde Worte zur Frau und verschwindet wieder. Die ganze Aufmerksamkeit ist auf das CTG-Gerät gerichtet und nicht auf die Bedürfnisse der Frau; es fehlt ihr die emotionale Unterstützung. Auch wenn ihr Partner ganz in ihrer Nähe ist, kommt sich eine Frau dann vielleicht allein gelassen vor. Ein elektronisches Gerät kann menschliche Fürsorge und Verständnis nicht ersetzen.
Psyche und Körper sind bei der Geburt nicht zwei voneinander getrennte, unterschiedliche Systeme. Der Körper der Frau kann seine Arbeit am besten verrichten, wenn sie Selbstvertrauen hat, sich sicher fühlt, emotionale Unterstützung erfährt und sich in vertrauter Umgebung befindet.

☐ Um dem Baby eine Kopfschwartenelektrode anzulegen, muß die Fruchtblase geplatzt sein. Wenn das nicht spontan zum Geburtsbeginn geschehen ist, wird sie gesprengt, meist bei einer Eröffnung von drei bis vier Zentimetern. Ohne Eingriff platzt die Fruchtblase gewöhnlich nicht am Anfang der Geburt, sondern erst am Ende der Eröffnungsphase. Wird die Fruchtblase gesprengt, befindet sich das Kind nicht mehr in seiner sterilen Umgebung, und es kann zu einer Infektion kommen. Auch fehlt das Schutzpolster, das das Baby, die Nabelschnur und die Plazenta vor übermäßigem Druck schützt, der Blutfluß kann beeinträchtigt sein. Die CTG-Aufzeichnungen können dann ergeben, daß das Kind in einem schlechten Zustand ist. Doch erst das Sprengen der Fruchtblase, um die Kopfschwartenelektrode anzubringen, hat den Streß des Babys verursacht.

☐ Manche Ärzte experimentieren mit Möglichkeiten, die Elektroden durch Saugnäpfe oder Kleber zu befestigen, damit sie das Baby nicht harpunieren müssen. Bisher ist es jedoch nicht gelungen, eine wirkliche Alternative zu Kopfschwartenclips oder Schraubdrähten zu finden. Wenn die Kopfschwarte des Kindes vom Haken oder dem spiraligen Draht durchbohrt wird, besteht beim Entfernen der Befestigung Verletzungsgefahr.[20] Es kann zu kahlen Stellen kommen, an denen nie mehr Haar wächst, oder zu Abszessen, die mit Antibiotika behandelt werden müssen.[21]

☐ In den meisten Kliniken schnellt bei der Einführung der elektronischen CTG-Überwachung die Kaiserschnittrate um das Dreifache nach oben. Wenn diese Methode eine Weile angewendet wurde, entspannt sich das Klinikpersonal ein wenig, und die Kaiserschnittrate sinkt wieder. Doch weltweit kommt es in den Industrieländern zu einer ständig steigenden Kaiserschnittrate, was zum Teil auf die Verwendung der elektronischen Herztonüberwachung zurückgeführt werden kann. Ein Kaiserschnitt birgt sehr viel mehr Risiken in sich als eine vaginale Geburt. Nach einem Kaiserschnitt sterben fünfmal mehr Frauen als nach einer vaginalen Geburt (50 im Vergleich zu 10 pro 100.000 Geburten), und es besteht ein sehr viel größeres Risiko für eine Infektion und andere Nachgeburtskomplikationen.[22]

☐ Die Informationen, die das CTG liefert, stehen in keinem oder nur in einem geringen Zusammenhang mit dem Zustand des Babys bei der Geburt. Es ist zuwenig über die normalen Abweichungen der kindlichen Herzfrequenz bekannt, als daß allein auf der Grundlage von verdächtigen Aufzeichnungen Eingriffe gerechtfertigt wären.

☐ Viele CTG-Geräte funktionieren nicht immer zuverlässig. Frauen berichten, daß zu ihnen gesagt wurde: »Kümmern Sie sich nicht darum. Es funktioniert nicht richtig«, oder der Mann wird angewiesen, dem Gerät einen Tritt zu versetzen, wenn das Signal aufleuchtet, weil »es das immer macht. Das hat nichts zu bedeuten«. Doch die Regel lautet, daß die Frau an ein CTG-Gerät angeschlossen sein muß, auch wenn dieses keine zuverlässigen Daten liefert! Das kann sehr beunruhigend sein. Unter solchen Umständen ist das CTG-Gerät mehr als nutzlos, es ist gefährlich.

Zeitweise Herzton-Wehen-Überwachung

Die ältere Methode, den Zustand des Babys während der Geburt zu überprüfen, bestand darin, ab und zu über ein Hörrohr die Herztöne des Babys abzuhören. Wie genau diese Methode ist, hängt davon ab, wie oft und wann die Herztöne abgehört werden.

Wichtig ist die Information, ob die Herztöne regelmäßig *nach* einer Wehe wieder schneller werden. Wenn eine Baby in einem schlechten Zustand ist, schlägt das Herz oft sehr schnell – über 160 Herzschläge pro Minute –, und die Herztöne sinken unter 120 pro Minute während einer Wehe und *bleiben* in den Wehenpausen hoch oder niedrig. Wenn die Herztöne auf dem Höhepunkt einer Wehe langsamer werden, was ganz natürlich ist, wird das als Dip I bezeichnet. Wenn die Herztöne danach langsamer bleiben, handelt es sich um Dip II. Und diese Dips II sind bedenklich. Geht es dem Kind wirklich schlecht, schwanken die Herztöne wenig oder gar nicht. Auf dem CTG-Gerät erscheint eine flache Kurve.

Werden also mit dem Hörrohr die Herztöne abgehört, sollte das in der Eröffnungsphase immer am Ende einer Reihe von starken Wehen erfolgen, in der Austreibungsphase häufiger, denn hier sind die Wehen für das Baby am anstrengendsten. Wenn unmittelbar nach Ende der Wehe das Hörrohr bei Ihnen angelegt wird, kann das unbequem und irritierend sein. Viele Frauen und Hebammen bevorzugen eine neuere Methode der zeitweisen Herztonüberwachung, bei der

Doppler-Ultraschall mit Hilfe eines tragbaren Verstärkers angewendet wird. Das Gerät ist so groß wie eine Kamera und hat einen Schallkopf, der wie ein kleines Mikrophon aussieht. Der Schallkopf wird über dem Herzen des Babys angesetzt und die registrierten Herztöne werden in hörbare Signale umgesetzt, was sich anhört wie galoppierende Pferde.

Hierbei gibt es keine dokumentierten Aufzeichnungen der Herztöne in Form einer ausgedruckten Kurve, und das kann aus der Sicht derjenigen Geburtshelfer ein Nachteil sein, die fürchten, nach der Geburt verklagt zu werden. Doch ist das nach einer Geburt, die auf Wunsch der Frau ohne Klinik ihren Lauf genommen hat und bei der es selten zu Eingriffen kommt, sehr unwahrscheinlich. Die Errungenschaften der Technik können von großem Nutzen sein; das trifft aber nur auf die Geräte und Apparate zu, bei denen das Einstimmen auf den eigenen Körper und die Kraft, die sich in Ihnen entwickelt, nicht gestört werden, um voll zur Verfügung zu stehen, damit Ihr Baby gut auf die Welt kommt.

Zeitdruck während der Austreibungsphase

Das Diktat der Uhr ist in den Kliniken die Regel. Wenn Frauen ihre Geburt in der Klinik beschreiben, erwähnen sie häufig die Zeit und berichten dann: »Meine Einleitung wurde zeitlich so gelegt, daß sie gut mit der Arbeitszeit des Personals übereinstimmte« oder »Die Hebammenschülerin sagte mir, ich solle auf die Uhr schauen, um die Wehendauer zu messen« oder »Das Baby befand sich in der hinteren Hinterhauptslage, und die Hebamme meinte, daß sie mir ein paar Stunden Zeit ließen, um zu sehen, was sich tut«. Wenn Frauen ihr Kind zu Hause zur Welt gebracht haben, berichten sie über die Mahlzeiten, die Morgendämmerung, das Sonnenlicht, das durch das Fenster fiel, die Abenddämmerung und die Nacht, doch gewöhnlich beziehen sie sich nicht bei allem, was bei der Geburt geschah, auf die Uhrzeit.

Meine eigene Untersuchung über die Sprache, die Frauen bei der Beschreibung von 40 Klinikgeburten und 40 Hausgeburten verwendeten, berichteten drei Viertel der Frauen nach einer Hausgeburt, daß sie es genossen hatten, daß niemand sie zu irgend etwas drängte, und daß sie viel Zeit hatten.[23] Nur vier Frauen beschrieben nach einer Krankenhausgeburt Ähnliches.

In der Klinik regiert die Uhr und trifft die Unterscheidung zwischen dem Normalen und dem Abnormen, zwischen einer Geburt, die ohne geburtshilfliche Eingriffe vor sich gehen darf, und einer Geburt, die sofortige Eingriffe notwendig macht. Ärzte und Hebammen, die Hausgeburten betreuen, wissen meist, wie sie am besten beobachten und abwarten. Ihnen ist klar, daß die Gebärmutter ihre Arbeit am besten verrichten kann, wenn die Frau eine aufrechte oder halb hockende Haltung einnimmt und ihre Position jederzeit verändern kann. Sie wissen, daß durch Umhergehen häufig eine ungünstige Position oder Geburtslage des Kindes behoben wird. Sie wissen, daß Ängste dazu führen können, daß die Frau sich nicht so gut öffnen und ihr Baby hinausschieben kann. Wenn die Gebärende keine Energie durch Pressen verschwendet und nur mitschiebt, so oft und so

»Ich habe eine Hausgeburt betreut und dabei zum erstenmal volles Vertrauen gehabt, weil alles von selbst ging. Jeglicher medizinischer Eingriff wäre völlig fehl am Platz gewesen.«
Ein Arzt

lange sie das will, kann sie mit ihrem Körper zusammenarbeiten, anstatt gegen ihn anzukämpfen.

Eine Austreibungsphase, bei der Sie zur Eile angetrieben werden, kann zu einer beängstigenden und panikauslösenden Qual werden. In den Kliniken werden die Frauen wegen der festgelegten Zeitspanne oft dazu überredet oder aufgefordert zu pressen. Sie werden angewiesen, jedesmal die Luft anzuhalten und so fest zu drücken, wie sie nur können.

»Der Arzt gab mir 20 Minuten Zeit zum Pressen, während sie die Zange herrichteten. Es war eine Qual.«

In England haben Erstgebärende gewöhnlich vom Zeitpunkt der vollständigen Eröffnung bis zur Geburt des Babys nur eine Stunde Zeit. Manche Frauenärzte finden das viel zu lang und begrenzen die Zeit bei Erstgebärenden auf 45 Minuten oder gar nur eine halbe Stunde und bei Mehrgebärenden auf 20 Minuten.[24]

Es gibt keinerlei Hinweise darauf, daß die Geburt durch die Verkürzung der Austreibungsphase in irgend einer Weise sicherer wird, dadurch Kindersterblichkeit verhindert oder für gesündere Babys gesorgt wird.[25] Wenn ein Kind im Verhältnis zum mütterlichen Becken zu groß ist, gibt es dafür viele klinische Anzeichen einschließlich Hochstand des Kopfes, mangelnder Geburtsfortschritt, Arhythmie der kindlichen Herztöne oder Typ II-Dips; es dient also nicht nur die Dauer der Austreibungsphase als Hinweis darauf.

Oft wird die Frau aufgefordert, beim Pressen möglichst lange den Atem anzuhalten, und das kann gefährlich sein, weil die Sauerstoffzufuhr zum Baby dadurch verringert sein kann.[26] Als problematisch erweist es sich in vielen Kliniken, daß der Beginn der Austreibungsphase mit der vollständigen Eröffnung des Muttermundes gleichgesetzt wird. Wenn häufig vaginal untersucht wird, dann wird sehr bald nach der völligen Eröffnung des Muttermundes dieser Befund festgestellt und in die Patientenunterlagen eingetragen, manchmal sogar schon vorher. Dieser Zeitpunkt wird als Beginn der Austreibungsphase festgesetzt. Doch hat die Frau möglicherweise noch gar keinen Preßdrang. Das ist natürlich. Drückt der Kopf des Babys nicht auf den Beckenboden, ergibt sich kein spontaner Preßdrang. Dieser Reflex wird erst ausgelöst, wenn Druck auf die Nervenendigungen im Beckenboden ausgeübt wird.

Von diesem Moment an geht es nur noch darum, möglichst schnell das Ziel zu erreichen. Möglicherweise wird die Frau eingeschüchtert, um sie dazu zu bringen, das Baby bei Eintreffen des Arztes zur Welt zu bringen. Nachdem dieser da ist, wird die Geburt dann oft mit einem Dammschnitt, der Zange, der Saugglocke oder mit einem Kaiserschnitt beendet.

Dammschnitt

Die Wahrscheinlichkeit, einen Dammschnitt zu bekommen, ist bei einer Klinikgeburt sehr viel höher als bei einer Geburt zu Hause oder in einem Geburtshaus. Die Dammschnitthäufigkeit ist von Land zu Land und auch in den verschiedenen Kliniken sowie bei den verschiedenen Ärzten in derselben Klinik verschieden. In einigen Kliniken bekommen neun von zehn Frauen einen Dammschnitt.[27] Manche Frauenärzte sind der Ansicht, daß bei allen Erstgebärenden ein Dammschnitt gemacht werden sollte. Sie können außerdem der Überzeugung sein, daß jede Frau, die schon einmal einen Dammschnitt hatte, auch bei der nächsten Geburt wieder einen bekommen sollte, weil sie davon ausgehen, daß sich Narbengewebe gebildet hat, das sich nicht genügend dehnt, um das Baby hindurchzulassen. Dieses Vorgehen führt dann dazu, daß alle einen Dammschnitt bekommen, außer den Frauen, bei denen das Kind bereits da ist, noch bevor einer gemacht werden kann.

Das Für und Wider beim Dammschnitt

Ein Dammschnitt wird gemacht, damit das Baby nicht gegen den Beckenboden der Mutter »gestoßen« wird, damit diese Muskeln nicht verletzt werden und um einen Riß in den Anus hinein zu verhindern, um einer späteren Harninkontinenz vorzubeugen und um durch »einen geraden, sauberen Schnitt, der sich besser nähen läßt als ein häßlicher, ausgefranster Riß«, eine bessere Heilung zu erreichen. Es gibt keinerlei Beweise dafür, daß ein Dammschnitt diese Erwartungen erfüllt.[28] Selbst wenn es keine Rolle spielte, was mit der Mutter geschieht, und wenn Dammschnitte nur zum Wohl des Babys gemacht würden, werden Behauptungen, daß durch einen Dammschnitt der Kopf des Kindes geschützt wird oder es bei der Geburt in einem besseren Zustand ist, durch Untersuchungsergebnisse nicht bestätigt.[29]

Da von den Frauenärzten festgelegt wird, wie lange bei ihren Patientinnen die Austreibungsphase dauern darf, machen, falls kein Frauenarzt anwesend ist, Hebammen und Assistenzärzte einen Dammschnitt, um die Geburt zu beschleunigen, wenn das Zeitlimit erreicht ist.[30]

Es kommt zwar auch einmal vor, daß der Kopf des Babys beim Schneiden gezwickt wird, doch gewöhnlich ist ein Dammschnitt für die Frau und nicht für das Kind gefährlich, und zwar in verschiedener Hinsicht:

☐ Ein Dammschnitt ist oft schmerzhaft. Wenn er auf dem Höhepunkt einer Wehe gemacht wird, der Damm also maximal gedehnt und vorgewölbt ist, spürt eine Frau vielleicht nichts. Doch wegen einer möglichen Kopfverletzung des Babys gibt es Klinikregeln, nach denen ein Dammschnitt nur in der Wehenpause gemacht werden darf. Häufig wird vorher lokal betäubt, und das führt dann zu einem Schmerz in einem sehr empfindlichen Bereich. Auch wird in vielen Kliniken mit dem Schneiden nicht drei oder vier Minuten gewartet, bis der Damm völlig betäubt ist.[31]

☐ Die Versorgung eines Dammschnitts ist oft schmerzhaft. Die Wunde muß sorgfältig vernäht werden, wobei das beschädigte Gewebe richtig zusammengefügt werden muß. Es kann sein, daß die lokale Betäubung nicht ausreicht oder ein Bereich überhaupt nicht betäubt ist, oder es wird nicht abgewartet, bis die Wirkung des Betäubungsmittels einsetzt. Für manche Frauen ist das Nähen des Damms schmerzhafter als alles, was sie bei der Geburt erlebt haben – viel schmerzhafter als die Wehen oder die Geburt.

☐ Oft gibt es in diesem Bereich Blutergüsse. Das kann daran liegen, daß der Kopf des Kindes dagegen gestoßen ist, doch die schlimmsten Blutergüsse resultieren aus einem zu früh durchgeführten Dammschnitt, noch bevor der Kopf des Babys am Damm war. In einigen Kliniken ist das üblich, mit der Begründung, daß so der Druck des kindlichen Kopfes vermieden wird. Die Schere kann stumpf sein, so daß das Gewebe gleichzeitig gequetscht und durchtrennt wird, und auch das führt zu heftigen Blutergüssen.

☐ Der Blutverlust bei einem Dammschnitt kann zu Anämie führen, so daß sich die Frau sehr schwach und müde fühlt zu einem Zeitpunkt, zu dem sie hellwach sein möchte, um ihr Baby zu begrüßen. Mit Schmerzen verbundene Erschöpfung kann sehr demoralisierend sein – und das Muttersein beginnt mit Ängsten.

☐ Viele Dammschnitte infizieren sich, es kann zu einem Abszess kommen. Das ist äußerst schmerzhaft. Eine Infektion kommt in der Klinik häufiger vor als bei einer Hausgeburt, und viele Klinikbakterien sind inzwischen resistent gegen Penizillin. Durch die Infektion verzögert sich die Heilung, und wenn die Wunde schließlich verheilt ist, kann Narbengewebe zurückbleiben.

☐ Dammschnitte werden zwar mit der Begründung durchgeführt, daß durch einen bewußten Schnitt ein Afterriß, ein Riß dritten Grades, verhindert wird, doch tritt das bei einem Dammschnitt häufiger auf als bei einem natürlichen Riß. Bei einer geringen Anzahl von Frauen geht der Dammschnitt in einen Riß über. Die komplizierte Naht, die dann gemacht werden muß, erfordert möglicherweise eine Vollnarkose und kann sehr lange dauern. Die Frauen haben anschließend sehr viel mehr Schmerzen als nach einem Riß zweiten Grades.[32]

☐ In der ersten Woche nach der Dammnaht, wenn die Wunde heilt, hat die Frau wahrscheinlich ständig Beschwerden und akute Schmerzen, sobald sie zur Toilette muß, umhergeht, im Bett die Haltung ändert oder ihr Baby hochnimmt und stillt. Auf der Wochenstation schlurfen dann die Frauen gebeugt und mit geschlossenen Knien den Gang entlang und versuchen, die Schmerzen zu ertragen. Der zweite, der dritte oder der vierte Tag sind oft am schlimmsten, danach wird es leichter. Nach einem Riß ersten Grades – einem oberflächlicher Riß der Haut – treten sehr viel weniger Schmerzen auf als nach einem Dammschnitt, der einem Riß zweiten Grades entspricht und bei dem auch Muskelgewebe verletzt wird.[33]

Die Schmerzen dauern oft einige Monate an, und es kann sich am unteren Bereich der Vagina knotiges Narbengewebe gebildet haben, das so schmerzempfindlich ist, daß die kleinste Berührung unangenehm ist. Viele Frauen haben auch noch drei Monate nach der Geburt hin und wieder Schmerzen: wenn sie sich schnell auf einen harten Stuhl setzen, enge Hosen tragen, lange stehen oder sich heftig bewegen. Hat die Periode wieder eingesetzt, sagen manche Frauen, daß sie keinen Tampon einführen können.[34]

Das liegt daran, daß die Naht zu eng angelegt worden ist, so daß dieses besonders empfindliche Gewebe sich beim Anschwellen nicht ausdehnen kann. Wenn Sie schon einmal jemanden mit einem Wespenstich nahe am Auge gesehen haben, wissen Sie, wie stark die Schwellung sein kann. Das Dammgewebe reagiert ähnlich.

Nach einem Dammschnitt ist Geschlechtsverkehr erst wieder möglich, wenn er völlig geheilt ist.[35] Nach drei Monaten haben mehr Frauen nach einem Dammschnitt Schmerzen beim Geschlechtsverkehr als Frauen nach einem großen Riß. Am häufigsten treten Schmerzen bei Frauen auf, die sowohl einen Dammschnitt als auch einen Riß hatten.[36] Eine Frau, der jeglicher Gedanke an Geschlechtsverkehr unerträglich ist, meint dann, es sei ihre Schuld.

Bei einigen Frauen bleibt, selbst wenn mit größter Sorgfalt genäht wurde, eine Rektovaginalfistel zurück (ein Gang in der Scheidewand zwischen Rektum und Vagina), und es gelangt Stuhl in die Scheide. Das bedeutet, daß sie Wochen oder Monate später eine weitere Operation über sich ergehen lassen müssen, um das zu beheben. Die emotionale und die körperliche Beeinträchtigung sollten nicht unterschätzt werden. Sie fühlen sich verstümmelt, mißhandelt und schmutzig. Sie haben entweder große Wut oder sind zutiefst deprimiert.

Einige Frauen leiden jahrelang unter Schmerzen. Die Ursache kann eine zu enge Scheide sein, wobei das Gewebe schmerzt, wenn es gedehnt wird. Manchmal sind Nerven durchtrennt worden. Manchmal bleibt ein großer Knoten im Narbengewebe schmerzempfindlich, die Frau hat dann das Gefühl, auf Dornen zu sitzen. Wenn sie Hilfe sucht, wird ihr oft geraten, den schmerzenden Bereich einzucremen, ihr wird gesagt, daß der Schmerz irgendwann aufhören wird, oder sie wird zur Psychotherapie oder zur Eheberatung geschickt. Es kann auch sein, daß ihr ein operativer Eingriff vorgeschlagen wird, um Narbengewebe zu entfernen und ein besseres »kosmetisches« Ergebnis zu erzielen.

»Mein Mann ist sehr geduldig und verständnisvoll, doch meint er, daß ich jetzt doch wohl wieder in Ordnung sei.«

Bei Hausgeburten und in Geburtshäusern wird nicht automatisch ein Dammschnitt gemacht. Er bleibt Situationen vorbehalten, in denen ein Baby schnell geboren werden muß. Die Hebammen machen einen »Dammschutz« mit der Hand, so daß die Frau ihr Kind langsam und sanft hinausschieben kann und der Damm nicht überdehnt wird, was die Wahrscheinlichkeit, daß dieser reißt, verringert. Sie wenden heiße Kompressen, warmes Wasser oder Massagen mit Öl an, um das Dammgewebe zu erweichen, damit es sich auffächern kann, und sie verwenden Worte, die lebhafte Bilder von Weitwerden und Öffnen auslösen.[37] Hebammen und Ärzte, die Hausgeburten betreuen oder in Geburtshäusern arbeiten, eignen sich diese Fähigkeiten an oder haben sie sich bewahrt. Viele setzen auch neue Methoden wie die Geburt im Wasser ein, was dazu beitragen kann, daß das Dammgewebe der Frau elastisch bleibt.

Neugeborene als Patienten

In der Klinik werden Babys vom Moment der Geburt an und auch schon vorher wie Patienten behandelt und einer Reihe schmerzhafter Prozeduren unterzogen, die eine Belastung für sie sind und den sanften Übergang ins Leben empfindlich stören.

In vielen Kliniken besteht der erste übergriff auf die Babys bei der Geburt darin, daß mit Hilfe eines Röhrchens in Nase und Mund Schleim abgesaugt wird, der sich in den Atemwegen befinden könnte. Das Absaugen des Nasen- und Rachenraums ist für das Neugeborene besonders belastend, wenn dies unsanft mit einem Katheter anstatt mit einem speziellen Absauggerät gemacht wird.[38] Das kann zu einer Herzarhythmie führen, und falls der Katheter den Kehlkopf berührt, kann es zu einer Kehlkopfverkrampfung kommen. Es kommt auch vor, daß durch den Absaugkatheter Herpesviren oder Bakterien von der Hebamme oder dem Arzt auf das Kind übertragen werden.[39] Selbst bei Babys, die schon Mekonium (den ersten Darminhalt) ausgeschieden haben – was ein Zeichen dafür ist, daß sie in einem schlechten Zustand sind –, ist nicht erwiesen, ob das Intubieren nicht mehr Schaden anrichtet als nützt.[40]

In manchen Kliniken wird ein Röhrchen bis in den Magen des Babys eingeführt, um jede Magensekretion zu entfernen, die sich dort gebildet haben könnte. Dieses Reinigen des Magentrakts ist ein weiterer Übergriff. Es führt zu langsameren Herztönen und Kehlkopfkrämpfen, was sich auf den gesamten Bewegungsablauf des Kindes beim Saugen und Schlucken auswirken kann, was möglicherweise Stillschwierigkeiten mit sich bringt.[41]

In vielen Ländern gibt es eine Bestimmung, daß bei allen Neugeborenen eine Augenprophylaxe gegen Erblindung durch Gonorrhoe durchgeführt werden muß. Oft wird dafür Silbernitrat verwendet, das sehr brennt, so daß das Baby die Augen geschlossen hält, wodurch der Austausch zwischen Mutter und Kind in den ersten Stunden nach der Geburt gestört ist. Normalerweise ist das die Zeit, in der das Baby sich in einem aufmerksamen Wachzustand befindet.[42] Die Wirkung von Erythromyzin ist besser als die von Silbernitrat[43]; es wirkt auch – im Gegensatz zu Silbernitrat – gegen Chlamydien, die von der Scheide der Mutter auf das Kind übertragen werden können.[44]

In der Klinik haben Sie möglicherweise wenig oder keinen Einfluß darauf, welche Augentropfen das Baby erhält, denn oft gibt es Anweisungen, die keine Wahl lassen. Bei einer Hausgeburt jedoch treffen Sie die Entscheidung gemeinsam mit Ihrer Hebamme.

Zärtliche, liebevolle Fürsorge?

In einigen Kliniken werden sehr viele Babys auf die Säuglingsintensivstation verlegt, wenn auch manchmal nur zur Beobachtung. In vielen Ländern werden die Neugeborenen routinemäßig von der Mutter getrennt und liegen dann mutterseelenallein in einem kleinen Zimmer mit einer großen Scheibe, durch die die Schwester gelegentlich nach ihnen schaut (das habe ich in Italien erlebt); oder sie sind zusammen mit Dutzenden anderer Babys in einem großen Kinderzimmer, geblendet vom hellen Licht (wie zum Beispiel in den USA), oder sie liegen sogar in einer geräumigen Abstellkammer, wohin die Schwestern sich zum Unterhalten und Rauchen zurückziehen (etwas, das mir in der ehemaligen Sowjetunion aufgefallen ist).

Ganz abgesehen davon, daß der Mutter emotional etwas vorenthalten wird, wenn man ihr das Kind wegnimmt – die Belohnung für all ihre Mühen und Anstrengungen – und abgesehen von der Einsamkeit und Verwirrung des Neugeborenen ist das eine unsägliche Praxis, die gefährlich sein kann. Wenn Babys so dicht beieinanderliegen, besteht ein hohes Risiko gegenseitiger Ansteckung, und niemand beobachtet ein Neugeborenes so unermüdlich und so aufmerksam wie die Mutter selbst.

Dreißig Jahre nach den ersten Veröffentlichungen über die Entstehung einer Bindung zwischen Mutter und Kind[45] werden Babys immer noch so behandelt, als gehörten sie der Klinik anstatt der Mutter und als wäre nur ausgebildetes Fachpersonal in der Lage, den Zustand der Babys zu beurteilen und sich richtig um sie zu kümmern. Eine Umfrage der WHO (Weltgesundheitsorganisation) über die übliche Vorgehensweise in 24 europäischen Ländern ergab, daß in 17 Ländern Kinder für einen bestimmten Zeitraum nach der Geburt automatisch von ihren Müttern getrennt werden.[46]

Die Entstehung einer Bindung zwischen Mutter und Kind wird oft als etwas gesehen, das aktiv »gefördert« oder vom Personal bewußt angeleitet werden muß, und nicht als ein Geschehen, das sich nicht erzwingen läßt, das seine Zeit braucht und ganz von selbst vor sich geht, sofern die Mutter ihr Kind ständig bei sich haben kann, wenn sie das möchte und so lange sie das möchte, und sofern sie unterstützt und freundlich behandelt wird.

In manchen Kliniken wirkt sich die Art, wie die Bindungstheorie zum Bestandteil der üblichen Behandlung geworden ist, sehr destruktiv aus. Frauen berichten, daß sie sich zu einem bestimmten Verhalten genötigt fühlen und auf eine ganz bestimmte liebevolle Art mit ihrem Baby umgehen sollen; sie bemerken, daß sie vom Personal mit Argusaugen beobachtet werden, ob sie auch das richtige Bindungsverhalten zeigen.

Wenn sich eine Frau unter dem Druck befindet, inerhalb weniger Stunden oder gar Minuten nach der Geburt des Babys quasi eine Prüfung als gute Mutter ablegen zu müssen, ist das nicht gerade die beste Voraussetzung für den Anfang einer

»Ich war völlig erfüllt von etwas, das ich nur als ›ekstatische Liebesempfindung‹ beschreiben kann. Ein solch intensiver Austausch war in der Klinik gleich nach der Geburt nicht möglich gewesen, denn jedesmal war mir das Baby gleich weggenommen worden. Aber ich weiß nicht, ob das dort überhaupt hätte passieren können – es war etwas so Einzigartiges, und ich glaube, daß bei uns beiden genau die richtige Empfänglichkeit dafür vorhanden gewesen sein muß.«

»Ich wußte, daß sie mich beobachten, ob wir das richtige Bindungsverhalten zeigten. Doch war die Geburt so anstrengend gewesen, daß ich noch Zeit brauchte. Das geht nicht auf Befehl. Ich hatte das Gefühl, ihnen etwas vormachen zu müssen.«

»Ich möchte Zeit mit dem Baby und meinem Mann ver- bringen, möchte über die Geschehnisse und unsere Gefühle sprechen können, ohne Zeitdruck und unge- stört – in einer mir ver- trauten Umgebung.«

Beziehung. Das wirkt sich hemmend auf die möglicherweise heftig in Ihnen aufwallenden Gefühle aus, macht Sie wahrscheinlich befangen, und Sie stellen sich selbst in Frage. Die meisten Frauen überwinden diese Hindernisse. Schwer ist es jedoch für diejenigen, die eine anstrengende, schwierige Geburt hinter sich haben und nicht gleich wieder »die Alten« sein können und sich sicher genug fühlen, ihr Baby in die Arme zu nehmen. Sie brauchen Zeit und Ruhe, brauchen selbst erst einmal Zuwendung, damit sie sich ihrem Kind zuwenden können.

In vielen Kliniken der westlichen Welt wird die »sanfte Geburt« oder die »Leboyer-Geburt« angeboten. Bei der Geburt herrscht gedämpftes Licht, es wird mit leiser Stimme gesprochen, mit dem Baby wird sanft umgegangen, und die Mutter erhält es sofort. Sie kann das Neugeborene unter einer Wärmelampe oder warmen Decken bei sich auf ihrer nackten Haut haben, und Mutter, Vater und Kind können etwa eine Stunde lang nach der Geburt ungestört zusammen sein.

Soweit, so gut, doch den meisten Frauen ist nicht klar, daß sie danach vom Baby getrennt und dieses zur kinderärztlichen Untersuchung in ein anderes Zimmer gebracht wird. Das ist dann das hell erleuchtete, laute Kinderzimmer, das sich sehr von der Umgebung unterscheidet, in der es die erste Stunde nach der Geburt in intimer Nähe mit seine Muter verbracht hat.

Nur zu Hause oder in einem Geburtshaus, wo Mutter und Baby nicht voneinander getrennt werden, kann eine Frau sicher sein, daß ihr gesundes Kind bei ihr bleibt, immer in Sichtweite, wenn sie es gerade nicht in den Armen hält, und daß es unter keinen Umständen von ihr getrennt wird, außer sie möchte das. Sie kann sich ihr Baby genau ansehen, fasziniert jede seiner kleinsten Bewegungen beob- achten und sich die merkwürdigen, machmal sehr schnellen Tanzrhythmen seiner Atmung anhören. Die Geschehnisse sind wichtig für die Entwicklung der Bezie- hung zwischen Mutter und Kind; viele Einzelheiten darüber sind uns noch nicht vollständig bekannt. Wenn diese Intimität gestört oder zunichte gemacht wird, besteht das Risiko, einen lebenswichtigen psychischen Prozeß zu unterbrechen, was das Selbstvertrauen der Frau als Mutter schwächt und den Austausch zwischen ihr und dem Baby stört.

Kontraste

Geburtsmedizin	Frauen und Geburt
Kulturelle Definition von Geburt	
Potentiell pathologischer Vorgang	Sozial eingebundenes Ereignis
Krankheit	Normaler Lebensbereich von Frauen
Die Geburt ist Aufgabe von Ärzten/Schwestern/ Hebammen und anderer Experten.	Die Geburt obliegt der Frau, ihrer Familie und ihrem vertrauten Freundeskreis.
Die Frau ist eine Patientin.	Die Frau ist ein Individuum, das sich in einer wichtigen Übergangsphase ihres Lebens befindet.
Geburtsumgebung	
Klinik, fremdes Territorium für die Frauen	Das eigene Zuhause oder eine vertraute Umgebung
Bürokratisches, hierarchisches Betreuungssystem	Gestaltbares Betreuungssystem; zwanglos
Oft weit entfernt von der Wohnung der Frau	In der Wohnung der Frau oder in der Nähe
Die Frau wird von ihrem vertrauten Personenkreis getrennt.	Im Kreis von Frauen aus der vertrauten Umgebung oder der Familie
Mangelnde Kontinuität der Betreuung, Schichtwechsel; die Frau wird von einem Zimmer oder einer Station auf die nächste verlegt.	Kontinuität in der Versorgung
Oft können die Frauen nicht ungehindert die Haltung wechseln und sich frei bewegen.	Die Frau kann jede Haltung einnehmen und sich frei bewegen.
Betreuungspersonen: die von ihnen geleistete Unterstützung und die Geburtsleitung	
Jüngere und ältere Frauen, die oft selbst nie geboren haben und die Weisungen von Ärzten, meist Männern, befolgen.	Ältere, erfahrenere Frauen, die selbst Mütter sind
Die Ausbildung ist auf die medizinischen Aspekte der Geburt ausgerichtet.	Geburt wird als ganzheitlicher Vorgang betrachtet.
Professionelle Betreuung, autoritär orientiert	Entscheidungen werden gemeinsam von den Betreuungspersonen und der Gebärenden getroffen.
Oft Betonung der sozialen Statusunterschiede zwischen Geburtshelfern und Patientinnen	Kein Statusunterschied zwischen den Betreuerinnen und der Gebärenden
Beziehung von Dominanz und Unterordnung	Gleichwertige Beziehung

Geburtsmedizin	Frauen und Geburt
Betreuungspersonen: die von ihnen geleistete Unterstützung und die Geburtsleitung	
Informationen über Gesundheit, Krankheit und Höhe des Risikos werden geheimgehalten	Informationsaustausch
Unpersönliche Betreuung	Persönliche Betreuung
Wenig emotionale Unterstützung	Meist starker emotionaler Rückhalt
Mangelnde Kommunikation	Verbale und nonverbale Unterstützung
Verwendung medizinischer Fachausdrücke	Vertraute Sprache und vertraute Vorstellungen
Bedrohliches, oft strafendes Verhalten, z.B. Befehle, Vorwürfe und Warnungen	Einfühlsamkeit
Wenig Bewußtsein für Rituale, innere Überzeugungen, soziale Verhaltensweisen und Werte	Kulturelles Bewußtsein, weil alle sich der gleichen Kultur zugehörig fühlen
Spirituelle Aspekte der Geburt werden ignoriert oder gelten als peinlich.	Bewußtsein für die spirituelle Bedeutung von Geburt
Angewandte Techniken	
Keine Fähigkeiten zur Unterstützung des physiologischen Geburtsverlaufs	Fähigkeiten, um den physiologischen Geburtsverlauf zu unterstützen
Geburtshilfliche Eingriffe	Meist keine Eingriffe
Schmerzmedikamente	Fähigkeiten, der Frau Linderung zu verschaffen, z.B. durch Massage, heiße und kalte Kompressen, Berührung.
Fähigkeiten und Hilfsmittel, um mit komplizierten und in ihrem Verlauf gestörten Geburten umzugehen, z.B. Anwendung des intravenösen Tropfs, Wehenverstärkung durch Oxytozin, operative Eingriffe.	Wenige Hilfsmittel, um mit komplizierten und in ihrem Verlauf gestörten Geburten umzugehen.

Diese Gegenüberstellung beruht auf einer Aufstellung von Sandra Anderson und Frants Stangard.[47] Ich habe ihr Modell der traditionellen Hebammenbetreuung in abgewandelter Form verwendet, um die Hauptunterschiede zwischen Klinik- und Hausgeburt zu veranschaulichen.

3

Die richtige
Entscheidung treffen

Die Entscheidung, wo Sie Ihr Kind zur Welt bringen,
sollte auf einer realistischen Einschätzung der Risiken
und Ihren eigenen inneren Wertvorstellungen beruhen.
In einer Gesellschaft,
die der Entscheidungsfreiheit bei der Geburt ablehnend gegenübersteht,
übernimmt jede Frau, die beschließt,
daß eine Geburt ohne Klinik für sie das Richtige ist, die Verantwortung.
Sie hat die Verantwortung dafür,
die Risiken gegeneinander abzuwägen.
Gleichzeitig bringt sie den Mut auf, den all jene an den Tag legen,
die autokratischen Verhältnissen, dogmatischen Bestimmungen
und der Macht des medizinischen Systems Widerstand entgegenbringen.
Ihre Entscheidung beruht auf tiefen inneren *Werten.*
Ärzte dagegen neigen dazu,
Geburt unter dem Aspekt des *Risikos* zu betrachten.

Die Risikoeinschätzung

»Sie sind eine Risikoschwangere, denn Sie sind 31 Jahre. Es ist Ihr erstes Kind und Ihr Becken ist noch nicht ›geburtserprobt‹ … Sie hatten letztes Jahr eine Fehlgeburt … Sie gehören einer ethnischen Gruppe mit hohem Risiko an … Sie sind alleinstehend … Das ist Ihr fünftes Kind … Die letzte Geburt wurde bei Ihnen eingeleitet und Sie hatten eine Zangengeburt … Sie hatten einen Kaiserschnitt.«

Bei der ersten Vorsorgeuntersuchung zieht Ihre Ärztin möglicherweise eine Risikoliste heran, um herauszufinden, welche Intensität der Betreuung für Sie in Frage kommt: normale Betreuung in der Hausarztpraxis, spezielle Betreuung durch einen Facharzt oder Risikobetreuung und Intensivversorgung in einer Spezialklinik. Es kann sein, daß Sie wenig Einfluß darauf haben. Frauen werden entweder aufgrund einer solchen Risikoliste in eine Gruppe mit geringem oder hohem Risiko eingestuft oder einfach aufgrund klinischer Vermutungen des Arztes. So können – je nach Bewertung der Befunde und der Vorgeschichte – neun von zehn Frauen unter Umständen als Risikoschwangere eingestuft werden.

Wenn Frauen auf diese Weise mit einem Etikett versehen werden, ist das selbst bei differenzierter Vorgehensweise schädlich. Wurde eine Frau einer hohen Risikokategorie zugewiesen, werden bei ihr wahrscheinlich Eingriffe vorgenommen, durch die die Geburt komplizierter wird, und Frauen, denen nun bewußt ist, daß sie »Risikoschwangere« sind, verlieren das Selbstvertrauen und werden ängstlich. Wenn alle in Ihrer Umgebung *erwarten*, daß etwas schiefgeht, glauben auch Sie langsam daran – und dann kann es auch dazu kommen.

Häufig wird Frauen eine Risikoschwangerschaft attestiert, ohne ihre Lebenssituation miteinzubeziehen. Schlechte Wohn- oder Arbeitsbedingungen, nicht genug Geld für Lebensmittel, ein gewalttätiger Partner, mangelnde Sozialkontakte, Arbeitslosigkeit oder Probleme in der Familie sind gesellschaftliche Bedingungen, die der perinatalen Säuglingssterblichkeit und -morbidität (Erkrankung) zugrunde liegen.

Wenn alle schwarzen Frauen der »Risikogruppe« zugewiesen werden, ist das Rassendiskriminierung. Es bestehen große Unterschiede im Lebensstandard, den wirtschaftlichen Verhältnissen und dem Bildungsniveau schwarzer Frauen. Frauen aus Asien, die in einem bestimmten Stadtteil von London wohnen, leiden unter keiner höheren Säuglingssterblichkeit als die Gesamtbevölkerung. In Bradford im Norden Englands dagegen ist die Wahrscheinlichkeit für solche Frauen sehr viel größer, daß ihr Baby stirbt. Das ist keine Frage der Hautfarbe, sondern der sozio-ökonomischen Bedingungen.

Sofern es um die verbesserte Vorsorge für einzelne Frauen geht, sind Risikovorhersagen nach Iain Chalmers, Geburtshelfer und Direktor der staatlichen Epidemiologiebehörde in Großbritannien »völlige Zeitverschwendung«.[1] Wie alle anderen Lebensereignisse ist Geburt niemals ohne Risiko. Selbst in sehr wohlhabenden Teilen Großbritanniens besteht zum Beispiel ein fünfprozentiges

»Ich bekomme zu hören: ›Wie mutig du bist, daß du dein Kind zu Hause zur Welt bringen willst!‹ So komme ich mir überhaupt nicht vor. Ich finde, daß sie die Mutigen sind, wenn sie in die Klinik gehen und sich auf das Risiko einlassen, all das mit ihnen machen zu lassen, was dort üblich ist.«

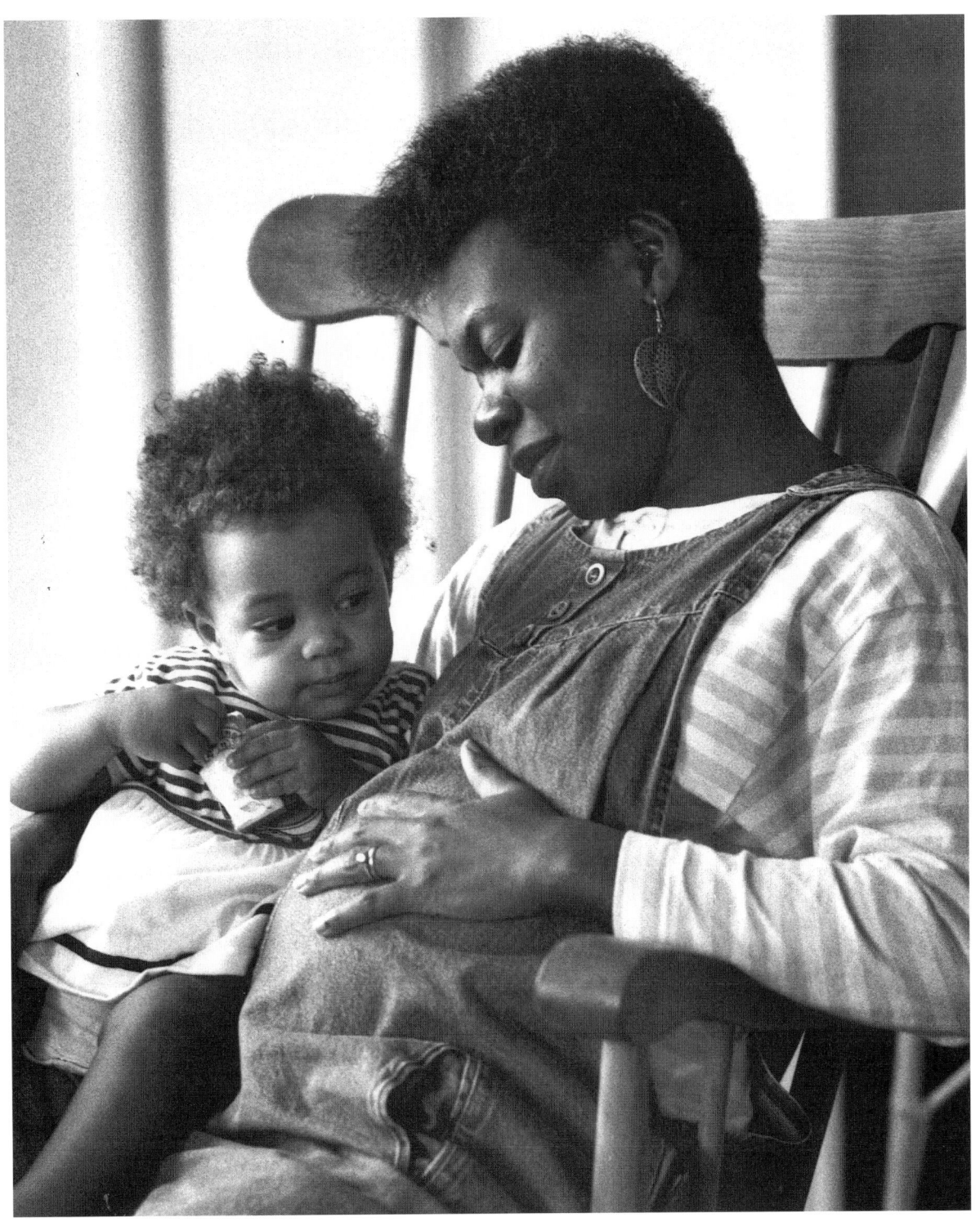

Risiko einer Frühgeburt, nur bei zwei von fünf Babys besteht die Wahrscheinlichkeit, daß sie überleben (wenn sie vor der 28. Woche geboren werden), bei einem von 100 Babys das Risiko, daß es stirbt, und bei einem von 50 Babys das Risiko, daß ein voll ausgetragenes Baby mit einem Geburtsschaden zur Welt kommt. Von 10.000 Frauen stirbt eine durch die Schwangerschaft. Und je nach Ort der Geburt besteht die Wahrscheinlichkeit, daß jede 200. oder jede vierte Frau (wie in vielen Teilen der USA) einen Kaiserschnitt bekommt.

Die meisten der verwendeten Risikoindikatoren sind zur Vorhersage sehr ungeeignet. Manche Ärzte glauben zum Beispiel immer noch, daß Frauen mit kleinen Füßen auch einen engen Beckenausgang haben; deshalb werden Frauen nach ihrer Schuhgröße gefragt, und Frauen mit Größe 36 werden automatisch einer Risikogruppe zugeordnet. Untersuchungen beweisen, daß das jeglicher Grundlage entbehrt.[2]

»Sie teilten mir lediglich mit, was sie als nächstes tun würden. Ich wurde kein einziges Mal gefragt, was ich wollte.«

Oft fühlen sich Frauen einer Betreuung ausgeliefert, die nichts mit ihren eigenen Wünschen zu tun hat. Es wäre weitaus besser, wenn Ärzte sich mit den Frauen intensiv beschäftigen würden, um festzustellen, wie diese entsprechend betreut werden können, indem sie die Ansichten und Wünsche einer jeden einzelnen berücksichtigen.

Damit Sie sich hinsichtlich Ihrer Betreuung und des Geburtsorts entscheiden können, benötigen Sie genaue und ausführliche Informationen über die möglichen Risiken, um dann selbst herauszufinden, was Sie für sich wünschen. Einige Risiken sind allerdings in Kauf zu nehmen. Wir möchten weitab Ferien machen, also besteigen wir ein Flugzeug; wir fahren gerne Ski oder machen Bergtouren – dafür nehmen wir das Risiko eines Knochenbruchs in Kauf. Die Risiken stehen dafür. Wenn Seeleute sich ständige Gedanken über die Risiken machten, würden sie sich nie auf das Meer wagen.

Davon abgesehen können wir uns darauf vorbereiten, mit solchen Risiken umzugehen – vernünftige Vorsichtsmaßnahmen für die wahrscheinlichsten Gefahren treffen, beispielsweise auf einem Segelboot Schwimmwesten tragen oder uns im Auto anschnallen –, und wir können ein bestimmtes Verhalten erlernen, falls Risiken sich vergrößern.

Entwirrung der Statistiken

Oft wird behauptet, daß die Ursache dafür, daß sehr viel weniger Frauen und Kinder bei der Geburt sterben als noch vor etwa 60 Jahren, als die meisten Frauen ihre Babys zu Hause zur Welt brachten, auf die Tatsache zurückzuführen ist, daß Frauen in der Klinik gebären. Doch allein die Tatsache, daß zwei Ereignisse gleichzeitig stattfinden, heißt noch nicht, daß das eine Ereignis das andere bedingt.

Auch sollten statistische Daten über Hausgeburten in verschiedenen Epochen nicht miteinander verglichen werden. Vieles verändert sich, einschließlich des Gesundheitszustands der Frauen, die Möglichkeiten zur Empfängnisverhütung und zur Abtreibung sowie die sozialen und wirtschaftlichen Bedingungen. Und das wirkt sich entscheidend auf die Sterblichkeitsrate bei der Geburt aus. Mit wachsendem Lebensstandard sterben in jedem Land weniger Babys bei der Geburt, ganz unabhängig davon, ob Hausgeburten erlaubt sind oder nicht und wie die geburtshilfliche Vorgehensweise ist.

Geburten, die **ungeplant** außerhalb der Klinik passieren, werden oft in die Hausgeburtsstatistiken miteinbezogen, und das vermittelt einen völlig falschen Eindruck von den vergleichbaren Risiken von Hausgeburten gegenüber Klinikgeburten. Bei Frauen, die ungeplant ihr Baby außerhalb der Klinik zur Welt bringen, kommt es vielleicht lange bevor das Kind geburtsreif ist zur Geburt, oder Teenager haben die Schwangerschaft verheimlicht und bringen ihr Kind an irgendeinem Ort zur Welt, dort, wo sie hoffen, daß ihre Eltern es nicht erfahren. Oder Frauen geraten in Panik, wenn ihr Kind auf dem Weg in die Klinik geboren wird. Manchmal sind das auch Frauen, die nie zur Vorsorge gegangen sind und die sehr arm, geistig verwirrt oder drogenabhängig sind oder unter tiefen Depressionen leiden.

Eine geplante Hausgeburt ist sicher. In Australien, wo Hausgeburten immer häufiger werden, wurden 3400 geplante Hausgeburten vom Staatlichen Amt für Perinatale Statistik untersucht.[3] Die Sterblichkeitsrate lag unter 5,9 Promille. Einige dieser Frauen galten als »Risikoschwangere«, und 30,8 Prozent waren Erstgebärende, von denen Ärzte sagen, daß deren Becken noch nicht »geburtserprobt« sei, sich also noch nicht »bewährt« hat. Zu der untersuchten Gruppe gehörten 15 Mehrgebärende, Steißgeburten, Frauen, die schon einen Kaiserschnitt (eine hatte schon drei Kaiserschnitte), und Frauen, die eine Totgeburt hatten.

Die meisten Frauen waren älter als der übliche Durchschnitt (eine war 47). Insgesamt wurde bei 8,6 Prozent die Geburt in der Klinik zu Ende geführt, meistens wegen der langen Dauer. 2,4 Prozent der Babys wurden entweder zur Beobachtung oder weil sie Intensivpflege brauchten in die Klinik verlegt.

Bei diesen Hausgeburten kam es zu auffallend wenig Eingriffen. Die Kaiserschnitthäufigkeit betrug 2,2 Prozent und nur 3,1 Prozent hatten eine Zangen- oder Saugglockengeburt. Wenige Frauen hatten einen Dammschnitt, nämlich 20,1 Prozent im Vergleich zu 39,9 Prozent in australischen Kliniken insgesamt, und etwa doppelt so viele Frauen, die eine Klinikgeburt geplant hatten, mußten entweder nach einem Dammschnitt oder einem Riß genäht werden.

In den meisten Ländern wird jedoch seitens der Ärzte und in der Öffentlichkeit davon ausgegangen, daß eine Geburt ohne Klinik gefährlich sein muß. Zudem wird aufgrund des Rückgangs der perinatalen Sterblichkeit in allen Industrieländern angenommen, daß dies auf den hohen Anteil von Klinikgeburten zurückzuführen sei.

In Großbritannien hat als erste Marjorie Tew in Frage gestellt, daß dieser Anstieg der Klinikgeburten in direktem Zusammenhang mit dem Sinken der Sterblichkeitsrate stehe. Sie lehrte damals an der medizinischen Fakultät der Universität

»Wenn in der Klinik etwas schiefgeht, heißt es: ›Wie gut, daß Sie in die Klinik gegangen sind.‹ Ihnen ist nicht bewußt, daß die Dinge vielleicht gerade wegen der Maßnahmen in der Klinik diesen Verlauf genommen haben.«

von Nottingham am Institut für Gesundheitswesen Statistik und stellte ihren Studenten die Aufgabe, alles über die Müttersterblichkeit und die perinatale Säuglingssterblichkeit in Erfahrung zu bringen. Sie ging davon aus, daß die veröffentlichten Daten die Ansicht bestätigen würden, daß Klinikgeburten am sichersten sind und stellte überrascht fest, »daß die Mütter- und Säuglingssterblichkeit in vergleichbaren Gruppen in der Klinik immer höher war, als bei einer Hausgeburt, egal, ob das vorhergesagte Risiko … hoch oder niedrig war.«[4]

Anfangs war keine medizinische Fachzeitschrift bereit, ihre Ergebnisse zu veröffentlichen, deshalb veröffentlichte sie sie anderswo. Ärzte begegneten ihr häufig mit Herablassung und Spott. Statistikerkollegen nahmen eine neutrale Haltung ein oder gingen zum Angriff über, indem sie von Marjorie Tew als »gefälscht« bezeichnete, fragwürdige Statistiken in Umlauf brachten. Tew verlor ihre Stelle, setzte ihre Arbeit jedoch unbeirrt fort und finanzierte sie selbst.[5]

Bei den meisten Frauen und auch bei der überwiegenden Mehrheit der Ärzte gilt es als selbstverständlich, daß die Klinik der sicherste Ort für die Geburt sei. 1980 empfahl der Ausschuß für Sozialwesen des britischen Unterhauses, daß mehr Frauen in großen Kliniken ihr Kind zur Welt bringen und Hausgeburten »weiter in den Hintergrund treten« sollten.[6] Im Bericht des Ausschusses war eine Graphik enthalten, die veranschaulichte, daß bei Hausgeburten mehr Babys sterben als in der Klinik. Aus dieser Statistik ging jedoch nicht hervor, daß die Zunahme der Sterblichkeit auf *ungeplante* Geburten außerhalb der Klinik zurückzuführen war.[7]

Obwohl dieser Ausschuß empfahl, daß kleine Entbindungskliniken geschlossen werden und Frauen ihr Kind in großen zentralen Kliniken zur Welt bringen sollten, ging aus ihren Statistiken hervor, daß in diesen kleinen Kliniken Geburten sehr sicher waren. Der Ausschuß scheint seine Schlüsse gezogen zu haben, ohne die eigenen Statistiken richtig zu deuten.

Statistiken aufgrund von Daten einer perinatalen Erhebung von 1958 und 1970[8]				
Ort	*Geburten in Prozent*		*Perinatale Sterblichkeit pro 1000 Geburten*	
	1958	*1970*	*1958*	*1970*
Klinik	49	66	50,1	27,8
Entbindungsheim	12	19	20,3	6,1
Zuhause	36	12	19,8	4,3

Statistik der perinatalen Sterblichkeitsrate entsprechend der Risikoeinstufung der Frau[9]		
Perinatale Sterblichkeitsrate pro 1000 Geburten		
Risiko	Klinik	Geburtshaus/Zu Hause
sehr niedrig	8,0	3,9
niedrig	17,9	5,2
mittel	32,2	3,8
hoch	53,2	15,5
sehr hoch	162,6	133,3
Anzahl der Geburten	11.000	5.200

Als immer mehr Frauen zur Geburt in Kliniken mit speziell ausgebildeten Geburtshilfeteams gingen – die Mehrzahl von ihnen gehörten einer *niedrigen Risikogruppe* an, die früher ihr Kind in einem Geburtshaus oder zu Hause zur Welt gebracht hätten –, *stieg* die Zahl der Babys, die in diesen Kliniken starben, an.[10] Daraufhin analysierte Marjorie Tew die statistischen Daten der britischen Erhebung von 1970.[11] Aufgrund der Risikobewertungen, die von den Statistikern der Erhebung herangezogen worden waren, fand sie heraus, daß – abgesehen von den Frauen mit dem größten Risiko – die Geburt zu Hause oder in einem Geburtshaus sicherer als in einer großen Klinik war.[12]

Da immer weniger Frauen in Großbritannien ihr Kind zu Hause oder in Geburtshäusern zur Welt brachten, wurde es schwieriger, die Ergebnisse dort mit den Ergebnissen aus großen Kliniken zu vergleichen. Deshalb zog Marjorie Tew Statistiken aus den Niederlanden heran, wo noch 38 Prozent der Babys zu Hause zur Welt kommen.

Perinatale Sterblichkeitsrate in den Niederlanden 1986[13]		
	Klinik	Hausgeburt
Anzahl der Geburten	119.037	66.536
Todesfälle	1.653	149
Perinatale Säuglingssterblichkeit pro 1000	13,9	2,2

In den Niederlanden werden Frauen, die ihr Kind zu Hause zur Welt bringen, entweder von einer Hebamme oder einem praktischen Arzt betreut, in der Klinik von Hebammen oder Frauenärzten. Wenn man in Betracht zieht, wo die Geburt stattgefunden hat und von wem sie betreut wurde, ergeben sich bei der Bewertung der Säuglingssterblichkeit erstaunliche statistische Daten.

Die Niederlande 1986 *Perinatale Sterblichkeit in bezug auf Geburtsbetreuung und Ort*[14]			
Betreuung	*Ort*	*Anzahl der Geburten*	*perinatale Sterblichkeitsrate pro 1000 Geburten*
Frauenarzt	Klinik	83.351	18,9
praktischer Arzt	zu Hause	21.653	4,5
Hebammen	Klinik	34.874	2,1
Hebammen	zu Hause	44.676	1,0

Die Betreuung durch eine Hebammen zu Hause ist sicherer als die Betreuung durch Hebammen in der Klinik, und eine Hausgeburt mit Hebammenbetreuung ist am allersichersten.

Auch für Frauen, die ihr erstes Kind bekommen, ist die Geburt zu Hause mit einer Hebamme sicherer als die Geburt mit einem Frauenarzt.

Erstgeburten in den Niederlanden 1986[15]		
	Frauenarzt in der Klinik	Hebamme zu Hause
Anzahl der Geburten	41.861	15.031
Perinatale Sterblichkeit, Rate pro 1000	20,2	1,5

Der Anteil der Frauen, bei denen ein hohes Risiko besteht und die daher ihr Baby in der Klinik zur Welt bringen, erklärt nicht den enormen Unterschied bei der Säuglingssterblichkeit. Wie sieht es bei den zu früh geborenen Kindern aus? Folgende Ergebnisse liefert Marjorie Tews Analyse von Todesfällen bei Babys, die vor der 36. Woche geboren wurden, bezogen auf die Geburtsbetreuung:

Frühgeborene[16]		
Frühgeborene Babys	Betreuung durch Frauenarzt	Betreuung durch Hebamme
Anteil aller Geburten vor der 37. Woche	7,6	1,8
Perinatale Sterblichkeitsrate pro 1.000	85,7	30,1

Bei der Interpretation dieser Statistiken ist Vorsicht geboten, weil möglicherweise ein größerer Anteil von äußerst frühzeitigen Geburten mit sehr hohem Risiko durch Frauenärzte betreut wurde. Dennoch ist der Unterschied beträchtlich.

Marjorie Tew kommt zu dem Schluß, daß »Komplikationen in Kliniken wegen und nicht trotz der hochtechnischen Apparatemedizin wahrscheinlicher sind. Die Gefahr von Hausgeburten betrifft nicht Mutter und Kind, sondern sie besteht für das gesunde Überleben des fachärztlich spezialisierten medizinischen Berufsstands.«[17]

Eine Betrachtung der Risiken

Rauchen

Falls Sie rauchen, ist es am allerwichtigsten, daß sie vor der Schwangerschaft oder in der ersten Hälfte der Schwangerschaft damit aufhören oder Ihren Zigarettenkonsum zumindest auf unter zehn Zigaretten pro Tag reduzieren, um das Risiko für Sie selbst und das Baby zu verringern. Viele Hebammen in den USA und Kanada übernehmen Frauen, die während der Schwangerschaft rauchen, wegen der damit verbundenen Risiken nicht zur Betreuung bei der Hausgeburt.

Durch Nikotin verengen sich die Blutgefäße, wodurch die Blutversorgung der Plazenta verlangsamt wird, was zu intrauterinen Wachstumsverzögerungen führen kann. Auch durch die in Zigarettenrauch enthaltenen Stoffe Kohlenmonoxid und Thiozynat kann sich das Wachstum des Babys verzögern. Raucherinnen haben ein höheres Risiko einer Fehlgeburt, einer Frühgeburt und starker Nachgeburtsblutungen. Eine Frau, die raucht *und* Alkohol trinkt, geht ein noch höheres Risiko ein.

Alkohol

In Nordamerika stellt das fötale Alkoholsyndrom die häufigste teratogene Ursache (das Baby wird noch im Mutterleib geschädigt) für ein geistige Schädigung dar. Dazu kann es kommen, wenn eine Frau etwa acht Gläser Wein oder vier Flaschen Bier pro Tag trinkt. So hoch braucht der Konsum jedoch gar nicht zu sein, um die Wahrscheinlichkeit eines geringen Geburtsgewichts zu erhöhen. Es gibt Hinweise dafür, daß bei einem Konsum von mehr als zehn Gläsern Wein pro Woche das Baby in der Gebärmutter weniger gut gedeiht.[18]

Ihr Gewicht

Wenn Sie sehr wenig oder sehr viel wiegen, kann sich auch das auf Schwangerschaft und Geburt auswirken. Sind Sie untergewichtig, besteht die Möglichkeit, daß das Baby nicht gut versorgt wird. Sind Sie dagegen sehr dick, ist die Wahrscheinlichkeit eines hohen Blutdrucks und der Entwicklung eines Schwangerschaftsdiabetes höher; bei beidem wird Ihnen von einer Hausgeburt abgeraten.[19] Übergewicht kann auch heißen, daß es bei Ihnen leichter zu einer Blasenentzündung kommt oder zu einem Blutgerinnsel während der Schwangerschaft. Wenn Sie jedoch gesund sind, besteht für das Baby kein zusätzliches Risiko; gesunde übergewichtige Frauen bringen gesunde Kinder zur Welt.[20] Die übliche Praxis des regelmäßigen Wiegens während der Schwangerschaft und all die damit verbundenen Befürchtungen sind mehr als sinnlos. Die Fundushöhe (die obere Grenze der Gebärmutter) ist ein sehr viel wichtigerer Gradmesser für das Wachstum des Babys.

Falls Sie gerne eine Hausgeburt machen möchten, ist ein Gewicht im Normbereich günstig; Sie und Ihre Betreuerinnen sind dann beruhigter. Wenn Sie jedoch übergewichtig sind, machen Sie auf keinen Fall während der Schwangerschaft eine Blitzdiät. Das ist sowohl für Sie als auch für das Babys von Nachteil. Sie brauchen lediglich auf Fett und Zucker und alle fett- und zuckerhaltigen Nahrungsmittel zu verzichten.

Ihr Blutdruck

Es ist ganz natürlich, daß der Blutdruck gegen Ende der Schwangerschaft etwas ansteigt; dadurch wird die Geburt nicht weniger sicher.[21] Wenn jedoch Ihr Blutdruck erhöht ist und gleichzeitig Eiweiß (Albumin) in Ihrem Urin festgestellt wird, wenn Ihre Haut wegen des Wassers im Gewebe aufgedunsen wirkt, dann haben Sie Präeklampsie, und dann wird Ihnen außer in sehr leichten Fällen meist dazu geraten, Ihr Baby in der Klinik zur Welt zu bringen, weil die Plazenta möglicherweise Ihre Funktion nicht mehr ausreichend erfüllen kann.

Falls Ihr Blutdruck steigt, sollten Sie herausfinden, wie Sie Streß vermeiden und sich das Leben leichter machen können. Lassen Sie es sich gutgehen, legen Sie sich nach Möglichkeit ins Bett, und bitten Sie andere, für Sie einzukaufen, zu kochen und sauberzumachen. Hören Sie Musik, lesen Sie, machen Sie Entspannungsübungen, und lassen Sie sich von jemandem, den Sie gernhaben, mit einem beruhigenden Aromatherapieöl massieren. Falls Sie bereits Kinder haben, läßt sich das nur sehr schwer bewerkstelligen, wenn Sie niemanden in Ihrer Nähe wissen, der Ihre Kleinen betreut. Mit einem Kind im Lauflernalter können Sie sich ins Bett kuscheln, Bilderbücher oder Kindersendungen ansehen oder neues Spielzeug ausprobieren. Doch Zweijährige sind nicht gerade die ruhigsten Gesellschafter, und dann ist die Therapie für Ihren hohen Blutdruck ein Kompromiß zwischen Ihrem Wohlergehen und den Freuden und Pflichten des Mutterseins. Auf jeden Fall bietet mehr Ruhe die besten Möglichkeiten, bis zum Ende der Schwangerschaft gesund zu bleiben und dann Ihr Baby zu Hause zur Welt zu bringen. Wenn es Ihr erstes Kind ist, dann vergessen Sie nicht, daß Sie nach der Geburt keine

Möglichkeit mehr haben werden, es sich so bequem und gemütlich zu machen wie jetzt. Also genießen Sie es!

Wenn Sie über 35 sind

Wenn Sie Ihr erstes Kind mit über 35 Jahren bekommen, gelten Sie als »späte Erstgebärende«, wobei manche Ärzte dieses Alter auch schon sehr viel früher ansetzen; bei Ihnen besteht dann ein höheres Risiko für etwas, was manche Ärzte als »schlechte Gebärfreudigkeit« bezeichnen. Es gibt Ärzte, die ältere Mütter als »geburtshilflich im Alterungsprozeß« oder als »geriatrisch« bezeichnen.[22]
Heute kann man nicht mehr davon ausgehen, daß Frauen, die ihr erstes Kind mit 30 bekommen, schon lange mit Unfruchtbarkeitsproblemen gekämpft haben (was mit einem höheren Risiko in Verbindung gebracht wird), sondern sie haben mit der Familiengründung wegen ihrer beruflichen Interessen gewartet oder fühlten sich noch nicht reif für ein Kind. Aufgrund ihrer Ausbildung und ihres Sozialstatus gehören sie einer Gruppe mit geringem Risiko an (beispielsweise im Vergleich mit Teenagern, die ungewollt schwanger wurden oder deshalb, weil sie sich nach einem Menschen sehnen, den sie liebhaben können). Die Säuglingssterblichkeitsrate ist bei diesen älteren Müttern nicht höher als bei jüngeren.[23]
Ein Unterschied besteht bei der Anzahl der geburtshilflichen Eingriffe, die bei einer Frau über 35 in der Klinik vorgenommen werden. In einem Londoner Krankenhaus ist die Wahrscheinlichkeit für Frauen über 35 doppelt so hoch, daß die Geburt mit Oxytozin eingeleitet wird (53 Prozent im Vergleich zu 20 Prozent bei Frauen unter 35), daß sie einen Dammschnitt bekommen (74 Prozent gegenüber 38 Prozent), daß eine Zangengeburt (35 Prozent gegenüber 25 Prozent) oder ein Kaiserschnitt (28 Prozent gegenüber 13 Prozent) gemacht wird.[24] Die Wissenschaftler, die diese Daten erhoben haben, waren der Ansicht, daß die hohe Kaiserschnittrate dadurch zu erklären sei, weil bei älteren Frauen häufiger eine kontinuierliche Herzton-Wehen-Überwachung vorgenommen wird, und meinten, daß Ängste seitens der Geburtshelfer zu der eingreifenden Geburtsleitung bei älteren Frauen beitragen könnten. Eine Möglichkeit, wie Sie das vermeiden können, besteht darin, daß Sie Ihr Baby in einem Geburtszentrum, in einem Entbindungsheim oder zu Hause zur Welt bringen.

Eine Steißlage

Jedes dritte oder vierte von 100 Babys kommt mit dem Po zuerst auf die Welt.[25]
Das kann problematisch werden, weil zwar der Körper wahrscheinlich leicht durch das Becken gleitet, der Kopf aber nicht vorwärtskommt. Eine solche Verzögerung bei der Geburt kann zu Sauerstoffmangel führen.
In machen Ländern wird bei den meisten Steißgeburten ein Kaiserschnitt gemacht, mit der Begründungen, daß Sicherheit vorgeht. In Schweden zum Beispiel kommen neun von zehn Steißlagen durch Kaiserschnitt zur Welt. In Norwegen dagegen wird nur bei vier oder fünf von zehn Steißlagen ein Kaiserschnitt gemacht. Wenn Sie in einem Land leben, wo es mehr oder weniger sicher ist, daß Sie einen

Kaiserschnitt bekommen, falls Sie in die Klinik gehen, kommt Ihnen die Geburt zu Hause oder in einem Geburtshaus als der rettende Weg vor, vorausgesetzt, Sie sorgen für geschickte und erfahrene Geburtshelfer. Es kann allerdings sein, daß Ihre Betreuer nicht so ohne weiteres bereit sind, das zusätzliche Risiko einer Steißgeburt zu übernehmen. Damit Sie zu Hause wirklich bestens betreut werden, spielt es eine große Rolle, daß Ihre Hebamme und/oder Ihre Ärztin sich ihrer Aufgaben sicher sind und Ihnen die vaginale Geburt zutrauen.

Bei der Interpretation von Statistiken sollten Sie nicht vergessen, daß viele Kinder in der Steißlage auf die Welt kommen, weil Sie zu früh (vor der 37. Woche) geboren werden. Erst wenn das Baby immer mehr zunimmt, dreht es sich mit dem Kopf nach unten. Wenn Sie Ihr Kind voll austragen und es dann mit dem Po zuerst kommt, ist mit einer Steißgeburt kein zusätzliches Risiko verbunden.

Babys, die gegen Ende der Schwangerschaft in der Steißlage liegen, machen oft noch eine Drehung und liegen dann bei Wehenbeginn mit dem Kopf nach unten. Etwa 14 Prozent der Kinder befinden sich in der 32. Woche in der Steißlage.[26] Drei von fünf Babys drehen sich noch nach diesem Zeitpunkt[27], wobei die Wahrscheinlichkeit allerdings geringer ist, wenn das Kind die Beine gestreckt hat, weil sie dann wie eine Schiene an seinem Körper wirken, so daß ihm die Drehung schwerer fällt. Manche Babys strampeln sich sogar in die richtige Richtung, wenn die Geburtswehen begonnen haben, vorausgesetzt, sie haben genug Platz.

Wenn Sie sich also auf eine Hausgeburt einstellen, sind Sie wahrscheinlich in den letzten Schwangerschaftswochen sehr schwer dazu zu bewegen, sich umstimmen zu lassen. Am besten warten Sie mit ihrer endgültigen Entscheidung bis zum Geburtstermin.

Wenn Sie bereits eine Frühgeburt hatten

In diesem Fall besteht ein erhöhtes Risiko, daß es wieder zu einer Frühgeburt kommt, doch die Wahrscheinlichkeit, daß sie das Baby voll austragen, beträgt 83 Prozent. Selbst wenn Sie zweimal eine Frühgeburt hatten, besteht immer noch eine Wahrscheinlichkeit von 72 Prozent, daß sich das nicht wiederholt.[28]

Ein früherer Kaiserschnitt

Wenn Sie einen Kaiserschnitt hatten, werden Ihnen die Ärzte mit Sicherheit empfehlen, ihr nächstes Kind und alle weiteren Kinder in der Klinik zur Welt zu bringen. In den USA machen viele Ärzte auch bei den folgenden Geburten einen Kaiserschnitt, selbst wenn bei diesen Geburten gar nicht die gleichen Probleme auftreten wie früher. Das ist einer der Gründe, weshalb sich die Kaiserschnittrate in den letzten 20 Jahren verfünffacht hat.

In England haben die Ärzte eine andere Einstellung. Sie gewähren einen »Wehenversuch«. Im Grunde wird dabei die Narbe auf die Probe gestellt, wobei alles für einen Kaiserschnitt bereitsteht, falls die Narbe nicht hält. Das setzt natürlich voraus, daß die Frau in die Klinik geht. Es kommt extrem selten zu einem

Gebärmutterriß. Im Verlauf von 110.000 Geburten nach einem vorherigen Kaiserschnitt traten 13 Uterusrupturen auf.[29]

Die meisten Beiträge in medizinischen Zeitschriften, nach denen Ärzte sich richten, warnen vor Rupturen, die infolge des früher vorgenommenen »klassischen« Kaiserschnitts auftreten können, bei dem eine senkrechter Schnitt ausgeführt wird. Heute wird in den meisten Fällen ein waagerechter Schnitt im unteren Uterinsegment gemacht, etwa dort, wo ein Bikinihöschen enden würde. Nach einem solchen Schnitt im unteren Uterinsegment ist das Risiko einer Ruptur wesentlich geringer, und selbst wenn die Narbe nicht hält, reißt sie nicht plötzlich, sondern gibt leicht nach.

Es läßt sich schwer sagen, wie einer Frau nach einem früheren Kaiserschnitt zu raten ist, wenn sie gerne eine Hausgeburt machen möchte. Eine Geburt ohne Klinik ist mit zusätzlichen Risiken verbunden. Doch auch mit unnötigen und schädigenden Eingriffen, die in vielen Kliniken an der Tagesordnung sind, sind risikoreich, und es kann sein, daß der Kaiserschnitt eine Folge solcher Eingriffe war. Eine Entscheidung für eine Geburt ohne Klinik ist für viele Frauen die einzige Möglichkeit, diese Risiken zu vermeiden.

Gesundheitliche Beeinträchtigungen, die medizinischer Überwachung bedürfen

Der ärztliche Rat bei bestimmten Krankheiten, beispielsweise Diabetes, lautet meist, daß die Frau ihr Kind in der Klinik zur Welt bringen muß. Dabei können gewichtige Gründe ins Feld geführt werden, weil die Babys bei dem hohen Zuckergehalt im Blut oft sehr groß werden. Früher hatten Kinder von Müttern mit Diabetes häufig Atemprobleme. Doch jetzt ist eine sehr gute Insulinkontrolle in der Schwangerschaft möglich, und weniger als zwei von 100 Babys haben Probleme mit der Atmung.[30]

Wenn Sie unter einer Krankheit leiden, die sich bei Streß verschlimmert, ist das eigene Zuhause wahrscheinlich für Sie am besten, weil Sie sich dort sicherer fühlen und mehr Selbstvertrauen haben. Bei Asthma zum Beispiel besteht für das Baby kein erhöhtes Risiko, und es spricht viel für eine Hausgeburt.[31] Auch bei multipler Sklerose kann es sein, daß Sie zu Hause am besten aufgehoben sind.[32]

Wenn Sie Rhesus-negativ sind

In der Frühschwangerschaft wird Ihr Blut auf den Rhesusfaktor untersucht. Wenn Sie Rhesus-negativ sind und Ihr Partner Rhesus-positiv, werden später weitere Tests durchgeführt, um festzustellen, ob Sie Antikörper gegen das Rhesus-positive Baby entwickeln. Falls es Ihre erste Schwangerschaft ist und Sie vorher keine Fehlgeburten hatten, ist das äußerst unwahrscheinlich. Doch Sie sollten wissen, daß das Risiko zunimmt, wenn es in der Schwangerschaft zu einer Blutung kommt, wie zum Beispiel durch eine Chorionzottenbiopsie, eine Amniozentese oder Fetoskopie.

Auch Eingriffe während der Eröffnungs- und der Austreibungsphase können eine Vermischung des kindlichen Blutes mit Ihrem Blut verursachen und zu einer Sensibilisierung in der nächsten Schwangerschaft führen. Dazu gehört das Befestigen einer Kopfschwartenelektrode zur internen Ableitung der kindlichen Herztöne, eine Zangengeburt oder ein Kaiserschnitt, versehentliches Reißen der Nabelschnur (wenn bei dem Versuch, die Geburt der Plazenta zu beschleunigen, daran gezogen wird) und die manuelle Plazentalösung. Eine Geburt ohne unnötige Eingriffe ist also der sicherste Weg, und das kann bedeuten, daß eine Geburt zu Hause, in einem Geburtshaus oder einem Entbindungsheim das Beste ist.

Durch die Entdeckung der Gammaglobuline in den 60er Jahren und ihre regelmäßige Anwendung bei Rhesus-negativen Frauen, deren Baby wahrscheinlich Rhesus-positiv ist, konnten viele Leben gerettet werden. Die Anti-D-Prophylaxe wird entweder in der Schwangerschaft, bei der Geburt oder fünf Tage nach der Geburt eines Rhesus-positiven Babys durchgeführt, um eine Sensibilisierung in der nächsten Schwangerschaft zu verhindern. In folgenden Schwangerschaften werden regelmäßige Untersuchungen durchgeführt.

Heute liegt die Todesrate im Zusammenhang mit dem Rhesusfaktor unter ein pro Tausend Babys. Vorausgesetzt, die Mutter entwickelt in der Schwangerschaft keine Antikörper, besteht für sie und das Baby kein erhöhtes Risiko. Deshalb sollte sie bei der Entscheidung, wo sie ihr Kind zur Welt bringen möchte, eine Wahlmöglichkeit haben.

Die Risiken bei einer Hausgeburt

Im Zusammenhang mit einer Geburt zu Hause oder einem Ort, wo wenig Apparatemedizin zur Verfügung steht, werden folgende Risiken am häufigsten angeführt:

☐ *Eine lang andauernde Geburt, bei der sich der Muttermund nur sehr langsam öffnet.*
Eine Geburt, die sich lange hinzieht, ist sehr ermüdend, doch wenn sich keine anderen Probleme ergeben, ist das nicht gefährlich. Trotzdem wird bei Geburten, die länger als 48 Stunden dauern, in der Klinik häufig die Zange oder die Saugglocke angewendet oder ein Kaiserschnitt gemacht, was eigene Risiken mit sich bringt. Es besteht kein Zusammenhang zwischen einer langen Geburt (über 24 Stunden) und der geistigen Behinderung von Babys.[33]

☐ *Nabelschnurvorfall*
Zu einem Nabelschnurvorfall kann es kommen, wenn die Fruchtblase platzt und der vorliegende Teil – Kopf oder Po des Babys – sich noch nicht ins Becken eingestellt hat, so daß die Nabelschnur vorrutschen kann. Durch Druck auf die Nabelschnur wird der Blutfluß zum Kind gedrosselt; es kommt zu

Sauerstoffmangel. Die Nabelschnur kann nicht vorfallen, wenn sich der kindliche Kopf ins Becken eingestellt hat und auf dem Muttermund liegt. Das ist ein Grund für die Vorsorgeuntersuchungen und das Abtasten des Bauches, um gegen Ende der Schwangerschaft jede Woche festzustellen, wie das Baby liegt.

☐ *Mißverhältnis zwischen kindlichem Kopf und Becken der Mutter*
Hierbei kommt es oft zu Fehldiagnosen lediglich aufgrund der Tatsache, daß sich die Geburt lange hinzieht – aus diesem Grund wird dann ein Kaiserschnitt gemacht. Wenn es offensichtlich ist, daß der Kopf des Babys nicht durch das Becken paßt, sollte die Frau in die Klinik gehen. Das ist kein plötzlich auftretender Notfall. Diese Entscheidung wird nach ausführlichen Gesprächen getroffen, wenn klar ist, daß es nicht vorangeht.

☐ *Eine lange Austreibungsphase*
Eine lange Austreibungsphase ist sehr erschöpfend, doch das allein stellt keine Gefahr dar.

☐ *Schulterdystokie bei einem großen Baby, wobei der Kopf geboren wird, aber die Schultern steckenbleiben*
Wenn die Schultern steckenbleiben, können sie gelöst werden, indem die Frau in den Vierfüßlerstand geht. Das Kind wird dann von hinten entgegengenommen; bei sehr breiten Schultern wird ein Dammschnitt gemacht.

☐ *Atemnot bei der Geburt*
Die Wahrscheinlichkeit von Atemproblemen beim Baby ist am größten, wenn die Mutter während der Geburt Schmerzmittel – einschließlich Dolantin, Beruhigungsmittel, Tranquilizer oder eine PDA – bekommen hat. Bei einer Hausgeburt erhält eine Frau in der Regel überhaupt keine Medikamente oder nur in ganz geringer Dosierung, sofern Sie das möchte. Einfache Methoden der Wiederbelebung – Freimachen der Atemwege, Sauerstoff und Massage – können bei der Hausgeburt angewendet werden.

☐ *Atonische Blutungen*
Starke Nachgeburtsblutungen sind nach geburtshilflichen Eingriffen oder nach dem Versuch, die Plazenta herauszuziehen, bevor sie sich völlig gelöst hat, am wahrscheinlichsten. Wenn es zu starken Blutungen kommt, kann künstliches Oxytozin in Form von Syntometrin injiziert werden, damit die Gebärmutter sich zusammenzieht. Das läßt sich auch bei einer Hausgeburt leicht bewerkstelligen.

»Hebammen haben Sauerstoff bei sich, um ihn nötigenfalls dem Baby zu verabreichen; doch die Ärzte, die ich aufsuchte, wußten nichts davon. Ich möchte eine Hausgeburt, weil ich unbedingt vermeiden möchte, daß meine Geburt zu einem medizinischen Ereignis wird, wie ich das während meiner Ausbildung erlebt habe.« Eine Allgemeinärztin, die ihr erstes Kind erwartet

Mit den Risiken einer Hausgeburt umgehen

Wenn Sie Ihr Kind zu Hause zur Welt bringen möchten, empfiehlt sich folgendes:

☐ Suchen Sie sich eine gute Hebamme. Sie sollte hausgeburtserfahren sein, Zuversicht vermitteln und sowohl bei Hausgeburten als auch in der Klinik Gelassenheit bewahren.

☐ Bringen sie möglichst viel darüber in Erfahrung, wie Sie sich bei der Geburt selbst helfen können. Lernen Sie, den Wehen mit Entspannung, Ihrer Atmung und konzentrierter Aufmerksamkeit zu begegnen, und finden Sie heraus, wie eine große Bandbreite von Haltungen und Bewegungen das Tiefertreten und die Drehung des Babys unterstützen können. Gehen Sie ohne Angst, selbstbewußt und mit einer positiven Einstellung an die Geburt heran.

☐ Sorgen Sie dafür, daß mehr als eine Person für Ihre Betreuung bereitsteht und daß Ihre Geburtshelferinnen gut zusammenarbeiten. Eine Hebamme braucht selbst Unterstützung. Es kann sein, daß nach der Geburt sowohl Sie als auch das Baby gleichzeitig volle Aufmerksamkeit brauchen.

☐ Stellen Sie sicher, daß Sie jederzeit das Telefon benutzen und Intensivversorgung anfordern können, falls das für Sie oder das Baby erforderlich ist. Entweder sorgen Sie selbst für ein Transportmittel zur Klinik, oder der Ambulanzwagen kommt zu Ihnen, wenn es Probleme gibt, zum Beispiel wenn die Plazenta sich nicht löst.

☐ Sorgen Sie für einfache Hilfsmittel und Medikamente, die auch außerhalb der Klinik gut angewendet werden können – ein Stethoskop oder besser noch ein Dopton; Medikamente, damit die Gebärmutter sich nach der Geburt des Babys zusammenzieht, falls Sie starke Blutungen haben; einfache Methoden der Schmerzlinderung wie heiße Kompressen, warme Bäder oder Duschen; außerdem Sauerstoff.

☐ Kümmern Sie sich darum, daß Ihre Wohnung für die Geburt sauber ist, Sie es bequem haben und alles gut für die Geburt vorbereitet ist, daß heißes und kaltes Wasser vorhanden ist sowie das Zimmer bei Kälte gut geheizt und bei warmem Wetter gut gelüftet werden kann.

Die Sicherheit des Babys

Wenn eine Frau sich für eine Hausgeburt entscheidet, bekommt sie oft zu hören, daß das Baby entweder wegen mangelnder Versorgung sterben könnte, weil es nicht in der Klinik zur Welt kommt, oder daß es wegen Sauerstoffmangel geistig behindert sein könnte. Die perinatale Sterblichkeitsrate bei geplanten Hausgeburten ist jedoch sehr niedrig (drei bis vier Kinder pro 1000 gegenüber neun bis zehn bei 1000 Geburten insgesamt). Zudem sind zwei dieser drei oder vier Todesfälle ganz unabhängig vom Ort unvermeidlich, weil das Baby viel zu früh geboren wird oder wegen einer Schädigung nicht lebensfähig ist. Alles, was dann in einer technisch voll ausgerüsteten Klinik erreicht werden kann, ist die Verlängerung des Lebens um ein paar Tage oder Wochen.

Zweiundneunzig Prozent aller geistigen Schädigungen treten *vor* Geburtsbeginn auf, entweder infolge einer angeborenen Mißbildung (ca. 63 Prozent) oder durch Ereignisse und Vorgänge während der Schwangerschaft, beispielsweise intrauterine Wachstumsverzögerung (8 Prozent), Infektionen wie Röteln (6 Prozent) oder Unfälle wie Bleivergiftungen. Zu der Schädigung kam es lange vor Geburtsbeginn.[34]

In einer Klinik mit Säuglingsintensivstation werden bei einem Kind mit schweren Mißbildungen sofort alle lebensrettenden Maßnahmen getroffen. Das kann bei einer schweren Mißbildung die Entscheidung zwischen Leben und Tod sein. Manche Frauen entscheiden sich für eine Hausgeburt, weil Sie sich nicht wünschen, daß alles Machbare versucht und die extremsten Mittel eingesetzt werden, um das Leben eines schwer geschädigten Babys zu retten. Andere Frauen entscheiden sich für die Klinik, weil Sie ihrem Kind jede Möglichkeit der Lebensrettung bieten möchten, wie sehr es auch geschädigt sein mag.

Ein Baby in die Welt zu setzen bedeutet eine enorme Verantwortung, und diese Verantwortung beginnt schon lange bevor Sie es in den Armen halten. Es gibt Ärzte, die eine Frau der »Kindesmißhandlung« bezichtigen, weil sie eine Hausgeburt machen, und sie sogar am liebsten anzeigen würden. Für sie ist das eine Entscheidung, die nur von sehr egoistischen Frauen getroffen werden kann. Sie selbst betrachten sich als die Retter der Babys, die sie vor ihren selbstsüchtigen, hysterischen Müttern schützen. Doch Ihre wohlüberlegte Entscheidung für eine Geburt zu Hause, in einem Geburtshaus oder einem Entbindungsheim kann Ausdruck eines großen persönlichen Verantwortungsbewußtseins für Ihr Kind sein. Es besteht kein Grund zu meinen, daß Sie durch die Planung einer Geburt ohne Klinik das Leben und die Gesundheit Ihres Kindes aufs Spiel setzen. Das kann eine Entscheidung sein, die Sie nicht nur um Ihrer selbst willen, sondern auch zum Wohl Ihres Babys treffen.

»Bei meiner Arbeit auf der Intensivstation erlebe ich es immer wieder, wie Babys am Leben erhalten werden, die man meiner Meinung nach besser in Frieden hätte sterben lassen sollen. Das ist einer der Gründe, weshalb ich mich für eine Hausgeburt entschieden habe.«

Charlottes Hausgeburt

Charlotte ist Lehrerin, und dies ist ihr drittes Kind.

Bei ihr »zeichnete« es, doch in den nächsten 48 Stunden hatte sie nur Wehen, wenn sie umherging. Um die Wehen in Gang zu bringen, machten sie und Janet, ihre Geburtsbegleitung, einen langen Spaziergang im nahegelegenen Wald. Erst am späten Abend hatte sie regelmäßige Wehen in fünfminütigen Abständen. Um 11 Uhr rief sie die Hebamme an, die sie untersuchte und dann meinte: »Der Muttermund hat sich noch nicht geöffnet.« Also ging sie schlafen. Um halb fünf am nächsten Morgen wurde sie durch heftige Wehen wach. »Aber weil eine Autoritätsperson mir gesagt hatte, daß sich der Muttermund überhaupt noch nicht geöffnet hätte, nahm ich sie nicht ernst. Erst um viertel nach sieben, als ich versuchte, den Kindern die dritte Gute-Morgen-Geschichte vorzulesen, kam mir der Gedanke: ›Jetzt mußt du was unternehmen!‹« Plötzlich war es so, als hätten die Wehen zwei Temposprünge gemacht. Charlotte kauerte sich auf den Boden, fühlte sich von der Schwerkraft nach unten gezogen, wiegte sich, schaukelte und stöhnte. »Noch nie habe ich etwas so Heftiges erlebt.« Die beiden Hebammen waren um halb neun da. Inzwischen kniete Charlotte abgestützt auf dem Bett. Sie wurde untersucht. »Ich stellte mir vor, wie ich aus dem Fenster springen würde, wenn sich wieder nichts getan hatte.« Doch der Muttermund war vollständig eröffnet. »Ich wußte genau, was ich tat. Ich brauchte fast überhaupt nicht mitzuschieben. Es tat nicht weh, und um 8 Uhr 40 glitt das Baby ganz ruhig, ganz langsam heraus. Es war wunderbar!«

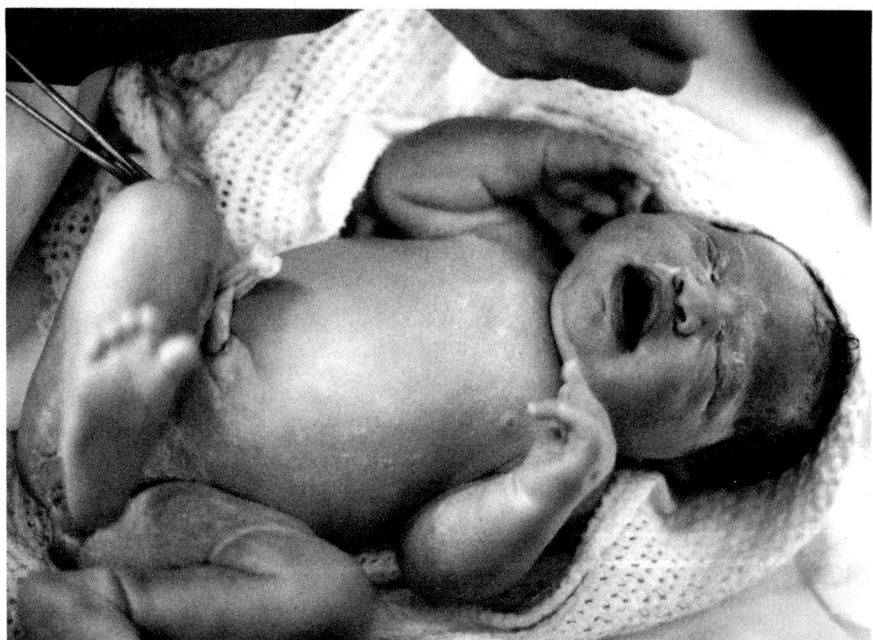

»Ich konnte es gar nicht glauben, daß da plötzlich ein wunderschönes, gesundes Baby war. Ich war völlig aus dem Häuschen! Ich lachte. Ich empfand ein tiefes Glückgefühl. Ich habe das Gefühl, seitdem ist das Leben ein Fest – das ist wie Sektlaune, wie die Perlen im Champagner.«

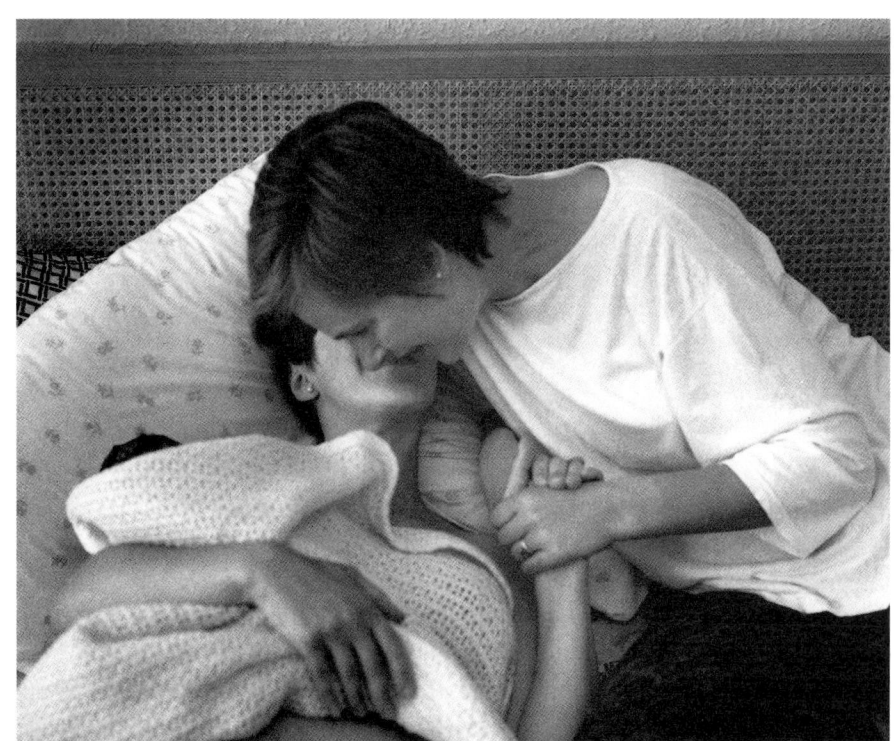

»Janet gab mir das Gefühl, ganz besonders zu sein. Ihr Beistand während der Geburt war so wichtig, weil ich wußte, daß sie sich nicht auf die Seite der Ärzte ziehen lassen würde. Ich hatte in ihr eine Verbündete. Wenn ich nicht deutlich machen konnte, was ich wollte, würde sie das für mich tun. Auch danach umsorgte sie mich. Sie kam ›ganz zufällig vorbei – mit einer Kleinigkeit zum Essen‹ und fragte mich, ob ich Lust hätte zu einer gemeinsamen Mahlzeit. Eine Woche lang war ich von Frauen umgeben, die mir vertraut waren. Sie schlugen draußen ihr Lager auf, und wir machten zusammen Picknick.«

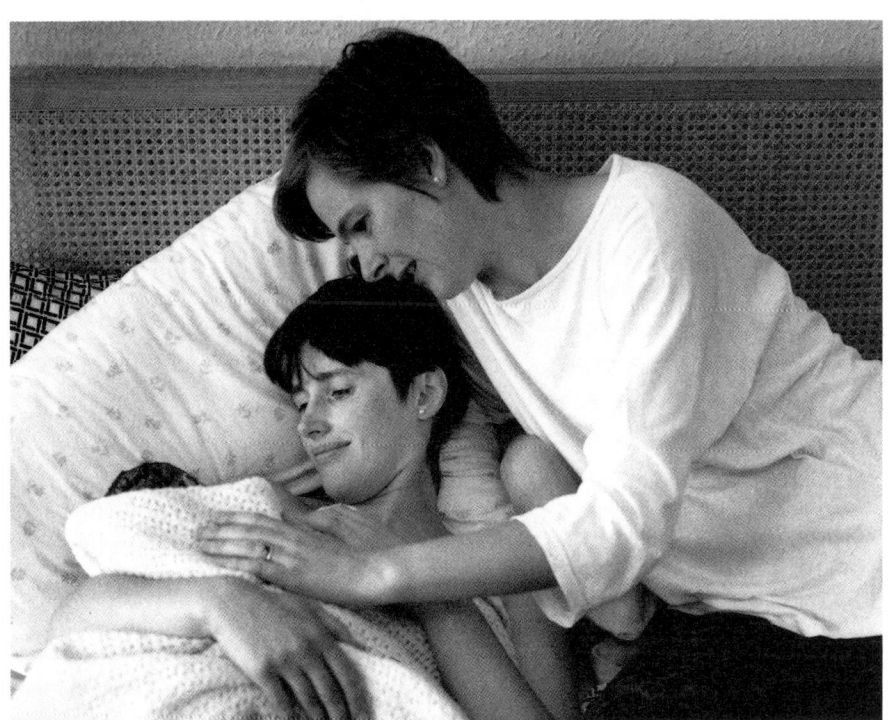

»Imogen ist auch Janets Baby. Wir waren völlig aufeinander eingestimmt. Wenn dir eine Frau bei der Geburt beisteht, dann weißt du, daß sie mit sehr viel mehr Klarheit als ein Mann versteht, was du fühlst oder denkst. Es hatte etwas sehr Beruhigendes, von Frauen umgeben zu sein, die mich liebevoll unterstützten. Ich fühlte mich sicher, geborgen und sehr stark. Wir hatten alle gemeinsam etwas vollbracht.«

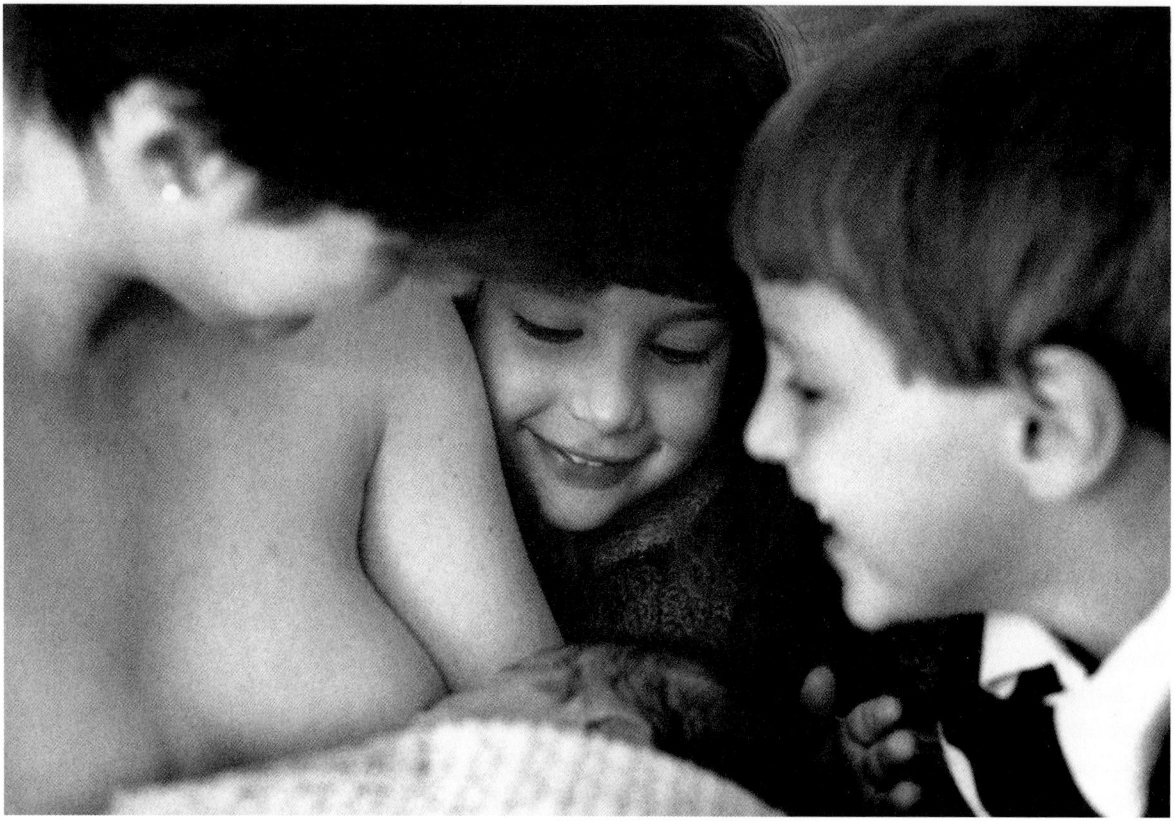

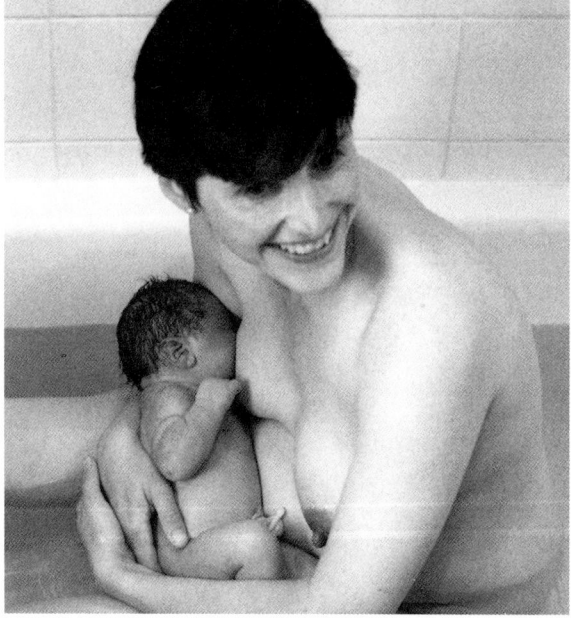

Louise ist fünf und William
dreieinhalb. Sie kamen sofort herein, als das Baby
aus mir herausgeglitten war,
und waren vollkommen fas-
ziniert von ihm. Louise
ging am nächsten Tag strah-
lend zur Vorschule, durch
und durch von Freude
erfüllt.

»Das war etwas ganz Besonderes, daß die Kinder gleich
da waren und an dem Wun-
der teilhaben konnten. Ich
brauchte sie. Ich hätte nicht
ertragen, von ihnen getrennt
zu sein. Es war wunderbar,
anschließend mit all meinen
Kindern in einem großen
Bett zu schlafen.«

Charlotte machte sich in der
Badewanne frisch, das Baby
dicht an sich gekuschelt.

4

Vorkehrungen für eine
Geburt ohne Klinik treffen

Je nachdem, wo Sie wohnen, haben Sie die Wahl,
Ihr Kind in einem Geburtshaus, einem Entbindungsheim, einer Klinik, an der
es Beleghebammen gibt und wo die physiologische Geburt
und nicht die medizinische im Vordergrund steht,
oder zu Hause zur Welt zu bringen.
Es lohnt sich auf jeden Fall,
alle Möglichkeiten zu erkunden.

Geburtshäuser: Wie zu Hause?

Ein Geburtshaus oder Geburtszentrum bietet idealerweise ausschließlich Betreuung ohne hochtechnische Apparatemedizin. Es herrscht dort eine häusliche Atmosphäre, und die Frauen gehen mit ihrem Baby wenige Stunden nach der Geburt wieder heim. In Amerika wurde in New York 1975 das erste Geburtszentrum gegründet, und dort sind solche Zentren in den letzten zehn Jahren wie Pilze aus dem Boden geschossen. Die Geburten werden hauptsächlich von Schwestern mit Hebammenzusatzausbildung oder von Schwestern in Zusammenarbeit mit Ärzten geleitet. In einigen Zentren arbeiten auch Hebammen ohne die dort obligatorische Schwesternausbildung.

Es gibt unabhängige Geburtshäuser und auch Geburtszimmer innerhalb der Entbindungsstationen von Kliniken. Wichtig ist, daß dort eine ganz eigene Atmosphäre herrscht und das *Personal* speziell für diese alternative Einrichtung vorgesehen ist. Ziel des Geburtszentrums in Salt Lake City beispielsweise ist es, »für Familien mit geringem Risiko außerhalb der Klinik in einer Atmosphäre wie zu Hause sichere Geburtsbetreuung zu bieten«. Es sorgt für »zufriedene Eltern durch informative, persönliche Betreuung, die den Kontakt der Familienmitglieder untereinander und die Beteiligung bei der Geburtsbetreuung fördert ... Die Geburt stellt einen Erfahrungshöhepunkt im Leben dar und wird als gesunder Vorgang angesehen. Bei der gesamten Betreuung wird das Vertrauen in die Körperfunktionen beim Geburtsvorgang bestärkt.« In der Gesundheitsförderung tätige Angehörige der medizinischen Berufe sind Multiplikatoren und Wissenvermittler, die Frauen dazu verhelfen können, die Verantwortung für ihre eigene Gesundheit zu übernehmen. Ein Geburtszimmer für eine natürliche Geburt innerhalb einer Entbindungsstation, das lediglich so eingerichtet ist, daß es einen angenehmen äußeren Eindruck erweckt, wo jedoch kein eigenes Betreuungspersonal zur Verfügung steht, ist nur dem Namen nach eine Alternative zur Klinikgeburt. Viele Kliniken haben Geburtszimmer mit Bildern an der Wand, Tapeten, Topfpflanzen und Schaukelstuhl eingeführt, in denen es aber keine spezielle Betreuung aufgrund einer ganzheitlichen Sicht der Geburt gibt und wo ebenso viele Eingriffe vorgenommen werden wie im angrenzenden Kreißsaal.

In einem alternativen Geburtshaus, das diesen Namen zu Recht trägt, gibt es keine Geburtseinleitung und keine Wehenverstärkung durch Oxytozin, kein elektronisches CTG außer dem Dopton, es gibt keine schmerzstillenden Medikamente außer örtlichen Betäubungsmitteln für eine Dammnaht, es werden selten Dammschnitte und keine operativen Entbindungen gemacht. In vielen dieser Geburtshäuser gehören zur technischen Ausrüstung lediglich Sauerstoff und ein Absauggerät, um die Atemwege des Babys freizumachen.

Im Geburtshaus in Dearborn in Michigan, das sich »Garten des Lebens« nennt und das die kulturellen Besonderheiten von Mohammedanern, Italienern, Menschen spanischer Herkunft, Polen und angelsächsischer Eltern berücksichtigt, ist das einzige technische Gerät die Kaffeemaschine. Das Personal trägt keine Uniformen, sondern ganz normale Kleidung. Die Frauen können in der Eröffnungsphase umhergehen und bei der Geburt jede beliebige Haltung einnehmen. Geburtsvorbereitung ist Bestandteil des Programms, und andere Familienmitglieder können bei der Geburt dabei sein. Es gibt ein bequemes, niedriges Doppelbett, in dem Mutter, Vater und das Neugeborene Platz finden.

Geburtshäuser haben meistens sehr strenge Regeln, wen sie aufnehmen. Manche, wie das Maternity Childbearing Center in New York, lehnen die Hälfte der Bewerberinnen ab. Zum Teil kann das auf rechtliche Einschränkungen der Sozialversicherungen zurückzuführen sein, und zum Teil darauf, daß viele Geburtshäuser von einer Gesundheitsbehörde oder einer Klinik verwaltet oder finanziert werden. Frauen, die Zwillinge bekommen, Präeklampsie oder Diabetes haben oder bei denen sich in der Schwangerschaft Komplikationen ergeben – beispielsweise der Verdacht auf eine Wachstumsverzögerung – werden in der Regel von diesen Geburtshäusern nicht aufgenommen.

Hebammen und Krankenschwestern, die in Geburtshäusern und kleinen Kliniken eigenständig arbeiten, erschließen sich selbst in Ländern, wo Hebammen als Berufstand bereits eine starke Position innehaben (zum Beispiel in Schweden), ein befriedigendes neues Aufgabengebiet, und es entwickeln sich gute zwischenmenschliche Beziehungen zu den Familien, die sie betreuen. Im Geburtshaus von Sodersjkuhuset in Stockholm beispielsweise entscheidet eine Hebamme und nicht etwa ein Arzt, ob eine Geburt vielleicht nicht normal verläuft, um die Frau dann der medizinischen Geburtshilfeabteilung im gleichen Gebäude zu übergeben (nur bei einer von zehn Frauen kommt es dort zu einer solchen Überweisung). In der Anfangszeit wurden weitere 30 Prozent während der Geburt an die Klinik überwiesen, häufig wegen einer Wehenverstärkung, weil nach einem Blasensprung keine Wehen einsetzten oder die Wehen sehr schwach waren. Doch mit wachsendem Selbstvertrauen der Hebammen konnte diese hohe Überweisungsrate in den ersten sechs Monaten halbiert werden. In den meisten Geburtszentren in den USA werden zwischen sieben und 16 Prozent der Frauen in normale Kliniken überwiesen, weil sie schmerzstillende Medikamente brauchen, die Geburt zu langsam vor sich geht oder es zu einem Wehenstillstand kommt. Wenn Sie sich für ein Geburtshaus entscheiden, sollten Sie mit solchen Einschränkungen rechnen.

Ein gutes Geburtshaus ausfindig machen

Ein gutes Geburtshaus zeichnet sich durch menschengerechte Architektur und eine attraktive Raumgestaltung aus. Es ist bequem möbliert, die Fotos der Hebammen und ihre Namen sind am schwarzen Brett zu finden, es gibt Fotos von Eltern mit ihren Babys, Bilder, Skulpturen, Mobiles und andere Symbole für Geburt und Fruchtbarkeit. Die Böden sind meist mit Teppichen ausgelegt, das Licht kann gedämpft werden, es gibt Vorhänge an den Fenstern, Sitzsäcke und bequeme Sessel, vielleicht auch Patchwork-Decken und eine Wiege oder ein Körbchen mit Himmel. Es steht Ihnen ein eigenes Bad mit einer großen Wanne und eine Dusche

»Ich sah, wie der Kopf des Babys sich herausschob und bekam es auf den Bauch gelegt. Es wurden keine Schläuche in seine Luftröhre geschoben. Es wurde mit Lachen und Freude empfangen, an der alle teilhatten. Die Geburt unseres zweiten Kindes steht kurz bevor, und es wird in der gleichen friedlichen, sanften Atmosphäre von Boothville zur Welt kommen.«

»Ich genoß es sehr, eine ›Sonderbehandlung‹ zu bekommen wie alle anderen hier auch, und ich weiß die Menschlichkeit und die gemeinsam erlebte Freude mit den Hebammen und den Ärzten sehr zu schätzen.«

mit kräftigem Strahl zur Rückenmassage zur Verfügung, vielleicht auch ein Jacuzzi (eine Art japanischer »Whirlpool« mit sehr warmem Wasser). Es kann sein, daß es ein Wasserbecken gibt, in dem Sie die Eröffnungsphase verbringen und auch Ihr Kind zur Welt bringen können, wenn Sie das möchten. Es herrscht eine entspannte Atmosphäre, die durch nichts an ein Krankenhaus erinnert und wo Sie und Ihr Partner sich zurückziehen und auch die Tür zuschließen können, wenn Sie das wünschen. Es sind keine chromglänzenden Instrumente zu sehen; falls es welche gibt, werden sie hinter einem Vorhang oder in Schränken aufbewahrt. Sie können eigene Gegenstände mitbringen, die Sie gerne dabei haben, und tragen Ihre normale bequeme Kleidung; niemand drängt Ihnen Klinikhemden oder sterile Kittel auf.

Die Küche ist zentral gelegen und ist Treffpunkt für die werdenden Eltern, die Hebammen und die jungen Eltern mit ihrem Neugeborenen, die sich bei einer Tasse Tee miteinander unterhalten. Im Geburtshaus in Stockholm steht den Eltern ein eigener Kühlschrank zur Verfügung, und sie können sich Mahlzeiten zubereiten. Es gibt keine festgelegten Essenszeiten. Der werdende Vater oder die Mutter oder auch deren Eltern holen sich etwas zu essen, wenn Sie Appetit darauf haben. In einem anderen Geburtszentrum in El Paso in Texas ist die Küche der Mittelpunkt des Zentrums, doch ganz anders als die moderne schwedische Küche in Kiefer mit den getrockneten Rosensträußen ist das eine typisch mexikanische Küche, in der sich auch die Mütter heimisch und vertraut fühlen, die zur Geburt die Grenze überqueren, um ihr Kind in den USA zur Welt zu bringen (in der Hoffnung, daß es auf diese Weise die amerikanische Staatsbürgerschaft erlangt). Statt nach schwedischem Käse und Butterplätzchen steigt einem der Duft mexikanischer Gerichte aus Bohnen und Pfefferschoten in die Nase.

In den Geburtshäusern wird die Vorsorge von Hebammen durchgeführt, die sich manchmal bis zu zwei Stunden Zeit nehmen, um über die emotionalen Aspekte der Geburtserfahrung zu reden, und bei denen die Schwangerenbetreuung sich nicht in Tests und Untersuchungen erschöpft. In einigen Geburtshäusern wird den Müttern sogar gezeigt, wie sie zu Hause selbst ihren Urin untersuchen und den Blutdruck messen können.

»Mir wurde gesagt, daß jede Erstgebärende Dolantin bekommt. Es gehe überhaupt nicht darum, ob sie der Meinung ist, daß sie das braucht oder nicht.«

Doch es gibt auch viele Geburtshäuser, bei denen Skepsis geboten ist. Nachdem der Unternehmergeist im Gesundheitswesen und die Klinikverwaltungen Geburtszimmer oder Geburtshäuser als einträgliche Marketingmöglichkeit entdeckt haben, durch die ihre Klinik gegenüber anderen konkurrenzfähiger wird, ist die ursprüngliche Ausgangsidee verwässert worden. In Amerika bestimmen diejenigen, denen das Geburtshaus gehört – Geschäftsleute, Ärzte, eine Gesundheitsbehörde, eine Klinik –, wie es geleitet wird und was dort gemacht wird. [In Deutschland sind Geburtshäuser keine gewinnorientierten Unternehmen, Anm. d. Übers.] Wenn ein Geburtshaus nicht von den Hebammen geführt wird, die dort arbeiten, sollten Sie das Für und Wider ganz besonders sorgfältig abwägen. Sie sollten nicht davon ausgehen, daß eine Geburtsabteilung, weil sie die natürliche Geburt propagiert, frauenfreundlich eingestellt ist. Insgesamt bekommen in amerikanischen Geburtszentren 15 Prozent der Frauen einen Tropf, neun Prozent einen Einlauf, doch nur acht Prozent einen Dammschnitt.

In Kalifornien sind Geburtszentren meist Privatkliniken, die in mehreren Räumen in einem Geschäftsgebäude untergebracht sind, und die Geburten werden von Frauenärzten geleitet. Die kalifornischen Versicherungsgesellschaften, die sich in Ärztehand befinden, decken normalerweise nicht das Fehlbehandlungsrisiko in alternativen Geburtszentren ab, wenn sie nicht einer Klinik angegliedert sind, und nur Ärzte dürfen Geburten leiten. Die Haftpflichtversicherung für ärztliche Fehlbehandlung ist für die meisten Haus- und Allgemeinärzte zu hoch, also riskieren sie es nicht, in Geburtszentren zu arbeiten, und Hebammen haben große Schwierigkeiten, Versicherungsschutz für ihre Arbeit in Geburtszentren zu erhalten, wenn sie nicht unter der Anleitung eines Arztes arbeiten.

In Amerika müssen nicht auf Gewinn ausgerichtete Einrichtungen, in denen Hebammen arbeiten, die sich auf die Unterstützung von Geburtshelfern verlassen können, Hunderten von profitorientierten Geburtszentren weichen. Beispielsweise in Australien und zunehmend auch in Europa bieten Kliniken alternative Geburtszentren oder Geburtszimmer an, die einen kosmetischen Zweck erfüllen und mehr Klienten anziehen sollen. Es sind jedoch die nicht auf Gewinnerzielung ausgerichteten Geburtszentren, die es zum Glück immer noch gibt, wo Sie für Ihr Geld das meiste geboten bekommen: mehr Geburtsvorbereitung, mehr Vorsorge, mehr Geschwisterbetreuung und mehr Hausbesuche nach der Geburt.

Im Zuge der Einrichtung von immer mehr durch Ärzte geleitete Geburtszentren haben einige Frauenärzte in Amerika ihre Praxis so eingerichtet, daß sie dort auch Geburten außerhalb der Klinik leiten können, und zwar sowohl, um die Nachfrage ihrer Patientinnen zu befriedigen, als auch, um gut daran zu verdienen. Die dabei angewendeten Maßnahmen können einen Parazervikalblock (eine schmerzstillende Spritze um den Muttermund herum), elektronisches CTG, Ultraschall, Geburtseinleitung und Wehenverstärkung, Saugglocken- und Zangengeburten und zumindest in einer dieser Entbindungspraxen auch den Kaiserschnitt mit beinhalten.

Die Ärzte vereinnahmen nicht nur die Entwicklung der Geburtszentren als Bewegung, sondern drängen ihr auch ihre Einstellung zur Geburt als medizinisches Ereignis und damit auch eine wachsende Abhängigkeit von technischen Geräten auf.

> »Es gibt ein zeitliches Limit, und danach werden die Frauen an die Klinik überwiesen. In dieser Klinik werden bei 30 Prozent der Geburten Kaiserschnitte gemacht.«

Wichtige Fragen

Wenn Sie sich für ein bestimmtes Geburtszentrum interessieren, können folgende Fragen wichtig für Sie sein:

☐ Wie hoch ist die Überweisungsrate während der Schwangerschaft? (Hieraus können sie schließen, wie groß Ihre Chance ist, das Baby wirklich in diesem Geburtszentrum zur Welt zu bringen.)

☐ Wie hoch ist Ihre Überweisungsrate bei der Geburt? (Zwischen sieben und zwölf Prozent ist in der Norm.)

- ☐ Leiten Sie die Geburt mit Oxytozin und/oder Sprengen der Fruchtblase ein?
- ☐ Wenden Sie elektronische Herzton-Wehen-Überwachung an? (Ein tragbares Dopton, mit dem in regelmäßigen Abständen die Herztöne abgehört werden, ist akzeptabel, Kopfschwartenelektroden und Gürtel um den Bauch dagegen nicht.)
- ☐ Wird intravenös eine Glukoselösung verabreicht?
- ☐ Geben Sie schmerzstillende Medikamente?
- ☐ Bieten Sie eine Periduralanästhesie (PDA) an?
- ☐ Verstärken Sie die Wehen mit Oxytozin?
- ☐ Muß die Austreibungsphase innerhalb einer bestimmten Zeit beendet sein?
- ☐ Wie viele Frauen bekommen einen Dammschnitt? (Es sollten weniger als zehn Prozent sein.)
- ☐ Machen Sie Zangen- oder Saugglockengeburten?

Die Antworten auf diese Fragen regen Sie wahrscheinlich zu weiteren Fragen an. Wenn einige dieser Maßnahmen angewendet werden, ist es gut zu wissen, ob das mehr oder weniger routinemäßig erfolgt oder selten. Deshalb möchten Sie vielleicht die Prozentzahlen der verschiedenenn Eingriffe im vergangenen Jahr in Erfahrung bringen.

Andere Fragen beziehen sich auf Ihre Möglichkeiten, bei der Geburt das zu tun, was Sie dann gerne möchten.

- ☐ Kann ich während der Eröffnungsphase umhergehen?
- ☐ Kann ich das Kind am Boden zur Welt bringen, wenn ich das möchte?
- ☐ Kann ich in aufrechter Haltung mein Kind zur Welt bringen?
- ☐ Wie helfen Sie einer Frau bei heftigen Rückenschmerzen während der Wehen?
- ☐ Kann ich während der Wehen ein Bad nehmen oder duschen?
- ☐ Was unternehmen Sie, wenn der Muttermund sich nur sehr allmählich öffnet?
- ☐ Können meine anderen Kinder bei der Geburt dabei sein?
- ☐ Kann ich während der Geburt essen und trinken, wenn ich das gerne möchte?
- ☐ Ist gegen Ende der Eröffnungsphase eine Hebamme oder Krankenschwester bei mir?
- ☐ Haben Sie ein großes Wasserbecken, das ich benutzen kann?

Die Antworten vermitteln Ihnen einen Eindruck von der Qualität der Betreuung, doch auch Ihre spontanen Gefühle sind ein guter Wegweiser. Auf Ihre intuitiven Reaktionen, ob Sie an diesem Ort Ihr Kind zur Welt bringen möchten, kommt es an. Wichtig ist, daß Sie entspannt sind, Selbstvertrauen haben und sich sicher und unter vertrauten Menschen geborgen fühlen.

Geburtshäuser haben Ihre Sicherheit unter Beweis gestellt, und in vielen dieser Zentren werden so wenig Eingriffe wie möglich durchgeführt und während der Geburt unangenehme, einschränkende Maßnahmen möglichst vermieden. Eine in den USA durchgeführte Untersuchung bei 11.814 Frauen in 84 unabhängigen Geburtszentren ergab eine perinatale Sterblichkeit von 1,3 pro

1000 Geburten[1] im Vergleich zu 8 von 1000 bei der Gesamtzahl der Klinik-geburten.[2]

In New York wurden die Ergebnisse von Frauen mit geringem Risiko, die im Geburtszentrum betreut wurden, mit denen von Frauen in einem großen Lehr-krankenhaus, dem Mount Sinai, verglichen.[3] In der Klinik war eine Geburtsein-leitung sehr viel wahrscheinlicher, sechsmal so häufig bekamen die Frauen wehenverstärkende Mittel. Ein Sprengen der Fruchtblase früher als zwei Stunden vor der Geburt kam häufiger vor, elektronische Herzton-Wehen-Überwachung wurde fünfmal so häufig angewendet, viermal so viele Mütter bekamen einen Tropf, mehr als doppelt so viele Frauen bekamen schmerzstillende Medikamente und elfmal so häufig wurde eine PDA verabreicht. Die Frauen im Geburtszentrum hatten deutlich längere Austreibungsphasen: Bei über 80 Prozent der Frauen dauerte die Austreibungsphase länger als zwei Stunden im Vergleich zu weniger als 19 Prozent in der Klinik. Getrübtes Fruchtwasser kam bei den Frauen in der Klinik dreimal häufiger vor. (Wenn das Baby Mekonium in das Fruchtwasser ausscheidet, kann das ein Zeichen sein, daß es in einem schlechten Zustand ist.) Im Geburts-zentrum hatten viermal so viele Frauen einen intakten Damm, also weder einen Riß noch einen Dammschnitt. In bezug auf lebendige, gesunde Babys war die Geburt im Geburtszentrum genauso sicher wie in dieser renommierten Klinik, jedoch mit sehr viel weniger Eingriffen und in einer sehr viel angenehmeren Umgebung.

In den Kliniken, selbst in denen, die familienfreundliche Betreuung anbieten, werden sehr viel häufiger Eingriffe vorgenommen. Untersuchungen in australischen Kliniken haben ergeben, daß selbst dort, wo es sehr flexible Regeln gibt und man bemüht ist, auf die Wünsche der Eltern einzugehen, die Häufigkeit von Einlei-tungen, Wehenmitteln und operativen Entbindungen groß ist.[4]

In Geburtszentren oder Geburtszimmern, die Kliniken angeschlossen sind, macht sich die Tendenz, die Frauen als Risikopatientinnen zu behandeln und alle vorhandenen Geräte einzusetzen, auch bei den Frauen auf dem angrenzenden Korridor bemerkbar, die einer Gruppe mit niedrigem Risiko zugeordnet wurden. Und das passiert, obwohl das kaum oder gar keine Vorteile hat und die Eingriffe manchmal Schaden anrichten. In einer Klinik in Kanada beispielsweise wurden 63 Prozent aller Erstgebärenden und 19 Prozent der Mehrgebärenden vom Ge-burtszimmer in den Kreißsaal verlegt.[5] Wenn Sie sich also für eine alternative Geburtsmöglichkeit innerhalb einer Klinik entscheiden, dann kommt es darauf an, daß es dort eigenes Personal gibt, das das Selbstvertrauen und die Fähigkeiten hat, sie kontinuierlich und unter geringstem Einsatz technischer Hilfsmittel zu betreuen.

Entbindungsheime und von Hebammen geleitete Geburtshäuser – klein aber gut?

Kleine Privatkliniken, die selbständig sind, wie es sie in Großbritannien und anderen europäischen Ländern und auch in Australien und Neuseeland gibt, sind aus den ehemaligen regionalen Kliniken, die kleine Gemeinden versorgt haben, hervorgegangen. Ärzte haben dort zwar Belegbetten, doch die Geburten werden von Hebammen geleitet, und es kann sein, daß der Arzt bei der Geburt gar nicht dabei ist. Diese kleinen Kliniken sind oft sehr gemütlich. Frauen gehen gerne dorthin, weil sie die Hebammen und Ärzte schon kennen, Mütter und Babys bleiben selbstverständlich nach der Geburt beisammen, und nach Hause ist es nicht weit. Eine PDA oder ein Kaiserschnitt können in diesen kleinen Kliniken meist nicht durchgeführt werden, und wenn ein Baby Intensivbetreuung braucht, muß es in eine größere Klinik mit Säuglingsintensivstation verlegt werden. Einige dieser Entbindungsheime sind ziemlich altmodisch, doch in vielen von ihnen hat sich das Beste der alten Zeit bewahrt, und gleichzeitig sind in der Praxis die Aktive Geburt und die Sanfte Geburt integriert worden. Wert wird meistens darauf gelegt, so wenig wie möglich einzugreifen und eine gute Beziehung zwischen der Hebamme und der Gebärenden zu ermöglichen.

Selbständige Belegarztkliniken in Großbritannien (von Allgemeinärzten geleitete Entbindungsheime) haben eine positive Statistik. In der Erhebung über Geburten von 1970 in Großbritannien ergaben die unveröffentlichte Daten – in die später Marjorie Tew Einblick hatte –, daß die perinatale Sterblichkeitsrate bei Frauen, die einer mittleren Risikogruppe zugeordnet waren, in Facharztkliniken um das zehnfache höher lag als in eigenständigen Entbidungsheimen, und selbst bei Frauen mit hohem Risiko war sie mehr als viermal so hoch. Für Frauen mit geringem Risiko war sie elfmal so hoch. Nur bei Frauen mit sehr geringem Risiko war der Unterschied nicht sehr groß, und selbst bei ihnen war die perinatale Sterblichkeitsrate um zwei Drittel höher.[6] Das trifft auch auf andere Länder zu. In Neuseeland beispielsweise ist das Sterblichkeitsrisiko bei Babys mit normalem Geburtsgewicht in einer großen, gut ausgerüsteten Klinik größer als in Entbindungsheimen.[7]

Wenn Sie überlegen, ob Sie in ein solches Entbindungsheim gehen, schauen Sie es sich zunächst an, und stellen Sie die gleichen Fragen, die Sie auch in einem Geburtshaus stellen würden (s.S. 61f.), auch hinsichtlich der Verlegungen. In Großbritannien haben Sie es wahrscheinlich in einem Entbindungsheim nur mit einer einzigen Hebamme zu tun, denn Sie arbeitet auch in der Praxis des Allgemeinarztes. Sie können sie also fragen, wie sie einen Dammschnitt vermeidet, was sie bei einer lang andauernden Geburt mit heftigen Rückenschmerzen empfiehlt, wie sie zu Wassergeburten eingestellt ist usw. Wenn Ihnen die Hebamme zusagt, ist ein solches Gespräch ein wichtiger Bestandteil der Beziehung zwischen Ihnen. Die Hebammen bestimmen das Klima in einem Entbindungsheim. In manchen Gegenden arbeiten sie nur in der Entbindungsklinik und nicht in der

»Es herrschte eine sehr angenehme, freundliche Atmosphäre ohne Hast oder Aufregung. Mein Mann war nach einem langen Flug müde, und da ich mit Susi, meiner Hebamme, auf und ab ging und mich auf sie stützte, wenn ich eine Wehe hatte und sowieso immer wieder in die Badewanne stieg, machte sie ihm das Bett für ein Nickerchen, während wir uns auf die Geburt konzentrierten. Als die Wehen alle zwei Minuten kamen, weckte sie ihn mit einer Tasse Tee, damit er die Geburt nicht verschlief. Sie zeigte ihm, wie er am besten meinen Rücken massieren konnte; zusammen waren wir ein großartiges Team!«

Praxis des Allgemeinarztes, so daß Sie sie erst bei einem Besuch in der Klinik kennenlernen.

Die Regelungen in einem solchen Entbindungsheim sind meist sehr streng. Es wird Ihnen wohl nicht passieren, daß Sie plötzlich an Apparate angeschlossen werden oder daß geburtshilfliche Eingriffe vorgenommen werden. Doch kann es sein, daß die Fruchtblase gesprengt wird oder eine ältere Hebamme sehr dafür ist, den Frauen einen Einlauf zu machen. Wahrscheinlicher jedoch ist, daß Sie es mit Hebammen zu tun haben, die Sie dazu ermuntern, in der Eröffnungsphase umherzugehen oder sich in der Badewanne zu entspannen, und die wissen, wie sie Ihnen zu einer physiologischen Geburt anstatt zu einer programmierten Geburt verhelfen können.

Vielleicht besteht für Sie auch die Möglichkeit, in einer kleinen Entbindungspraxis Ihr Kind zur Welt zu bringen, die ausschließlich von Hebammen geleitet wird; es gibt allerdings nicht sehr viele. Sie haben Ähnlichkeit mit den kleinen privaten Entbindungsheimen, die Atmosphäre dort ist freundlich und gelassen. Gewöhnlich gibt es hier eine gute medizinische Versorgung, verbunden mit einer ganz persönlichen Betreuung durch Hebammen, die Sie bereits vor der Geburt kennenlernen können.

Leider werden in den meisten hochindustrialisierten Ländern Europas, Nordamerikas und Australiens diese kleinen Praxen und Entbindungsheime zugemacht (trotz der heftigen Proteste seitens der Eltern), und zwar aus Sicherheitsgründen, aus Gründen der »Rationalisierung« und Wirtschaftlichkeit. Die Gesundheitsversorgung wird in großen zentralen Klinikumszentren zusammengefaßt, die über alle technischen Geräte verfügen und in repräsentativen Bauten aus Stahl und Glas untergebracht sind. Wegen der Zentralisierung müssen die Frauen lange Wege zurücklegen, wenn sie zur Vorsorge die Klinik besuchen oder die Wehen begonnen haben. Zudem liegt das Hauptgewicht der Betreuung in diesen Kliniken auf der Pathologie und ist meist unpersönlicher und weniger flexibel als in den kleinen Entbindungsheimen. Oft herrscht bei den Vorsorgeuntersuchungen ein großer Andrang mit langen Wartezeiten, und die Frauen werden von einer Untersuchung zur anderen geschleust. Eine autoritäre Einstellung stellt die Erfordernisse der Verwaltung vor die Bedürfnisse der Frauen, denen diese Untersuchungen doch eigentlich dienen sollen.[8]

Sehr viele kleine Entbindungsheime, sogar die altmodischen, haben zumindest potentiell die Qualitäten eines guten Geburtshauses und können eine ähnlich entspannte Vorsorge bieten. Wenn einer Frau solche Möglichkeiten nicht zur Verfügung stehen, bleibt ihr nur die übliche Klinikbetreuung mit hoher Eingriffshäufigkeit, es sei denn, sie entscheidet sich für eine Hausgeburt.

Falls Sie zu keiner Risikogruppe gehören und daher Ihr Kind in einem Geburtshaus zur Welt bringen können, steht es Ihnen frei, auch eine Hausgeburt zu planen. Entbindungsheime, Geburtshäuser usw. eignen sich für Frauen, die keine Komplikationen bei der Geburt erwarten. Wenn Sie sich also unter den verschiedenen Möglichkeiten nicht entscheiden können, dies als Hilfe: Hausgeburten sind ebenso sicher – wenn nicht sicherer.

»Der Arzt versuchte, mich zu einer Belegarztklinik zu überreden. Er meinte, dort sei es ›wie zu Hause‹, und ich könnte dort tun und lassen, was ich wollte. Doch besteht ein großer Unterschied zwischen einem fremden Ort, der ›wie zu Hause‹ ist und meinem eigenen Zuhause.«

Eines der gewichtigsten Argumente dagegen, ihr Kind anderswo zur Welt zu bringen, lautet, daß, sobald sich eine Frau in einer solchen Einrichtung befindet, Eingriffe vorgenommen werden können, die keine Hebamme oder kein Arzt zu Hause versuchen würde. Selbst in kleinen Belegarztkliniken besteht das Risiko, daß eine physiologische Geburt zu einer medizinisch geleiteten wird, aus dem einzigen Grund, weil Sie sich an einem Ort befinden, wo die medizinischen Möglichkeiten zur Verfügung stehen und wo Spezialisten die Entscheidungen treffen.

Zu Hause

Der wesentliche Unterschied zwischen einer Hausgeburt und einer Geburt im friedlichsten, angenehmsten Geburtszimmer in einer Klinik oder einem Entbindungsheim ist das Wissen, daß daheim Ihr Bereich ist, der Ort, wo Sie bestimmen können und wo andere Ihre Gäste sind.

»Ich ging zum Arzt und erwartete Widerspruch, doch er meinte: ›Gar keine schlechte Idee!‹«

Wenn Sie zu der Erkenntnis gekommen sind, daß Sie sich zu Hause sicher fühlen, mehr Selbstvertrauen haben und entspannter sind, besteht der erste Schritt darin, herauszufinden, welche Möglichkeiten Ihnen in Ihrer Nähe zur Verfügung stehen. Ebenso wie in Großbritannien *benötigen Sie in Deutschland für eine Hausgeburt keine ärztliche Zustimmung.* Sie können sich direkt mit einer Hebamme in Verbindung setzen. Wenn Sie jedoch nicht gerade in einer Gegend wohnen, wo sich Hebammen für die Hausgeburt einsetzen, ist das kein einfaches Unterfangen. Sie müssen sich dann fragen: Bringe ich die Kraft, den Mut und das Durchhaltevermögen auf, um die Hindernisse zu überwinden, die mir wahrscheinlich in den Weg gelegt werden? Wo bekomme ich Unterstützung und praktische Hilfe von anderen, die ich dringend nötig haben werde? Kann ich mich genug durchsetzen, um deutlich zu machen, was ich will und dabei vermeiden, aggressiv oder unterwürfig zu werden, und mir die Betreuung sichern, die ich für mich und mein Baby für richtig halte?

»›Sind Sie sich bewußt‹, fragte er mich, ›daß Hausgeburt einer Kindesmißhandlung gleichkommt? Wir haben hier doch eine ausgezeichnete Klinik mit familienfreundlicher Geburtshilfe.‹«

Die erste schwierige Aufgabe kann darin bestehen, herauszufinden, wo Sie Hilfe finden, wenn Sie auf Ablehnung stoßen. Eine der Organisationen auf Seite 204ff. kann Ihnen Adressen von Gruppen in Ihrer Nähe nennen. Wenn Sie sich Ihren Weg durch die Verständnislosigkeit anderer Leute, deren Kritik und manchmal vorwurfsvolle oder strafende Antworten bahnen, kann das sein wie ein Weg durchs Labyrinth. Doch kann das auch sehr aufregend werden!

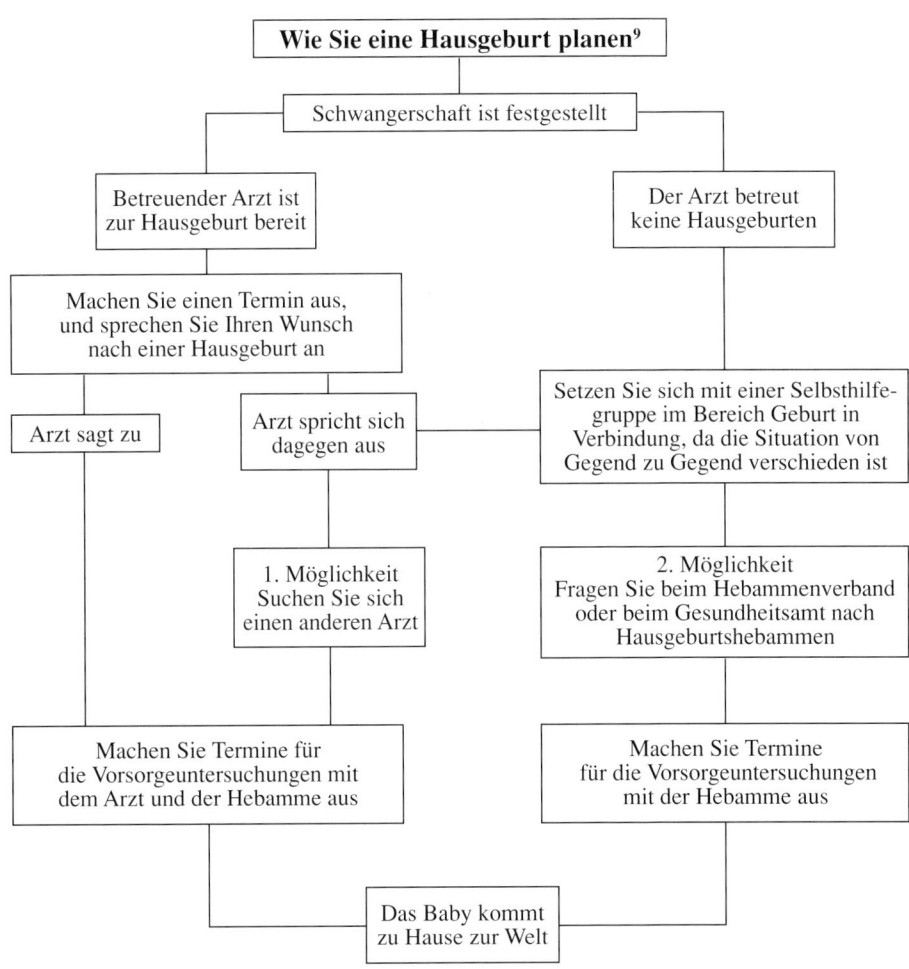

Wie Sie eine Hausgeburt planen[9]

Schwangerschaft ist festgestellt

Betreuender Arzt ist zur Hausgeburt bereit

Der Arzt betreut keine Hausgeburten

Machen Sie einen Termin aus, und sprechen Sie Ihren Wunsch nach einer Hausgeburt an

Setzen Sie sich mit einer Selbsthilfegruppe im Bereich Geburt in Verbindung, da die Situation von Gegend zu Gegend verschieden ist

Arzt sagt zu

Arzt spricht sich dagegen aus

1. Möglichkeit Suchen Sie sich einen anderen Arzt

2. Möglichkeit Fragen Sie beim Hebammenverband oder beim Gesundheitsamt nach Hausgeburtshebammen

Machen Sie Termine für die Vorsorgeuntersuchungen mit dem Arzt und der Hebamme aus

Machen Sie Termine für die Vorsorgeuntersuchungen mit der Hebamme aus

Das Baby kommt zu Hause zur Welt

Seien Sie bestimmt

Sprechen Sie das Thema Hausgeburt nicht an, wenn Sie bei der Untersuchung mit den Beinen in der Luft auf dem Rücken liegen. Sorgen Sie dafür, daß Sie dem Arzt von Angesicht zu Angesicht gegenübersitzen. Lehnen Sie sich bequem im Stuhl zurück, achten Sie darauf, daß Sie nicht nervös an Ihrer Kleidung oder Ihrer Handtasche fingern, und sehen Sie den Arzt direkt an.

Es ist oft gar keine schlechte Idee, mit jemandem, der auf Ihrer Seite ist, vorher durchzuspielen, was Sie sagen werden. Eine große Hilfe ist es, wenn das jemand ist, der weiß, was Ärzte in einer solchen Situation üblicherweise äußern. Vergessen Sie auch nicht, daß die meisten Ärzte Angst vor Hausgeburten haben, weil sie darin nicht erfahren sind. Sie brauchen sich weder auf weitschweifige Erklärungen einzulassen oder eine Rede zu halten, noch sich verteidigen oder rechtfertigen, Sie müssen keine Statistiken anführen oder den Arzt beschwichtigen. Lassen Sie

»Der Arzt erklärte, daß er keine Hausgeburten betreue, weil sonst ›seine Position in der Ärztevereinigung gefährdet sei‹ und meinte: ›Wenn Sie eine Hausgeburt machen können, dann will das jede!‹«

sich auf keine Diskussion ein. Sie brauchen lediglich klar und deutlich zu äußern, daß Sie eine Hausgeburt vorhaben, und können dann, wenn Sie wollen, kurz die Gründe nennen. Vielleicht müssen Sie das mehrmals wiederholen, also die Technik der »kaputten Schallplatte« anwenden. Anschließend besprechen Sie mit Ihrem Gegenüber, wie es Ihnen beiden in den verschiedenen Phasen des Gesprächs und am Ende gegangen ist.

Wenn Sie dabei Schwierigkeiten hatten, können sie das Gespräch für sich allein noch einmal vor dem Spiegel proben. Reden Sie so, als säßen sie dem Arzt gegenüber. Lächeln Sie, und sagen Sie: »Ich möchte eine Hausgeburt machen.« Machen Sie eine Pause, und hören Sie dann aufmerksam zu, wobei Sie sich die Reaktion Ihres Arztes vorstellen. Wiederholen Sie dann ihre Äußerung. Probieren Sie das zehnmal hintereinander. Wie haben Sie sich angehört? Wie wirkten Sie? Haben Sie dazu tendiert, besonders laut zu sprechen oder zu flüstern? Haben Sie die Arme verschränkt wie in Verteidigungsposition? Nicht nur was Sie sagen, sondern wie Sie es sagen ist wichtig. Ihr Tonfall kann Selbstvertrauen vermitteln oder Konflikt durch Einschüchterung herausfordern. Probieren Sie »Ich habe beschlossen, mein Kind zu Hause zur Welt zu bringen«, auf möglichst viele verschiedene Arten zu sagen, und bleiben Sie dann bei der Stimme (Tonfall, Tonlage, Lautstärke), die sich angenehm, bestimmt und freundlich anhört.

Sobald Sie eine grundsätzliche Zusage bekommen haben, möchten die meisten Ärzte von Ihnen hören, daß Sie einer Klinikverlegung zustimmen, wenn es Anzeichen für eine schlechten Zustand des Babys gibt. Sie können klarmachen, daß Sie damit einverstanden sind, vorausgesetzt, daß Ihnen alles erklärt wird und Sie nicht das Gefühl haben, es würde über Ihren Kopf hinweg entschieden. Vielleicht möchten Sie darauf hinweisen, daß es Situationen gibt, wo auch Sie diese Entscheidungsmöglichkeit haben möchten, daß sie jedoch nicht einfach aus dem Grund in die Klinik transportiert werden möchten, weil sich die Geburt lange hinzieht. Heben Sie Kopien des gesamten Schriftverkehrs im Zusammenhang mit Ihrem Wunsch nach einer Hausgeburt auf.

Für eine Frau, die behindert ist, kann das eigene Zuhause am besten geeignet sein, weil es ihr vertraut ist und sie sich in einer Umgebung, in der sie sich gut auskennt und die für ihre Bedürfnisse eingerichtet ist, am wenigsten eingeschränkt fühlt. Eine Frau mit Polyarthritis meinte: »Vielen behinderten Frauen wird gesagt: ›Sie sind behindert, also werden Sie Ihr Kind selbstverständlich in der Klinik zur Welt bringen.‹ Es bleibt einem keine Wahl. Doch ich bin es gewohnt, mich durchzusetzen – wenn man zwei Jahre im Rollstuhl gesessen hat, dann weiß man, welche Wege zum Ziel führen.« Sie blieb dabei, daß sie eine Hausgeburt machen wollte und dazu ein Wasserbecken brauchte, und es stellte sich heraus, daß das die ideale Lösung war. »Wasser hilft, sich zu entspannen, wenn man behindert ist, und im Wasser kann man sich viel besser bewegen. Ich ließ mich einfach vom Wasser tragen, und mein Freund stützte mich von hinten ab. Immer, wenn wir die Hebammen brauchten, waren sie für uns da; wollten wir allein sein, konnten wir das ohne weiteres.« Ihr Baby drehte sich kurz vor der Geburt aus der hinteren

»Keiner der Ärzte in unserer Nähe war bereit, mich bei einer Hausgeburt zu betreuen, und wir wurden aufgefordert, uns an den Amtsarzt zu wenden. Dieser betonte, daß eine Hausgeburt völlig ausgeschlossen sei. Wir stellten freundlich fest, daß wir für fachliche Unterstützung bei der Geburt sehr dankbar gewesen wären, doch da sie uns versagt würde, zögen wir es vor, auch so zu Hause zu gebären. Einige Wochen später kam unerwartet ein Brief an, in dem uns mitgeteilt wurde, daß drei Hebammen bereit seien, uns zu unterstützen.«

»Wichtig ist Ihre Einstellung zu Autoritätspersonen. Wenn Sie sich für eine Hausgeburt entscheiden, müssen Sie bereit sein, Autoritäten in Frage zu stellen und herauszufordern.«

Hinterhauptslage in die vordere, ihr Damm blieb unverletzt und ihr Baby war vom Moment der Geburt an lebhaft, gesund und wach.

Wenn Ihr Arzt Ihnen eine Kompromißlösung vorschlägt – daß Sie für kurze Zeit in die Klinik gehen und dann nach ein paar Stunden nach Hause zurückkehren oder daß er Sie für ein Geburtszimmer vormerkt, wo man auf Ihre ganz besonderen Bedürfnisse eingeht, Sie also keine Schmerzmittel bekommen, ein elektronisches CTG nur etwa 20 Minuten lang am Anfang gemacht wird und sie sich von da an frei bewegen können – und Sie mit diesem Angebot nicht zufrieden sind, dann sagen Sie das, und machen Sie noch einmal deutlich, was Sie sich wünschen.

Andererseits möchten Sie vielleicht nicht sofort Ja oder Nein sagen. Nehmen Sie sich Zeit, darüber nachzudenken, mit Ihrem Partner darüber zu reden, und geben Sie Ihrem Arzt später Bescheid. Folgendes können Sie zu ihm sagen: »Ich möchte ein paar Tage Bedenkzeit haben« oder »Wir müssen das miteinander besprechen« oder »Ich werde eingehend darüber nachdenken und Ihnen nächste Woche mitteilen, wie ich mich entschieden habe«. Lassen Sie sich nicht zu einer Zusage drängen, die Sie vielleicht später bereuen.

»Bei einer Hausgeburt haben Sie keine fremde Umgebung; es ist Ihr vertrautes Zuhause. Das ist der Unterschied.«

Bei Beachtung all dieser Hinweise brauchen Sie keinen perfekten Auftritt zu liefern. Sie haben das Recht, emotional zu sein, wütend zu werden, zu weinen, Fehler zu machen, unlogisch zu sein und sogar, wenn es sich so ergibt, unentschlossen zu sein!

Sie haben ein Recht auf eigene Vorstellungen über die Geburt. Sie befinden sich nicht auf dem Prüfstand. Sie möchten das Beste für sich und Ihr Baby. Welche Ratschläge Sie auch bekommen und wie intensiv die Gefühle anderer auch sein mögen, Sie haben das Recht und auch die Verantwortung, Ihr eigene wohlüberlegte Entscheidung darüber zu treffen, wo Sie Ihr Kind zur Welt bringen möchten.

5

Ihre Hebamme

Eine Hebamme unterscheidet sich sehr von einer Krankenschwester,
wenn auch manche Hebammen eine Schwesternausbildung haben.
In einigen Ländern wie Deutschland, Dänemark und Frankreich
kann die Hebammenausbildung ohne vorherige Ausbildung
als Krankenschwester begonnen werden.
[In Deutschland verkürzt sich für Krankenschwestern und Krankengymnastinnen die Ausbildung um ein Jahr, Anm. d. Übers.]
In anderen Ländern, wie beispielsweise Australien, muß zuerst
die Schwesternausbildung absolviert werden.
In Großbritannien gibt es beide Möglichkeiten.
Der direkte Weg zur Hebammenausbildung gewährleistet,
daß das Hauptgewicht auf Geburt als normales Lebensereignis liegt
und nicht auf Krankheit oder Fehlfunktion.

Die Rolle der Hebammen

Es gibt einige Länder, in denen die Hebammenausbildung überhaupt nicht geregelt ist: in Panama, El Salvador, Venezuela, Kolumbien, Honduras, der Dominikanischen Republik und Burundi. In den westlichen Länder gibt es bisher nur in Kanada keine gesetzlichen Regelungen für Hebammen, doch jetzt wird die Arbeit der Hebammen von neuem anerkannt, und in Ontario wird ein Ausbildungsweg entwickelt. Auch in Alberta und Britisch Kolumbien ist eine Hebammenausbildung geplant.

Hebammen obliegt ein ganz eigener Praxisbereich; sie sind die einzigen, deren Ausbildung ausschließlich die Betreuung von Frauen während der Geburt zum Inhalt hat. Ärztliche Geburtshelfer sind vor allem Gynäkologen, und ihr Status leitet sich von dorther und nicht von der Geburtsbetreuung ab. Jeder Arzt ist zur Geburtshilfe berechtigt, auch ohne spezielle Fachausbildung. Viele Ärzte, die in einem modernen Krankenhaus ihre Facharztausbildung machen, hatten niemals die Möglichkeit, bei einer Geburt ohne irgendwelche Eingriffe dabei zu sein, denn selbst bei völlig komplikationslos verlaufenden Geburten gehören Eingriffe – wie das Sprengen der Fruchtblase, das Verbot der Flüssigkeits- und Nahrungsaufnahme und der intravenöse Tropf – zu den Routinemaßnahmen. Deshalb sehen sich einige Ärzte in ihrer Aufgabe bei der Geburt auf den Umgang mit Regelwidrigkeiten und Komplikationen beschränkt.

In einigen Ländern (beispielsweise in Großbritannien) sind Hebammen gesetzlich dazu verpflichtet, einer Frau bei der Geburt beizustehen, wenn sie gerufen werden, egal, wo sich die Frau befindet. Es ist das Recht einer Frau, ihr Kind dort zur Welt zu bringen, wo sie will, und sie braucht auch die Vorsorge nicht bei einem Arzt durchführen zu lassen. Ebensowenig braucht sie die Zustimmung eines Arztes zur Hausgeburt. Sie oder jemand anderer in ihrem Namen muß jedoch Hebammenhilfe hinzuziehen, sobald die Geburt begonnen hat, oder sobald wie möglich nach der Geburt.

Traditionelle Hebammen

Die Geschichte der Hebammenverfolgung reicht bis ins Mittelalter zurück, als viele als Hexen verbrannt wurden. In Nordamerika wurden die Hebammen, die im 19. Jahrhundert mit den Einwanderungswellen dort eintrafen, als Überbleibsel eines altmodischen Lebensstils und überkommener europäischer Traditionen abgetan, die die Migranten zugunsten der moderneren Medizin hinter sich gelassen hatten. Während zu Beginn des 20. Jahrhunderts noch die meisten Frauen in ihrem eigenen Zuhause von Hebammen und Hausärzten betreut wurden, wurden sie um 1940 fast ausschließlich in Kliniken von Ärzten entbunden, wobei Krankenschwestern die Hilfsdienste verrichteten. In abgelegenen Gebieten, wo es nur wenige Ärzte hinzog, praktizierten weiterhin Hebammen. Erst in den 70er Jahren lebte in Nordamerika das Hebammenwesen trotz heftiger Opposition seitens der Mediziner wieder auf.

In vielen Fällen handelt eine Hebamme illegal, wenn sie eine Geburt betreut. Es gibt Untergrundhebammen, und Hebammen riskieren ständig, wegen Praktizierens eines medizinischen Berufs ohne Lizenz festgenommen zu werden, gar wegen fahrlässiger Tötung oder sogar Mordes, falls ein Kind sterben sollte. In einigen Staaten bekommen Hebammen jetzt eine Niederlassung oder Berufserlaubnis, in anderen gilt die Praktizierung des Hebammenberufs nach wie vor als kriminelle Handlung.

Die Ärzte in Nordamerika bekämpfen den Hebammenberufsstand, weil sie ihn für gefährlich halten und er eine Bedrohung für ihre berufliche Stellung und ihr Einkommen darstellt. Viele Gynäkologen sind der Ansicht, daß Hebammen den Frauen eine unzulängliche Versorgung bieten: »Warum sich mit einem Ford zufriedengeben, wenn man einen Cadillac haben kann?« Sie sehen sich als die Cadillacs der Geburtshilfe. Nur in Amerika und in Kliniken, die nach amerikanischem Modell geführt werden, nehmen auf Geburtshilfe spezialisierte Krankenschwestern den Platz von Hebammen ein; dort wird das Wort »Hebamme« mit altmodischer Betreuung und alten Omas assoziiert.

Zudem waren einige dieser alten Hebammen sehr gut. Wir können von der traditionellen Hebammenkunst in ländlichen Gebieten nicht nur in Nordamerika eine Menge lernen, sondern überall auf der Welt, wo Heilerinnen Teil einer alten Überlieferung sind, Frauen bei einem biologischen Übergang in ihrem Leben zu helfen und jedem neuen Menschen beizustehen, der auf diese Welt kommt. Sie haben sich der Hingabe an das Leben verschrieben.

Hebammen heute

Die moderne Hebamme mit spezialisierter Berufsausbildung ist eine Expertin für Geburtshilfe und dazu qualifiziert, die Verantwortung für die Vorsorge, die Geburt und die vier Wochen danach zu übernehmen. Sie verfügt über spezielle Fähigkeiten, die körperlichen Vorgänge zu unterstützen, Abweichungen vom Normalen zu erkennen und entscheiden zu können, wann fachärztlicher Rat oder Beistand notwendig sind. Anders als beim Gynäkologen liegt ihr Hauptaugenmerk auf dem Normalen, nicht auf dem Pathologischen, und auf der Frau als ganze Person anstatt allein auf deren Gebärmutter. Hebammen, die außerhalb der Klinik arbeiten, nehmen sehr viel weniger bereitwillig Zuflucht zu Eingriffen, weil Vorkommnisse, die nach den Kategorien der üblichen Klinikgeburt als abnorm gelten würden, ohne rigide Klinikvorschriften als normal angesehen werden.

In der Klinik sind Hebammen oft zu untergeordneten Teammitgliedern geworden, denen ein Gynäkologe vorsteht, und sie haben kein Mittel, dies zu verhindern. In Großbritannien gehört es zu ihrer Aufgabe, die wartenden Frauen bei der Vorsorge zu betreuen, anspruchslose Aufgaben wie das Wiegen der Frauen vorzunehmen und Streifen in Urinproben zu halten, um die Farbveränderung festzustellen, Ärzten zu assistieren, wenn diese die Frauen vaginal untersuchen, die Geräte für den Gynäkologen vorzubereiten, wenn er einen Eingriff vornehmen will, und anschließend aufzuräumen und sauberzumachen, die schriftlichen Arbeiten zu erledigen

»Der große Vorteil einer Hausgeburt ist eine ungestörte Eröffnungsphase. Die Frau braucht den Ort nicht zu wechseln, die Umgebung ist ihr vertraut. Ich muß nicht den ganzen Papierkrieg wie in der Klinik führen, und wir sind alle sehr viel gelassener.«
Eine Hebamme

und – wie in manchen Ländern, wo es zu viele Ärzte gibt – dem Arzt bei der Geburt zu assistieren. Schweden und die Niederlande, wo die Sterblichkeitsrate für Säuglinge sehr niedrig ist, sind rühmliche Ausnahmen. In beiden Ländern haben sich die Hebammen ihre berufliche Integrität bewahrt, wobei fast alle schwedischen Hebammen in Kliniken arbeiten, die meisten niederländischen Hebammen dagegen Hausgeburten machen.

»Als Hebamme würde ich eine Frau niemals zu einer Hausgeburt überreden. Sie muß sich ganz sicher sein, daß sie eine Hausgeburt will. Doch ich bin überzeugt davon, daß die meisten Komplikationen einfach nur aus dem Grund entstehen, weil die Frau in der Klinik ist.«

Einigen Hebammen ist es recht, in ein Kliniksystem integriert zu sein; sie möchten gar nicht mehr Verantwortung. Andere finden, daß die Freiheit, ihre Fähigkeiten voll zum Einsatz zu bringen, untergraben worden ist. In den Kliniken werden die Frauen oft von Assistenzärzten betreut, die noch in der Ausbildung in ihrem Fachgebiet sind. Sie treffen Entscheidungen, die sich sehr von der Vorgehensweise einer erfahrenen, bei der Geburt anwesenden Hebamme unterscheiden können. Es kann sogar so sein, daß diese das Gefühl hat, daß viele der Eingriffe seitens der Geburtshelfer und Gynäkologen unnötig sind.

Hebammen befinden sich also in einer schwierigen Position. Manche entscheiden sich für die Sicherheit der Arbeit in einer Klinik und passen sich an. Andere wehren sich von innen gegen das System. Wieder andere beschließen, außerhalb der Klinik die Frauen zu betreuen. Sie machen Hausgeburten und arbeiten in Geburtszentren, obwohl sie zu diesem Zweck vielleicht als unabhängige private Hebammen arbeiten müssen (was in vielen Ländern bedeutet, daß sie nicht in die übliche Gesundheitsversorgung integriert sind). In den Niederlanden sind frei praktizierende, niedergelassene Hebammen die Norm; sie arbeiten auf der gleichen professionellen Ebene wie praktische Ärzte. Etwa 70 Prozent von ihnen arbeiten außerhalb von Kliniken, 16 Prozent in Kliniken (die übrigen machen Vorsorge, Nachsorge, bilden aus, betreiben Forschung usw.). In Italien dagegen arbeiten die meisten Hebammen in Kliniken, nur ganz wenige in freier Praxis. Für die meisten italienischen Frauen, von denen in großen Städten wie Florenz, Rom, Genua und Turin abgesehen, ist die zunehmende Nachfrage nach Hausgeburten ein Zeichen für Armut.[1]

»Das meiste über Geburt habe ich von Hebammen gelernt.«
Ein Arzt

Auf den Seiten 204ff. finden Sie Adressen von Einrichtungen, die Ihnen Auskunft über frei praktizierende Hebammen geben können.

Hebammen und Hausgeburt

Für eine Hebamme, die bisher ausschließlich in der Klinik gearbeitet hat, kann eine Hausgeburt etwas Bedrohliches sein. Der schlimmste Fehler wäre, wenn sie versuchen würde, die Klinik in die Wohnung zu verlegen und genauso vorzugehen, wie sie es in der Klinik tun würde. Sie muß sich überlegen, wie sie die Frau so unterstützen kann, daß die besten Möglichkeiten für einen natürlichen Geburtsverlauf gegeben sind; dieser braucht seine Zeit und ist ganz individuell.

Die Verantwortung der Hebamme

Angst ist ansteckend. Alle in der Umgebung einer gebärenden Frau, die Angst haben, vermitteln ihr dieses Gefühl; dies kann sich negativ auf die Geburt auswirken. Es liegt in der Verantwortung der Hebamme, sich vor der Betreuung einer Hausgeburt mit ihren Ängsten zu konfrontieren, sich über sie klarzuwerden und mit erfahrenen Kolleginnen, die auch Hausgeburten machen, darüber zu sprechen. Vorteilhaft ist es, wenn sie bei Hausgeburten als Assistentin einer erfahrenen Hebamme dabei war – der beste Weg, diese Kunst zu lernen.

Wenn eine Hebamme in ruhiger Zuversicht aufmerksam abwarten kann, versteht sie es, mit Inaktivität umzugehen und die Ankunft des Kindes zu beobachten und zu warten, so daß sich ihre eigene Kraft und innere Freude auf die Frau überträgt. Sie wird eins mit der Umgebung und läßt sich auf das Lebensereignis dieser Frau ein. Sie übernimmt nicht die Geburt oder macht sie zu ihrer Angelegenheit. Sie macht keine »aktive Geburtsleitung«. In vielerlei Hinsicht besteht ihre Aufgabe in etwas viel Schwierigerem und erfordert viel Kraft und eigene Persönlichkeit. Sie muß sehr genau und mit einfühlsamer Aufmerksamkeit alles beobachten, was sich bei der Geburt ereignet, und wahrnehmen, was innerlich in der Frau vorgeht, die sie betreut.

Ein Baby kann drei Kilo oder auch fünf Kilo wiegen und trotzdem ein normales Geburtsgewicht haben. Genauso kann eine Geburt völlig normal verlaufen und trotzdem sehr von der Norm abweichen. Die Eröffnung des Muttermundes kann langsam oder ganz schnell vor sich gehen. Die Frau kann einen unwiderstehlichen Preßdrang haben oder aber überhaupt keinen. Die Austreibungsphase kann zehn Minuten oder vier Stunden dauern. Es kann zu ruhigen Zeiten und Pausen kommen. Jede Geburt hat ihren Rhythmus, ihr eigenes Maß und unterscheidet sich dadurch von allen übrigen.

Eine gute Hebamme bemerkt, wann sie sich zurückziehen und den Dingen ihren Lauf lassen kann, und sie weiß, wann sie eingreifen muß. Und Eingriffe sind selten. Sehr viel häufiger muntert sie die Frau, die sie betreut, ruhig und sanft auf und ermöglicht es, daß die Geburtsenergie frei im Körper der Frau fließen kann; sie hilft ihr, zu ihrer eigenen Kraft zu finden. Wenn Sie einem Fluß, der Hochwasser führt, zusehen, dann wissen Sie, daß sie nicht gegen seine Kraft ankommen. Doch Sie können sich diese Kraft zunutze machen und sich in seinen Fluten vorwärts tragen lassen.

Eine Frau sollte erwarten können, daß ihre Hebamme offen und ehrlich mit ihr kommuniziert. Statt »beruhigt« zu werden, bekommt sie aufrichtige Erklärungen, es werden Alternativen besprochen, so daß ein wirklicher Austausch zwischen den beiden Frauen stattfindet. Dies geht weit über jene Phrasen hinaus, die manchmal strapaziert werden, um die Frau fügsam und ruhig zu bekommen.

Wenn eine Frau und ihre Hebamme sich in gegenseitigem Respekt, mit Wärme und Offenheit begegnen, dann ist das so, als würden sie sich auf einer gemeinsamen Reise befinden, auf der sie aufregende Entdeckungen machen, zu einem tieferen

»Alle Hebammen arbeiten bei uns in der Klinik... Als die Geburt begann, mußte mein Mann die Hebammen dort abholen (ich glaube, sie hatten kein Auto). Als er dort ankam, begrüßte ihn die Nachtschwester mit den Worten: ›Könnten Sie Ihre Frau nicht dazu überreden, hierher zu kommen? Das wäre soviel sicherer.‹ ... Es war sehr gut, daß ich bei mir zu Hause war, doch falls es so etwas gibt, hatte ich eine hospitalisierte Hausgeburt. Sie machten aus unserem Schlafzimmer ein Krankenhaus. Alles wurde registriert und aufgezeichnet, lief methodisch ab und war steril.«

Verständnis füreinander gelangen und beide durch die Geburtserfahrung eine Erweiterung erfahren.

Eine gute Hebamme mag Frauen. Sie ist nicht dominant, sie gibt keine Anweisungen oder gar Befehle. Das englische Wort »midwife« ist angelsächsischer Herkunft und bedeutet »mit Frau« [das deutsche Wort »Hebamme« kommt aus dem Althochdeutschen und bedeutet »hebende Ahnin«, Anm. d. Übers.]. Die Hebamme steht der Frau zur Seite und ist bei ihr. Außer in den seltenen Fällen, in denen sie entschlossen handeln muß, um Gefahr abzuwenden, ist sie diejenige, die sich führen läßt anstatt selbst zu führen. Ina May Gaskin, spirituelle Hebamme der alternativen Kommune »The Farm« in Tennessee, hat gesagt: »Schwangere und gebärende Frauen sind Elementarkräfte, so wie die Schwerkraft, wie Gewitter, Erdbeben und Orkane. Um die Gesetze ihre Energieflusses zu verstehen, erfordert es Liebe und Achtung gegenüber ihrer Großartigkeit, während du sie gleichzeitig mit der Genauigkeit einer wahren Wissenschaftlerin erforschst.«[2]

Frauen, die ihr Kind in der Klinik zur Welt bringen, entschuldigen sich oft bei ihrer Hebamme. Mavis Kirkham, eine Wissenschaftlerin, schrieb zu einem Forschungsprojekt über Hebammen an einer Klinik: »Die meisten Frauen, die ich während der Geburt erlebte, entschuldigten sich. Viele taten das wiederholt, als ob sie der Ansicht wären, sich nicht gut zu benehmen oder ›Unannehmlichkeiten zu verursachen‹, ›Mühe zu machen‹, weil sie um etwas baten oder auch nur die übliche Betreuung des überarbeiteten Personals in Anspruch nahmen. Die Worte, die ich am häufigsten unmittelbar nach der Geburt von den Frauen hörte, waren: ›Entschuldigung, daß...‹«[3] Wenn sich Frauen auf diese Weise der Autorität fügen, kommt durch diese Ehrerbietung eine stillschweigende Anerkennung der Machtstruktur in dieser Institution zum Ausdruck, auf deren unterster Ebene sie sich befinden. Im Grunde sind sie Störfaktoren auf dem Klinikterritorium der Experten. Wenn Hebammen diese Entschuldigungen annehmen, erkennen auch sie damit diese Machtstruktur an und ordnen sich ihr unter. Eine gute Hebamme kritisiert und beurteilt die Frau nicht, die sie betreut, und selbst wenn eine Frau sich unterordnet und Zustimmung einholt, hilft sie ihr, sich auf eigenen Füße zu stellen und ihre maßgebliche Instanz *in sich selbst* zu suchen.

Eine gute Hebamme ist nicht nur eine Helferin, die dem Baby auf die Welt hilft. Sie ist Hebamme auch beim Übergang der Frau zum Muttersein und beim Übergang des Mannes zum Vatersein. Sie ist Hebamme für all die Träume und Hoffnungen, die mit dem Erscheinen dieses Kindes auf der Welt verbunden sind, und für den Reifungs- und Wachstumsprozeß, der für beide Eltern mit der Geburt verbunden ist.

Ihre Hebamme kennenlernen

In ganz Europa bildet zwar das Hebammenwesen die Grundlage der Geburtsbetreuung, und das gesamte Versorgungssystem würde zusammenbrechen, wenn die Hebammen sich daraus zurückziehen würden, dennoch ist in den meisten Ländern die Kontinuität der Betreuung nicht mehr gewährleistet. In der Vorsorge sind

andere Hebammen tätig als auf der Entbindungsstation und bei der Wochenbett-
pflege. In einem Lebensabschnitt, in dem Frauen besonders verletzlich sind, haben
sie es immer wieder mit vollkommen fremden Menschen zu tun. In Großbritannien
wird versucht, diesem Problem der Anonymität, das sowohl für die Hebammen
als auch für die Frauen oft frustrierend und auch verwirrend ist, dadurch zu
begegnen, daß Hebammenteams gebildet werden, die die Frauen schon während
der Schwangerenvorsorge kennenlernen können.

Doch nur in Dänemark und den Niederlanden ist eine Kontinuität der Betreuung
durch die eigene Hebamme die Norm. In Südeuropa haben die Ärzte die Vorsorge
gänzlich übernommen, und selbst in Ländern, in denen die Geburtsbetreuung durch
eine Hebamme üblich ist, kann es sein, daß eine Frau, die sich für eine Klinikgeburt
entschieden hat, diese Hebamme erst kennenlernt, wenn sie mit Wehen in die
Klinik kommt. Die Entscheidung, Ihr Kind nicht in einer Klinik zu gebären, kann
die einzige Möglichkeit sein, Ihre Hebamme vorher kennenzulernen.

Fragen, die Sie stellen können

Bei Ihrem ersten Treffen mit der Hebamme oder dem kleinen Hebammenteam,
von dem Sie betreut werden, gibt es wahrscheinlich eine Menge Fragen. Wenn
Sie sich eine frei praktizierende Hebamme aussuchen, sind zusätzliche Fragen
wichtig, ehe Sie etwas Verbindliches mit ihr vereinbaren können. Auf jeden Fall
möchten Sie sie wahrscheinlich nicht mit Fragen bombardieren, sondern möglichst
viele davon in das Gespräch mit ihr einfließen lassen. Es folgen eine Reihe von
Fragen, die Sie vielleicht stellen möchten:

- [ ] Wie lange arbeitet sie schon als Hebamme?
- [ ] Wie ist sie Hebamme geworden?
- [ ] Wie verlief ihre Ausbildung?
- [ ] Wie viele Frauen hat sie schon bei der Geburt betreut, wie viele bei einer
  Hausgeburt oder außerhalb einer großen Klinik?
- [ ] Arbeitet sie allein oder mit anderen Hebammen zusammen?
- [ ] Wenn sie allein arbeitet, was tut sie dann, wenn zwei Frauen, die bei ihr
  angemeldet sind, gleichzeitig Geburtswehen bekommen?
- [ ] Wenn sie mit anderen Hebammen zusammenarbeitet, besteht die Möglichkeit,
  daß Sie diese kennenlernen können?
- [ ] Auf welchen Hintergrunddienst kann sie zurückgreifen? Arbeitet sie eng mit
  Ärzten zusammen?
- [ ] Was bringt sie an Geräten und Instrumenten mit? Hat sie zum Beispiel
  Medikamente zur Schmerzlinderung und Wehenverstärkung dabei?
- [ ] Welche Wiederbelebungsausrüstung für das Baby bringt sie mit?
- [ ] Welche Vorsorgeuntersuchungen macht sie? Kommt sie zu Ihnen nach Hause?
- [ ] Bietet sie Geburtsvorbereitung oder Gesprächsgruppen an? Falls nicht, welche
  Kurse kann sie empfehlen?
- [ ] Welche Nachsorge bietet sie an?

Ein Hebammenbesuch

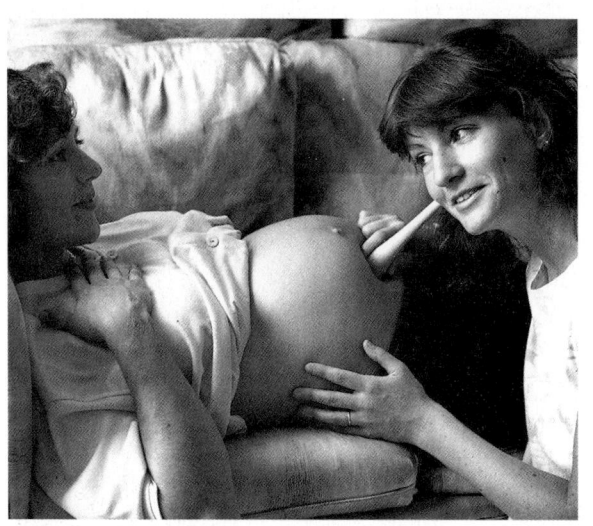

Die Erfahrung, ein Kind zu bekommen, kann für jede Frau, die ihre Hebamme erst in der Eröffnungsphase bei Ankunft in der Klinik kennenlernt und dann erfährt, daß diese mit dem nächsten Schichtwechsel wieder aus ihrem Blickfeld verschwindet, sehr unpersönlich sein. Wenn eine Frau ihre Hebamme in der Schwangerschaft kennenlernt und die beiden Freundinnen werden, entsteht zwischen ihnen eine Verständnisebene – und die emotionale Zuwendung kann der Mutter helfen, Selbstvertrauen und Stärke zu entwickeln.

Die Hebamme hört die Herztöne des Babys durch ein Höhrrohr ab.

Sie ertastet den Körper des Babys und spricht mit der Frau darüber.

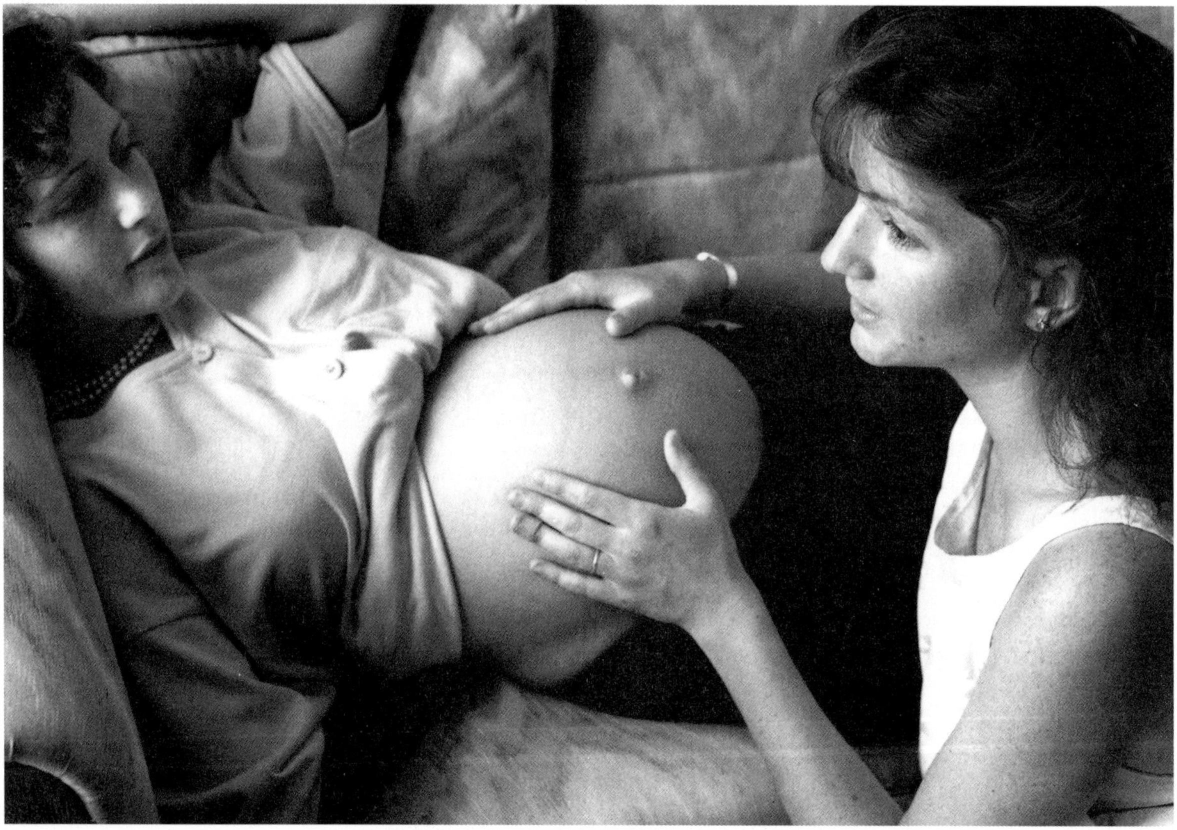

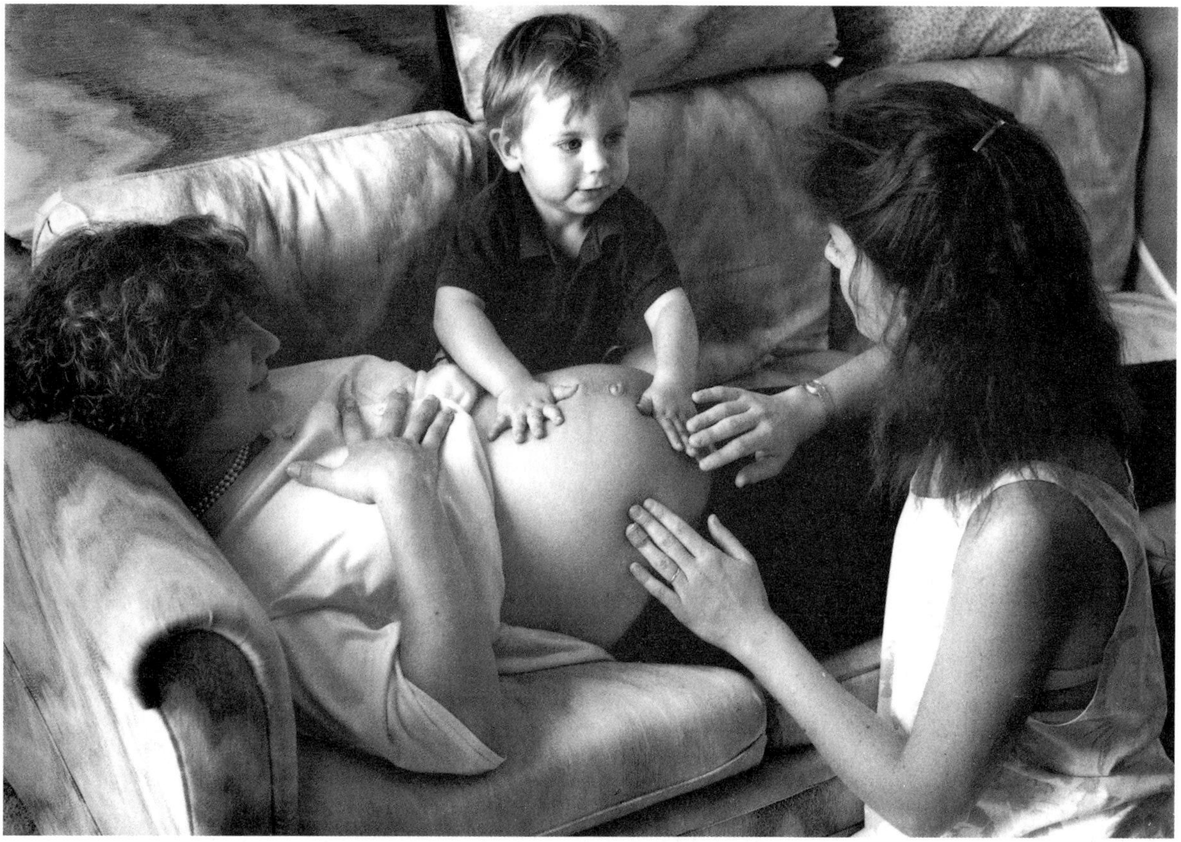

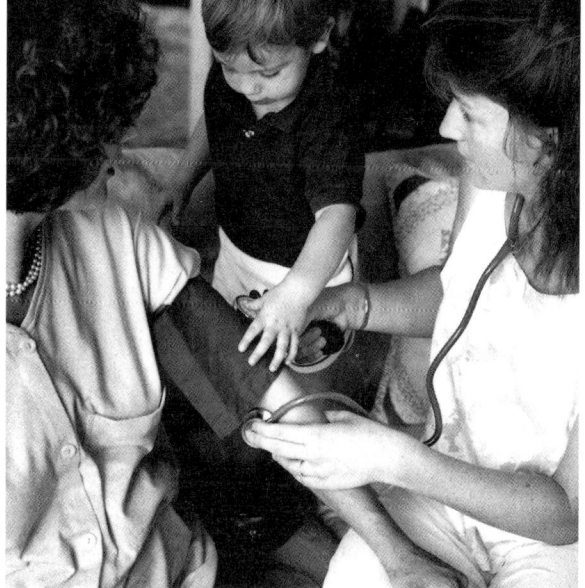

Das macht auch dem größe-
ren Bruder Spaß. Er erfährt,
wie Babys auf die natürlich-
ste Weise von der Welt geboren werden, bekommt ge-
zeigt, wie er den festen
runden Po des Babys fühlen
kann, und ist begeistert,
wenn er spürt, wie ein kleiner Fuß gegen seine Hand
tritt. Das neue Geschwister-
chen ist dann keine Überra-
schung und auch kein fremder Eindringling, sondern
jemand, den er schon ken-
nengelernt und sogar
berührt hat.

Die Hebamme fixiert die
Manschette des Blutdruck-
messers und pumpt sie auf.
Das Kind hört fasziniert
den Erklärungen zu und
kann das Gerät dann selbst
ausprobieren. Wenn die Vorsorgeuntersuchung zu Hause
gemacht wird und das Kind
in seiner vertrauten Umgebung, in seinem eigenen
Reich ist, läßt sich viel
leichter eine solche Beziehung zum Kind herstellen,
und die Hebamme gehört
zum Freundeskreis der
Familie.

- ☐ Was tut sie, wenn eine Frau eine sehr lange Geburt hat?
- ☐ Wie ist ihre Vorgehensweise, falls eine Kliniküberweisung notwendig werden sollte?
- ☐ Unter welchen Bedingungen gibt sie eine Geburt ab, und wie wird das abgerechnet?
- ☐ Gibt es, falls sie in einem Geburtshaus arbeitet, dort bestimmte Regeln, die sie einhalten muß, wenn Sie dort aufgenommen werden und die Geburt begonnen hat, beispielsweise Anwendung des CTG, Gebärhaltungen usw.?
- ☐ Wie ist sie zum routinemäßigen Dammschnitt eingestellt? Wie häufig macht sie Dammschnitte?
- ☐ Wie oft bleibt bei den von ihr betreuten Frauen der Damm unverletzt?
- ☐ Was geschieht, wenn Sie genäht werden müssen? Macht sie das selbst oder ruft sie einen Arzt?
- ☐ Wann macht sie Urlaub? Wen können sie anrufen, wenn sie gegen Ende Ihrer Schwangerschaft oder bis zu drei Wochen nach Ihrem Termin in Urlaub gehen will und Ihre Geburt erst dann beginnt?

Andere Themen, die Sie vielleicht mit ihr besprechen möchten, sind Ernährung in der Schwangerschaft, die Menschen, die Sie bei der Geburt gerne dabei haben möchten, Ihre Ansicht über kontinuierliche Herzton-Wehen-Überwachung, das Umhergehen während der Geburt, Gebärhaltungen und wie sie die Frauen unterstützt, damit ein Dammschnitt vermieden werden kann, ihre Grundeinstellung zu Geburt und Stillen. Besprechen Sie genau mit ihr, was Sie sich für diese Geburt erhoffen. Wenn Sie sich bei einer frei praktizierenden Hebamme anmelden, fragen Sie auch nach zusätzlichen Honoraren, wann sie fällig werden und welche Leistungen sie umfassen.

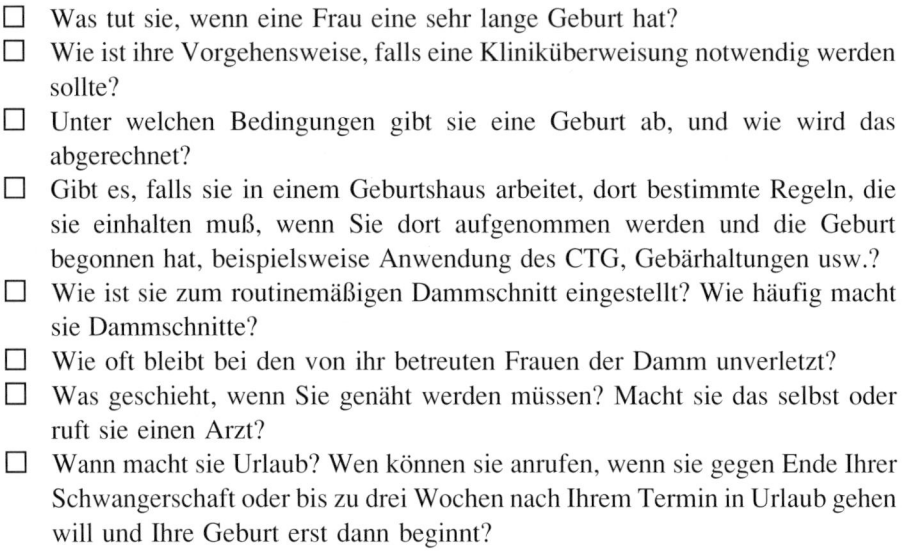

»Sie war wunderbar... Sie besuchte mich zu Hause, schon ganz zu Anfang meiner Schwangerschaft, und plauderte wie eine Freundin... In der darauffolgenden Zeit rief sie mich wöchentlich an, um sich auf dem laufenden zu halten. Sie freundete sich mit meiner Dreijährigen an, ließ sie meinen Bauch fühlen und den Herzschlag des Babys hören.«

Nach dem Gespräch ist eine der allerwichtigsten Fragen, über die *Sie* sich klarwerden müssen, ob sie Ihnen als Person zusagt, ob Sie sich in ihrer Anwesenheit entspannen und zuversichtlich sein können. Können Sie völlig offen Ihre Gefühle und Wünsche äußern? Sprechen Sie mit anderen Frauen, die von ihr betreut worden sind, und fragen Sie sie nach deren Erfahrungen mit ihr. Sie können viel von ihnen lernen.

Jede Frau, die sich für den Hebammenberuf entscheidet, hat großes Interesse an Frauen und mag Babys. Hebammen, die in Kliniken tätig sind, haben jedoch oft gelernt, ihre Gefühle in Schach zu halten und sind gezwungen, sich zurückzuhalten und nicht zuviel von sich preiszugeben. Man hat Ihnen nahegelegt, »sich nicht zu sehr emotional mit der Patientin einzulassen«. In einer anderen Umgebung außerhalb rigider Klinikregeln hat eine Hebamme die Freiheit, sie selbst zu sein und eine enge, liebevolle Beziehung zu einer Frau herzustellen, die sie als Schwester und nicht als Patientin kennenlernt.

6

Sich bereit machen

Nachdem Sie sich entschieden haben,
Ihr Kind nicht in der Klinik zur Welt zu bringen,
können Sie Vorbereitungen treffen,
um diese Erfahrung so positiv wie möglich zu gestalten.
Die Wahrscheinlichkeit, daß es eine sichere, glückliche Geburt wird,
erhöht sich beträchtlich, wenn Sie gesund, gut ernährt
sowie voller Energie und Selbstvertrauen in die Geburt gehen.
Und wenn Sie wissen, wie Sie sich selbst helfen können,
indem Sie Bewegungsfolgen lernen, damit sich Ihr Körper öffnet,
und wie Sie sich am besten entspannen
und zu einer rhythmischen Atmung finden können.

Ihre Vorsorge

Die mangelnde Kontinuität bei der Vorsorge in Kliniken ist darauf zurückzuführen, daß die verschiedenen Tests von unterschiedlichem Klinikpersonal durchgeführt werden und die Frauen von einem Zimmer zum anderen, von einer Person zur nächsten wechseln müssen.

Doch selbst, wenn Sie es vermeiden können, von verschiedenen Ärzten, Schwestern, Hebammen und Sprechstundenhilfen weitergereicht zu werden, ist Ihre Vorsorge trotzdem nicht optimal, da die Art der Untersuchungen verhindert, daß eine Beziehung zu Ihnen als einzigartige individuelle Persönlichkeit entstehen kann oder diese Untersuchungen eine solche Beziehung ersetzen. Die Vorsorge sollte sehr viel mehr umfassen als das Überprüfen von Unregelmäßigkeiten. Sie brauchen eine ganzheitliche Betreuung. Damit meine ich, daß Sie als Person in Ihrer Gesamtheit behandelt und nicht nur auf mögliche Probleme hin ausgetestet werden sollten.

»Ich muß mit dem Bus zu den Vorsorgeuntersuchungen fahren, denn ich habe kein Auto. Das dauert 45 Minuten für einen Weg, und meistens muß ich mindestens eine halbe Stunde warten. Zwei Minuten, vielleicht auch drei, hat der Arzt dann für mich Zeit. Ich fahre nur deshalb hin, weil ich mir sonst Sorgen machen würde, daß etwas nicht stimmen könnte.«

Selbst dann, wenn eine Frau nur von einer Person oder einer kleinen Gruppe von Experten betreut wird, wird oft das medizinische Modell und nicht der ganzheitliche Ansatz angewendet. Das hat zur Folge, daß sie zur Patientin wird und Informationen über ihren Körper in Kategorien eingeteilt werden, damit diese gut in den Unterlagen vermerkt werden können: Blutdruck, Gewicht, Urinwerte, Hämoglobin und Fundushöhe. Ihre Hoffnungen, ihre Ängste, die Belastungen des Alltags, finanzielle Sorgen, familiäre Schwierigkeiten, Probleme am Arbeitsplatz – all diese sozialen und emotionalen Aspekte der Schwangerschaft gelten als irrelevant im Vergleich zu den körperlichen Symptomen, die untersucht, eingeordnet und registriert werden können.

Heutzutage werden bei der Vorsorge viele unnötige Untersuchungen durchgeführt. Manche sind sogar mit möglichen Schäden verbunden. Seit Anfang dieses Jahrhunderts, mit Einführung der modernen gynäkologischen Schwangerenvorsorge, sind die Tests immer zahlreicher geworden. Ärzte scheinen den Eindruck zu haben, daß jede Information irgendwann einmal nützlich sein könnte. Doch sind Informationen völlig nutzlos, wenn sie sich nicht in der Betreuung niederschlagen.

»Die Hebamme kam zu mir nach Hause, und ich hatte viel Zeit, über meine Wünsche zu reden. Sie war wie eine Freundin, und wir freuten uns jedesmal auf ihren Besuch.«

In vielen Kulturen haben Hebammen schon lange vor dem 20. Jahrhundert Vorsorgeuntersuchungen durchgeführt, die Frauen zu Hause besucht, um ihnen Wissen über die Schwangerschaft zu vermitteln, um mit ihnen über Ernährung, Arbeit und körperliche Betätigung zu sprechen, sie mit Öl zu massieren und ihre Gebärmutter abzutasten, um mit ihnen über ihren Mann und ihre Familie zu sprechen, durch gemeinsame religiöse Rituale und Gebete Gefahren abzuwenden und Vorkehrungen für die Geburt zu treffen. Traditionelle Hebammen bedeuteten meist sehr viel mehr als Geburtshelferinnen. Sie hatten Einfluß auf den geheimnisvollen Übergang zwischen der Schattenwelt der Vorfahren und der Welt der Lebenden. In ganz Europa, Asien und Südamerika hatten sie gewöhnlich eine wichtige Rolle inne, um Schwangeren zu helfen, seelische und körperliche Ausgewogenheit und Harmonie herzustellen. Das wird oft als Yin und Yang bezeichnet oder auch durch Vorstellungen von Wärme und Kälte in der mittelalterlichen Theorie der Körpersäfte ausgedrückt.

Heutzutage wird der Ablauf der Vorsorgeuntersuchungen von Ärzten festgelegt. Wir wir schon festgestellt haben, weist vieles darauf hin, daß andere Einflüsse, denen die schwangeren Frauen ausgesetzt sind, die sozio-ökonomischen Bedingungen, die unterschiedliche gesundheitliche Voraussetzungen schaffen, zumeist mehr Einfluß auf den Verlauf der Schwangerschaft haben als alles, was der engagierteste Frauenarzt bei der Vorsorge bewirken kann. Sozial benachteiligte Frauen, die am meisten der Fürsorge bedürfen, sind häufig jene, die sie spät oder gar nicht in Anspruch nehmen. Für eine Frau mit einem zehn Monate alten Baby und einem Zweieinhalbjährigen, die keinerlei Hilfe im Haushalt hat und niemanden, der auf ihre Kinder aufpassen könnte, aber auch kein Auto zu Verfügung, bedeutet es einen Riesenaufwand, zu den Vorsorgeuntersuchungen zu gehen, auch wenn die Entfernung dorthin nur vier oder fünf Kilometer beträgt. Eine Jugendliche, die trotz aller Anzeichen hofft, daß sie nicht schwanger ist, die versucht, die Schwangerschaft vor ihrer Familie zu verbergen und keine Ahnung hat, wo sie Hilfe bekommen könnte, findet den Weg zur Vorsorge wahrscheinlich erst, wenn die Schwangerschaft schon weit fortgeschritten ist.

Wenn Sie eine gute Ausbildung haben und Sie finanziell abgesichert sind, ist eine Schwangerschaft sehr viel sicherer als für ungelernte und mittellose Frauen. In England und Wales wird die Säuglingssterblichkeit in Beziehung zum Beruf des Mannes gesetzt. Gegenüber der Kategorie 1 am oberen Ende der Skala der sozialen Schichten sterben in der Kategorie 5 ganz unten auf der Skala doppelt so viele Babys.[1]

Die übliche Vorsorge umfaßt in Deutschland etwa 10 Untersuchungen, entweder in der Arztpraxis oder der Klinik [oder bei einer Hebamme, Anm.d.Übers.]. Alle drei Möglichkeiten können parallel in Anspruch genommen werden, und es kann passieren, daß eine Frau dabei mit 50 und mehr verschiedenen Angehörigen des medizinischen Fachpersonals in Kontakt kommt, von denen sie wahrscheinlich viele widersprüchliche Kommentare zu hören bekommt und viele voneinander abweichende Ratschläge. Diese Begegnungen tragen keinesfalls zu ihrer Beruhigung bei, sondern steigern ihr Ängste nur noch mehr.

Routineuntersuchungen in der Vorsorge

Es ist sinnlos, Tests und Untersuchungen durchführen zu lassen, die sich nicht auf die Betreuung auswirken. Nutzlose Daten aufgrund von Standardtests dienen oft als magische Mittel bei einem gefährlichen Übergang im Leben, ebenso wie ein Talisman früher den Schwangeren dazu diente, sich gegen das Böse zu schützen. In der modernen Vorsorge werden diese Daten der Mutter oft nicht einmal mitgeteilt, sondern der Arzt behält sie für sich und trägt sie in die Unterlagen ein, wo sie als ein Sammelsurium unleserlicher Hyroglyphen erscheinen, nicht unähnlich mystischer Runen, oder sie werden in Krankenunterlagen dokumentiert, die

»Er meinte: ›Wissen Sie, das Baby ist sehr klein. Versuchen Sie, mehr zu essen.‹ Beim nächsten Mal wurde ich von einem anderen Arzt untersucht, der mir sagte: ›Ihr Baby ist ganz schön groß. Das wird ein richtiger Prachtkerl!‹ Ich weiß nicht, wem ich Glauben schenken darf. Soll ich mich überessen und so versuchen, das Baby herauszufüttern, oder wird es so groß sein, daß es gar nicht durchpaßt?«

»Es war ein großes Durcheinander. Der Arzt gab mir die falschen Unterlagen. Darin war eine andere Blutgruppe angegeben, ›Rhesus-negativ‹, doch ich bin Rhesus-positiv. Ich bemerkte das erst viel später, doch hätte das eine Reihe von Behandlungen nach sich ziehen können, die ich gar nicht brauchte, und die andere Frau, die meine Unterlagen hatte, hätte die benötigte Behandlung nicht bekommen. Wenigstens konnten wir die Unterlagen mit nach Hause nehmen. Wenn die Klinik sie behalten hätte, wäre das vielleicht nie herausgekommen.«

oft nicht einmal an die anderen Experten, die die Frau mitbetreuen, weitergegeben werden.

Die meisten Untersuchungsergebnisse haben eine oft sehr hohe Schwankungsbreite und können so zu falsch-negativen und falsch-positiven Diagnosen führen. Eine falsch-*negative* Diagnose sagt aus, daß es kein Problem gibt, wenn tatsächlich eines vorliegt. Eine falsch-positive Diagnose weist auf ein Problem hin, das gar nicht besteht. Beides ist gefährlich. Im ersten Fall tritt eine falsche Beruhigung angesichts eines speziellen Risikos ein. Im zweiten Fall entstehen grundlose Ängste, und es kann zu unnötigen Eingriffen wie beispielsweise einer Geburtseinleitung oder einem Kaiserschnitt kommen.

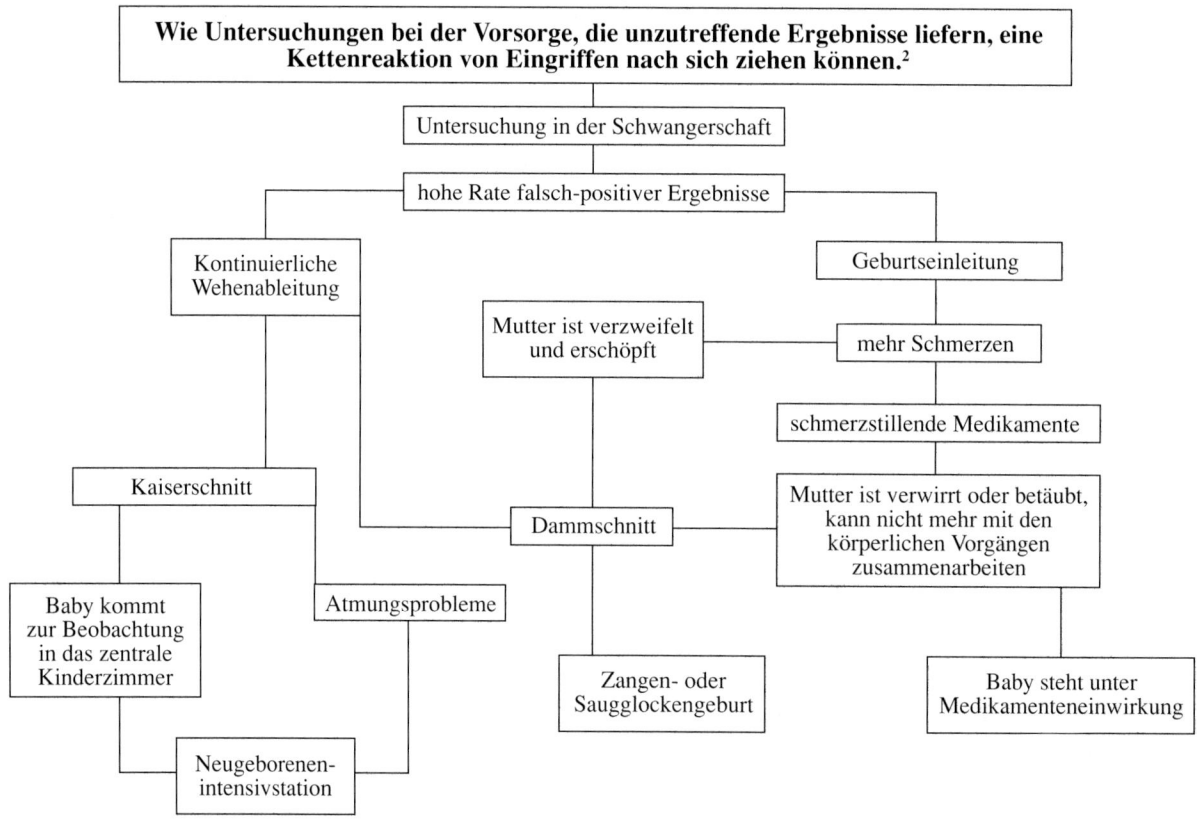

Wie Untersuchungen bei der Vorsorge, die unzutreffende Ergebnisse liefern, eine Kettenreaktion von Eingriffen nach sich ziehen können.[2]

- ☐ Wenn Sie keine Diabetikerin sind, dann ist die regelmäßige Untersuchung des Urins auf Zucker unnötig. Ganz häufig lassen sich Spuren von Zucker nachweisen. Das kann einfach nur bedeuten, daß Sie kurz vorher etwas sehr Süßes gegessen haben. Manchmal machen Bananen sich so bemerkbar.
- ☐ Auch das routinemäßige Wiegen ist eine Zeitverschwendung. Eine Gewichtsüberwachung liefert nur dann nützliche Informationen, wenn Sie zu Beginn der Schwangerschaft extrem untergewichtig oder übergewichtig waren. Das

Wachstum des Babys läßt sich sehr viel besser dadurch überprüfen, daß eine oder zwei Personen, die bei Ihnen kontinuierlich die Vorsorge durchführen, regelmäßig ihre Gebärmutter abtasten, so daß sie im wahrsten Sinne des Wortes in Berührung mit der Entwicklung des Kindes sind und dann beurteilen können, ob diese Entwicklung *Ihrer* Schwangerschaft insgesamt entspricht.

☐ Vaginale Untersuchungen sind gewöhnlich unnötig. In einigen Ländern, einschließlich den USA, werden sie wöchentlich ab der 37. Woche gemacht. In Großbritannien wird oft zwischen der 33. und 37. Woche routinemäßig eine vaginale Untersuchung durchgeführt. Durch vaginale Untersuchungen erhöht sich das Infektionsrisiko sowie das Risiko einen vorzeitigen Blasensprungs und als Folge davon das Risiko eines Kaiserschnitts.[3]

☐ Durch Ultraschall kann der Arzt das Baby in der Gebärmutter erkennen und mehr über die fötale Entwicklung in Erfahrung bringen. Es können dadurch bestimmte Mißbildungen aufgedeckt werden. Wenn Sie etwa in der 16. Woche einen Ultraschall machen lassen, können das Empfängnisdatum und damit auch der wahrscheinliche Geburtstermin ziemlich genau berechnet werden, jedoch nur innerhalb eines Zeitraums von 14 Tagen. Falls Sie sich über das Empfängnisdatum nicht sicher sind, halten Sie einen Ultraschall vielleicht für sinnvoll. Andererseits wird das Baby genau zu dem Zeitpunkt geboren, wenn es dafür reif ist. Wenn Sie schon ein Kind mit einem geringen Geburtsgewicht zur Welt gebracht haben, möchten Sie vielleicht ebenfalls das fötale Wachstum mittels mehrerer Ultraschalluntersuchungen überwachen lassen. Doch Befunde über das Gewicht des Kindes aufgrund der Fundushöhe sind fast ebenso genau wie aufgrund von Ultraschall. Deshalb bleibt es ganz und gar Ihnen überlassen, ob Sie eine Reihe von Ultraschalluntersuchungen machen lassen wollen oder nicht.[4]

☐ Biochemische Tests haben in den 70er und 80er Jahren weite Verbreitung gefunden. Dazu gehören Alpha-Feto-Protein-Tests, die Bestimmung des HCG (humanes Chorion-Gonadotrophin), Plazentaproteine, HPL (humanes Plazentalaktogen) und die Östrogenkonzentration im Urin über 24 Stunden, Blutuntersuchungen und gelegentlich auch die im Speichel nachweisbaren Werte. Ein gewisser Prozentsatz der biochemischen Tests können in der Frühschwangerschaft nützlich zur Untersuchung auf Mißbildungen sein. Doch alle Tests, die zu einem späteren Zeitpunkt zur Vorhersage des Geburtsgewichts, Frühgeburts- oder Totgeburtsrisiken durchgeführt werden, sind Zeitverschwendung.[5]

☐ Durch die Herzton-Wehen-Überwachung in der Schwangerschaft mittels CTG (Cardiotokographie) haben Frauenärzte sicherlich sehr viel mehr über das Leben in der Gebärmutter erfahren, doch in vier Untersuchungen (mit Kontrollgruppendesign und Zufallszuordnung) konnten keine direkten Vorteile für die Mütter und die Babys nachgewiesen werden. Deshalb kommen Sie vielleicht zu dem Ergebnis, daß sich solche Untersuchungen für Sie nicht lohnen.[6]

Ganzheitliche Schwangerenvorsorge

Bei einer ganzheitlichen Vorsorge werden Ihnen nur die Untersuchungen vorgeschlagen, bei denen mit nützlichen Informationen zu rechnen ist und die sich auf
die Betreuung während der Schwangerschaft und bei der Geburt auswirken. Man
ist zwar wachsam gegenüber der Möglichkeit pathologischer Anzeichen, doch das
Hauptaugenmerk liegt auf der Frau selbst.

Bei einem ganzheitlichen Ansatz werden Sie in die Lage versetzt, für sich selbst
zu sorgen, anstatt die Vorsorge lediglich über sich ergehen zu lassen. Es geht um
Gefühle und Beziehungen, die für Sie wichtig sind, und nicht nur um körperliche
Anzeichen. Und außerdem werden in Ihnen die Selbstwahrnehmung, das Selbstvertrauen und ihre eigene Stärke gefördert. Durch ganzheitliche Schwangerenvorsorge gewinnen Sie selbst Kraft.

Wesentlich für eine ganzheitliche Betreuung ist eine kontinuierliche Beziehung
zu wenigen Personen, die Sie gut kennenlernen können und die sich bei jedem
Termin genug Zeit lassen, um umfassende, genaue Informationen zu erhalten und
ein freimütiges Gespräch in einer Atmosphäre zu führen, in der Sie sich völlig
akzeptiert fühlen. Es geht hierbei wirklich um einen Austausch.

Ernährung

Alles, was Sie während der Schwangerschaft zu sich nehmen, sollte zu Ihrem
Wohlbefinden beitragen und gut für Sie und das Baby sein. Kaufen Sie Vollkornbrot
und -getreide, Obst und Gemüse (nach Möglichkeit frisch vom Erzeuger), und
zur ausreichenden Versorgung mit Vitamin C essen Sie täglich eine Mahlzeit
aus frischem Obst oder rohem Gemüse. Nehmen Sie bei jeder Mahlzeit Eiweiß
zu sich, entweder in Form von Fleisch oder Fisch, Milchprodukten (wie Käse,
Milch und Joghurt) in Form von Sojabohnenerzeugnissen (wie Tofu) oder einer
Mischung von Hülsenfrüchten (Erbsen, Bohnen oder Linsen) und Brot, Reis
oder Nudeln. Sorgen Sie für ausreichende Eisenzufuhr, indem Sie eisenhaltige
Nahrung essen: Grünes Blattgemüse und Eidotter sind gute Eisenlieferanten.
Verwenden Sie als Fett hauptsächlich Olivenöl, Sonnenblumenöl und andere
ungesättigte Fettsäuren enthaltende Öle, und genießen Sie Süßes durch den
Genuß von frischem oder getrocknetem Obst, anstatt ihren Nachtisch mit Indu-
striezucker nachzusüßen.

Alles, was Sie im Übermaß zu sich nehmen, ist nicht gut für Sie (es gibt
beispielsweise eine Karottenvergiftung, an der man sogar sterben kann). Und viele
sind aufgrund ihrer Eßgewohnheiten an den Herzkranzgefäßen erkrankt, unter
anderem wegen übermäßiger Mengen von Fleisch und Milchprodukten.

Wenn Sie Überlegungen zur Ernährung während der Schwangerschaft anstellen,
dann denken Sie vor allem an die Nahrungsmittel, die Sie am liebsten mögen.
Am besten schreiben Sie sie auf. Dann überprüfen Sie Ihre Liste daraufhin, ob
darunter welche sind, die Ihren Ernährungsansprüchen nicht genügen. Enthält

Ihre Liste minderwertige Nahrung? Sind viele künstliche Farbstoffe oder viele Konservierungsmittel darin enthalten? Viele leere Kalorien? Ist zuviel Fettes dabei? Es gibt Dinge, die man einfach gerne zwischendurch ißt, wie Popcorn und Chips; und Dinge, mit denen man sich verwöhnt, wie Sahnetorten oder Pralinen, Fertiggerichte zum Mitnehmen; Dinge, die einen an einem bitterkalten Tag innerlich wärmen: Kuchen, Krapfen oder heißer Pudding; und andere Köstlichkeiten wie Eis, die in der Hitze erfrischend sind. Wenn Sie besonders gerne Nahrungsmittel essen, von denen Sie wissen, daß sie nicht gut für Sie sind, dann schreiben Sie einmal auf, was sie besonders an diesen Dingen schätzen: daß sie salzig, knusprig, süß, weich, sättigend, schnell zuzubereiten oder billig sind oder daß Sie sie an zu Hause erinnern (oder an Rom, an Wien oder einen anderen Ort). Es gibt sicherlich Alternativen dazu, die ebensoviel Wohlbehagen in Ihnen auslösen können.

Wenn sie herausfinden, was Sie an den Nahrungsmitteln, die nicht so gut für Sie sind, so schätzen, dann überlegen Sie, wie Sie in gesünderen Lebensmitteln die gleichen Eigenschaften vorfinden können. Wenn Sie nicht kochen möchten, dann essen Sie eine Schüssel Rosinen mit Nüssen, beißen Sie in einen Apfel oder eine Banane, oder garen Sie eine Kartoffel im Mikrowellenherd. Wenn Sie Lust auf etwas Warmes, Sättigendes haben, dann ist ein Topf hausgemachter Suppe, die Sie schnell aufwärmen können, sehr viel nahrhafter und wahrscheinlich auch schmackhafter und sättigender als eine Kanne heißer Schokolade.

Gegen Ende der Schwangerschaft bekommen viele Frauen Verstopfung, und dem kann durch mehr Kohlehydrate begegnet werden, zum Beispiel durch Vollkornbrot und Müsli. Aber das wirkt sich nur aus, wenn Sie so wenig Fett wie möglich zu sich nehmen.

Trotz des häufigen Ratschlags, sich zur Vermeidung einer Präeklampsie salzlos zu ernähren, gibt es keine überzeugenden Beweise dafür, daß salzarme Kost auch wirklich diesen Effekt hat. Eine Untersuchung an 2000 Schwangeren, von denen die Hälfte ihren Salzkonsum einschränken und die anderen Salz ganz meiden sollte, ergab sich, daß es in der Gruppe, die etwas Salz zu sich nahm, viel weniger Frauen mit Präeklampsie gab.[7] Auch brauchen Sie nicht große Mengen eiweißhaltiger Nahrung in sich hineinzuzwingen, da eine übermäßige Eiweißzufuhr das Geburtsgewicht des Babys verringern kann.[8]

In einem Übersichtsartikel über all die vielen Untersuchungen über Ernährung in der Schwangerschaft kommt der Leiter des Epidemiologieprogramms des Forschungszentrums für menschliche Ernährung und Altern an der Tuft's University in Massachussets zu dem Ergebnis: »Es kann keine rationale Rechtfertigung dafür geben, Schwangeren entweder zu erlauben, daß sie hungern, oder ihnen Auflagen hinsichtlich ihrer Ernährung bzw. Eingriffe in die Zusammensetzung ihrer Ernährung aufzuzwingen.«[9]

Medikamente

Sie wissen wahrscheinlich, daß Sie während der Schwangerschaft nach Möglichkeit keine Medikamente nehmen sollten, wenn das nicht unbedingt nötig ist. Doch feste Regeln kann es hier nicht geben. Meistens geht es um eine Risikoabwägung der Vorteile gegenüber den Gefahren des Medikaments im Vergleich zu den Gefahren und Vorteilen, wenn eine Krankheit nicht medikamentös behandelt wird. Eine Schwangere kann an etwas erkranken, was für das Baby eine mögliche Gefahr darstellt. Dann ist die Behandlung der Krankheit eine vernünftige Entscheidung, auch wenn das mit einer Medikamenteneinnahme verbunden ist. Hohes Fieber zum Beispiel kann zu einer Fehlgeburt führen; wenn das Fieber nicht auf irgendeine andere Weise gesenkt werden kann, ist es wahrscheinlich sinnvoller, Aspirin oder Paracetamol zu nehmen.

Alle zusätzlichen Präparate einschließlich Vitamine und Mineralien sind Medikamente und können Ihren Organismus mit einem Vitamin oder Mineral überversorgen, was zu Mangelerscheinungen führen kann. Manche zusätzlichen Präparate wie die Vitamine A und D sind in hohen Dosen giftig. Vermeiden Sie deshalb Mega-Vitamine, und nehmen Sie keine zusätzlichen Vitaminpräparate und Mineralstoffe zu sich, außer Sie wissen, daß Sie unter Mangelerscheinungen leiden, die sich durch eine veränderte Ernährung nicht beheben lassen.

Nur weil ein Wirkstoff in wild wachsenden Pflanzen in der Natur vorkommt, ist er in der Schwangerschaft deswegen nicht unbedingt völlig unbedenklich. Heilkräuter sind sehr wirkungsvoll, aber auch sie können giftig sein. Die meisten Heilkräuter, die von anerkannten Heilkundigen verschrieben werden, sind sicher – achten Sie darauf, daß sie Mitglied in einem Berufsverband sind oder als Heilpraktiker für alternative oder ergänzende Medizin registriert sind. Solche Heilkräuter können Sie sehr dabei unterstützen, gesund zu bleiben und Schwangerschaftsbeschwerden entgegenzuwirken. Doch es gibt auch teratogene Heilkräuter, die zu Mißbildungen führen oder eine Fehlgeburt auslösen. Judy Priest[10] führt folgende Heilkräuter als gefährlich für alle auf, ganz gleich, ob schwanger oder nicht: Beinwell, Berberitze, Kreuzkraut (senetio jacobala), Gelbholzbaum (yanthoxylum americanum), übermäßiger Genuß von Ginseng, Frauenminze (chrysanthemum parthenium) und die Kerne von Aprikosen, Pflaumen und Pfirsichen.

Manche Heilkräuter erhöhen den Muskeltonus der Gebärmutter und können zu geburtswirksamen Wehen in der Eröffnungsphase verhelfen. Doch manche können, wenn sie in der Schwangerschaft in großen Mengen und von Frauen genommen werden, die besonders heftig darauf reagieren, zu einer Fehlgeburt beitragen. Deshalb ist es ratsam, Heilkräuter wie Frauenminze und Poleiminze (mentha pulegium) zu meiden.[11]

Wenn sie gesund sind, brauchen Sie wahrscheinlich keine Eisenpräparate. Eine vermehrte Blutmenge in der Schwangerschaft bewirkt eine Verdünnung des

Hämoglobins, und das führt oft zu einem relativ normalen Sinken des Hämoglobinspiegels im Blut um bis zu zwei Gramm pro Deziliter. Durch diesen natürlichen Prozeß wird der Blutfluß durch die Plazenta erleichtert. Wenn Ihr Hämoglobinspiegel nicht unter 11 Gramm pro Deziliter sinkt, besteht keine Notwendigkeit für Eisenpräparate.[12] Unnötiges zusätzliches Eisen kann Verstopfung hervorrufen, was zu Hämorrhoiden führen und Makrozytose auslösen kann, eine Vergrößerung der roten Blutkörperchen, die dann nicht durch die feinen Kapillaren hindurchfließen können, so daß der Blutfluß gehemmt ist.

Ende der 70er Jahre fand man heraus, daß ein Zusammenhang zwischen sehr hohen Hämoglobinwerten in der Schwangerschaft und geringem Geburtsgewicht besteht. Deshalb ist es ungünstig, die Hämoglobinwerte künstlich zu erhöhen, wenn nicht erwiesen ist, daß Sie wirklich anämisch sind.[13]

Es ist im Interesse der Pharmaindustrie, die Vitamine und Mineralstoffpräparate herstellen, einen möglichst hohen Absatz zu erzielen und ÄrztInnen davon zu überzeugen, daß ihre Patientinnen diese Präparate brauchen. Doch ist es durch nichts gerechtfertigt, daß Frauen sie routinemäßig verschrieben bekommen. Der Vitamin- und Mineralstoffbedarf wird am besten durch eine ausgewogene Ernährung gedeckt, die viel frisches Obst und Gemüse, Vollkornprodukte und Eiweiß in Form von Milch und Milchprodukten sowie Hülsenfrüchten und für Nichtvegetarier in Form kleiner Mengen Fleisch und Fisch enthält.

Körperübungen

Regelmäßige körperliche Übungen, die Ihnen wirklich Spaß machen, tragen dazu bei, ein positives Gefühl zu ihrem schwangeren Körper zu entwickeln; sie erhöhen Ihren Muskeltonus und regen den Kreislauf an.

Schwimmen ist ausgezeichnet, denn im Wasser, das Sie trägt, fallen Ihnen alle Bewegungen leicht. Auch Spaziergänge in frischer Luft auf dem Land oder im Park sind vorteilhaft. Viele Frauen machen Aerobik, doch sollten die Stunden immer auf Schwangere abgestimmt sein. Lassen Sie alle Bewegungen aus, bei denen Sie sich überlasten oder die schmerzen, und konzentrieren Sie sich statt dessen auf mühelose, fließende, rhythmische Bewegungen.

Wettkampfsport, bei dem Sie Anzeichen Ihres Körpers für Müdigkeit und Schmerzen übergehen könnten, weil Sie Ihr Gegenüber besiegen möchten, sind in der Schwangerschaft nicht empfehlenswert.

Es gibt eine Tanzart, die besonders günstig ist, nämlich Bauchtanz, und zwar die langsame, geschmeidige Version ohne schnelle Drehbewegungen. Ursprünglich wurde Bauchtanz in Nordafrika als Teil eines Fruchtbarkeitsrituals beim Übergang eines Mädchens zum Frausein gelehrt, und bei einer Geburt tanzten die anwesenden Frauen, indessen die Gebärende sich auf ähnliche Weise während der Wehen im Becken wiegte. Alle Bewegungen, die das Becken lockern, können die Drehung des kindlichen Kopfes und das Tiefertreten ins Becken unterstützen.

Es gibt eine Ausnahme. Wenn Sie die Mutterbänder gegen Ende der Schwangerschaft zu sehr dehnen, so daß Sie sich wie eine Puppe mit ausgekugelten Gelenken fühlen, Rückenschmerzen bekommen und oft stolpern, dann können extreme Beckenbewegungen, bei denen Sie ein Hohlkreuz machen, Ihren Zustand noch verschlimmern. Machen Sie nur solche Übungen, bei denen Sie die Gesäßmuskeln und Bauchmuskeln anspannen, langsam entspannen und wieder anspannen.

Auch Yogakurse für Schwangere sind vorteilhaft, denn Sie enthalten Übungen, die das Becken öffnen. Sie helfen Ihnen gleichzeitig, auf sehr angenehme Weise einen Ruhepunkt in sich zu finden. Das führt zu Selbstvertrauen und innerem Gleichgewicht.

Viele Vorbereitungskurse für eine aktive Geburt basieren auf Yogaübungen. Hier lernen Sie Bewegungen, die die Muskeldehnung fördern und Ihr Becken weiten, um dem Baby Platz zu schaffen. Sie üben eine Reihe aufrechter Haltungen und Bewegungen und finden heraus, wie Sie sich in den verschiedenen Positionen während der Geburt auf Ihren Partner stützen können. Wie bei Yoga fördern diese Übungen eine bessere Körperkoordination, stärken Ihr Selbstbewußtsein und bewirken eine innere Ausgeglichenheit.

Das beste an Körperübungen ist das gesunde innere Glühen und das Gefühl angenehmer Entspannung *danach*. Nehmen Sie sich Zeit, diesen Zustand zu genießen.

Ruhe und Entspannung

Am meisten können Sie Ihre Schwangerschaft genießen, wenn Sie sich Zeit nehmen können, um es sich gutgehen zu lassen und sich auszuruhen. Das bedeutet, daß Sie sich Dinge gönnen, die Sie wirklich gerne tun – Musikhören, Lesen, Träumen oder Faulenzen –, sich Raum schaffen ohne den Druck, ein Ziel erreichen, eine Erwartung erfüllen oder jemand anderem gefallen zu müssen.

Das ist sehr schwer zu verwirklichen, wenn Sie schon Kinder haben und ohne Hilfe zurechtkommen müssen, schwierig, wenn Ihr Partner Hausarbeit für unter seiner Würde hält und er angeblich nicht dafür geeignet ist, schwierig auch, wenn Sie im Berufsleben Ihre ganze Energie einsetzen müssen. Ihr eigenes Verantwortungsgefühl und die Schuldgefühle, die Sie haben, wenn Sie meinen, die Erwartungen anderer zu enttäuschen, halten Sie vielleicht davon ab, sich dieses kleine, private Refugium an Zeit und Raum zu schaffen, das ganz für Sie reserviert ist. Doch wenn Ihnen das *möglich* ist, »ruhen« Sie mehr in sich selbst und können sich besser entspannen und die Schwangerschaft genießen.

Ich erinnere mich an eine Kurzgeschichte, in der die Hauptperson Wehen hatte: »›Ich *muß*. Ich *muß* mich entspannen!‹, murmelte Sie verbissen.« Das Gefühl, daß Entspannung zwingend notwendig ist, daß etwas Schreckliches passiert, wenn es Ihnen nicht gelingt, sich zu entspannen, und daß Sie darum kämpfen müssen, ist der Entspannung gar nicht zuträglich und macht Sie noch angespannter. Entspannung ist etwas, worin Sie *schwelgen* können.

Wenn Sie Ihr Kind zu Hause oder in einem Geburtshaus zur Welt bringen, dann gehört Entspannung zur Grundlage Ihrer Vorbereitung. Sie bietet auch einen wichtigen Schutz gegen Belastungen in der Schwangerschaft und ist für die Zeit danach von unschätzbarem Wert. Sie werden Entspannung brauchen, damit die Milch fließt, und auch, um sich auf die neue Situation einzustellen, diesen gewaltigen Sprung in eine neue Lebensphase zu tun, die das Elternwerden bedeutet.

Am besten ist ein ruhiger Ort, an dem Sie ungestört sind und wo Sie sich ein angenehmes Lager bereiten können. Das kann in Ihrem Bett, im Badezimmer, im Garten, auf der Couch vor dem Kamin, am Meeresstrand oder auf einer Wiese sein. Jeder bequeme Platz ist geeignet, an dem Sie nicht durch das Telefon gestört werden oder durch jemanden, der etwas von Ihnen will, auch wenn es nur zehn Minuten sind. Bereiten Sie sich zunächst ein Nest mit Kissen, vielleicht auch in einem Sitzsack oder zwischen zusammengerollten Decken. Wenn Sie in der Badewanne sitzen, lehnen Sie sich gegen ein zusammengerolltes Handtuch oder eine Nackenstütze; wenn Sie in einem Sessel, am Boden oder im Bett sitzen, dann lehnen Sie sich entweder gut mit Kissen abgestützt zurück, oder legen Sie sich auf die Seite.

Legen Sie sich gegen Ende der Schwangerschaft nicht mehr flach auf den Rücken. Ihre schwer gewordene Gebärmutter würde auf die *vena cava*, die Hohlvene im unteren Teil Ihres Körpers drücken. Dadurch wird der Blutrückstrom zum Herzen behindert, so daß Ihnen übel und schwindelig werden und zudem der Blutfluß zur Plazenta und damit die Sauerstoffzufuhr zum Baby behindert sein könnte. Machen Sie es sich also entweder gut abgepolstert im Sitzen oder in der Seitenlage bequem, und stützen Sie Kopf und Nacken mit Kissen ab. In der Seitenlage tut ein Kissen unter dem oberen Knie gut; im Sitzen brauchen sie wahrscheinlich eines im Kreuz. Die ersten paar Male ist es am besten, wenn Sie sich das folgende langsam in angenehmer Tonlage von jemandem vorlesen lassen:

Beugen Sie Arme und Knie, und machen Sie sich breit. Nehmen Sie soviel Platz wie möglich ein. Lassen Sie mit einem langen Ausatem Spannung abfließen. Lassen Sie die Einatmung von selbst kommen. Saugen Sie die Luft dabei nicht ein. Lassen Sie die Luft von selbst in die Lunge einströmen. Es entsteht eine kleine Pause wie bei einem Wellenberg. Danach atmen Sie wieder aus und entspannen sich dabei, den ganzen Rücken abwärts bis in die Zehen hinein.

Nehmen Sie, während Sie dem Geräusch Ihrer Atmung lauschen, Ihren gesamten Körper wahr: Ihre Haut im Kontakt mit der Luft und den Stoff Ihrer Kleidung, die starken Muskeln darunter, die gewölbte Gebärmutter mit dem Baby, das sich darin bewegt, und das Blut, das durch Ihren Körper pulsiert.

Bleibt die Anspannung in manchen Körperteilen bestehen? Vielleicht möchten Sie eine bequemere Haltung einnehmen. Beugen Sie den Kopf leicht nach vorne, und machen Sie die Schultern rund. Wenn Ihre Position nicht völlig angenehm ist, dann dehnen Sie sich, und machen Sie es sich von Neuem bequem, oder rollen Sie sich wie ein Igel zusammen, und entfalten Sie sich dann langsam, bis Sie sich wohlfühlen.

Lauschen Sie auf Ihre langsamen Atemzüge, und entspannen Sie sich bei jedem Ausatem ein bißchen mehr. Genießen Sie Ihre Atmung, als würden Sie den Wellen am Strand zuhören. Konzentrieren Sie sich auf die Ausatmung, dann werden Sie bemerken, daß die Einatmung ganz von selbst kommt.

Damit Sie wirklich etwas von dieser Entspannung haben, ist tägliches Üben erforderlich, wobei Sie sich regelmäßig Zeit nehmen, um es sich gutgehen zu lassen. Ruhen Sie sich nach Möglichkeit nach dem Mittagessen oder abends nach der Arbeit aus. Doch selbst, wenn Ihnen nur morgens nach dem Aufwachen oder abends vor dem Einschlafen Zeit bleibt, oder wenn Sie wach werden, weil Sie zur Toilette müssen, und dann nicht gleich wieder einschlafen können, werden Sie durch zehn Minuten Entspannung die nötige Ruhe finden.

Atmung

Sie werden während der Geburt Ihren Atemrhythmus finden, ebenso wie Sie im Moment wissen, welche Atmung für Sie stimmt.

Wir reagieren mit unserer Atmung sofort auf unsere Gefühle. Wenn wir ängstlich sind, atmen wir unregelmäßig. Wir halten den Atem an, wenn wir uns erschrecken, und Schmerzen lassen uns nach Luft schnappen. Unter Streß atmen manche Menschen heftig und schnell und hyperventilieren dann. Hyperventilieren macht sich durch Kribbeln in den Fingern, einem tauben Gefühl um den Mund herum und Schwindel und Übelkeit bemerkbar. Eine Geburt ist sehr anstrengend, auch wenn es eine schöne, befriedigende Erfahrung ist. Deshalb ist es verständlich, daß viele Frauen zu heftig atmen und hyperventilieren, wenn die Wehen sehr heftig sind und schnell aufeinander folgen.

Machen sie sich während der Schwangerschaft mit Ihren eigenen Atemgewohnheiten vertraut, und achten Sie darauf, wie Sie mit Ihrer Atmung auf Emotionen reagieren. Wenn Ihnen das schwerfällt, bitten Sie Ihren Partner um Unterstützung. Gibt es Situationen, in denen Sie aus dem Takt kommen, den Atem anhalten oder zu heftig atmen?

Eine angespannte Atmung hat meistens mit den Schultern zu tun. Wenn Sie die Schultern loslassen, atmen Sie lockerer. Immer wenn Sie bemerken, daß Sie angespannt sind, dann atmen Sie aus, lassen Sie die Schultern sinken, und entspannen Sie sich. Ihre Atmung verändert sich dann sofort: Sie wird rhythmisch und gleichmäßig.

Wenn Sie sich in Ruhe entspannen, dann achten Sie dabei einmal auf Ihre Atmung. Atmen Sie langsam und gleichmäßig, so als ob Sie in Ihr Becken hineinatmen und das Baby mit Ihrer Atmung berühren würden. Bei dieser entspannten Atmung wird Ihr Kind oft sehr aktiv.

Während der Geburt helfen diese langen Atemzüge zu Beginn und am Ende jeder Wehe. Zu Beginn der Austreibungsphase können Sie wahrscheinlich während einer ganzen Wehe so atmen. Möglicherweise können Sie diese langsame, gleichmäßige Atmung die ganze Eröffnungsphase über beibehalten. Viele Frauen haben jedoch das Bedürfnis, schneller zu atmen, wenn die Wehen intensiver werden und dichter aufeinander folgen. Wenn es Ihnen so geht, dann lassen Sie Ihre Atmung schneller und *leichter* werden. Schnelles, tiefes Atmen führt zu Hyperventilation (mehr darüber auf Seite 147f.). Schnelles, *leichtes* Atmen auf dem Wehenhöhepunkt kann helfen, sich den Wehenspitzen anzupassen.

Bei den heftigsten Wehen ist es unmöglich, die Bauchdecke zu bewegen oder außer dieser Kraft irgendwelche anderen Empfindungen in Ihrem Becken wahrzunehmen. Das Zusammenziehen der längs verlaufenden Muskelstränge bewirkt ein Anheben der Bauchdecke, weil sich durch die Wehen der Gebärmutterfundus nach vorne neigt. Es kommt also zu einer großen Ausdehnung, so daß Druck auf das Zwerchfell ausgeübt wird. Vom Zwerchfell abwärts haben Sie das Gefühl einer einzigen großen Kontraktion. Lassen Sie Ihre Atmung wie Tanzbewegungen mitschwingen, und atmen Sie durch die leicht geöffneten Lippen, wobei Ihre Zungenspitze an den Zähnen des Unterkiefers ruht. Trinken Sie in den Wehenpausen Wasser in kleinen Schlucken, oder lutschen Sie Eisbröckchen, damit Ihr Mund nicht austrocknet. Vermeiden Sie es, nach Luft zu schnappen. Ihre Atmung sollte so leicht wie ein Flüstern sein. Wenn die Wehe dann ihren Höhepunkt erreicht hat und langsam schwächer wird, können sie wieder zur langsamen, tiefen Atmung übergehen. Vergessen Sie das nicht, denn Sie und Ihr Baby können den zusätzlichen Sauerstoff am Ende jeder Wehe gut gebrauchen. Außerdem hilft Ihnen die langsame Atmung, sich in den Wellentälern zwischen den großen Wehen völlig zu entspannen, um dann für die nächste Wehe erfrischt und gestärkt zu sein.

In Vorbereitungskursen wird Atmung häufig als festgelegte, mechanische Übungsfolge vermittelt. Wenn eine Frau ihr Kind in einer fremden Umgebung in der Klinik zur Welt bringt, wo sie nicht weiß, was mit ihr geschehen wird oder was ihr erlaubt ist und was nicht, können solche vorgegebenen Techniken als Ablenkung vom Schmerz und vor allem von einer bedrohlichen Umgebung hilfreich sein. Durch die Atemübungen ist sie beschäftigt und konzentriert sich auf etwas, womit sie sich selbst helfen kann. Ich habe Frauen gesehen, die ihren Blick auf einen Riß in der Decke fixiert und verzweifelt geatmet haben, als hingen Sie an einem Sicherungsseil über einem Abgrund. Sie hatten sich geistig völlig aus ihrer Umgebung zurückgezogen, hörten gar nicht mehr, was um sie herum gesprochen wurde und konnten Hilfe, die ihnen angeboten wurde, gar nicht mehr annehmen. Wenn Atmung auf diese Weise eingesetzt wird, wirkt sie als Barriere zur Umgebung.

Sie brauchen keine eingeübten, festgelegten Atemmuster, wenn Sie Ihr Kind zur Hause oder in einem Geburtshaus zur Welt bringen, wo Sie Ihre Betreuer schon gut kennen und keine Eingriffe zu befürchten haben.

Sobald Ihr Muttermund genügend weit offen ist und Ihr Körper bereit ist, das Baby nach unten zu schieben, verändert sich Ihre Atmung grundlegend. Sie halten dann unwillkürlich die Luft an; meistens beginnt das mit einem Gefühl, als hätten Sie einen Frosch im Hals. Das ist ein Zeichen, daß das Baby jetzt hinausdrängt, und Sie können ihm dabei helfen. Atmen Sie gleichmäßig weiter, wenn das noch geht. Versuchen Sie nicht, absichtlich die Luft anzuhalten, denn dadurch forcieren Sie das Tempo und bewirken unnötigen Druck auf den Beckenboden und das Dammgewebe.

Verspüren Sie dann den unwiderstehlichen Drang zum Mitschieben, lassen Sie den Unterkiefer locker, lassen Sie es zu, daß Sie sich *öffnen und ganz weit werden*, und atmen Sie wieder gleichmäßig, sobald der Preßdrang vorbei ist.

Der Kopf Ihres Babys schiebt sich immer weiter vor, bis Sie spüren, wie er gegen Ihren Damm drückt. Sie können die Hand ausstrecken und ihr Kind berühren. Von diesem Moment an kommt es darauf an, daß Sie Ihr Baby *ausatmen*, also nur mitschieben, wenn Sie gar nicht anders können. Ihre Gebärmutter macht die Arbeit für Sie. Wenn Sie in langen Seufzern durch den leicht geöffneten, ganz entspannten Mund atmen, hilft Ihnen das, Ihr Dammgewebe zu entspannen und es sich auffächern zu lassen, während der Kopf des Babys hindurchgleitet.

Der Kopf wird geboren und dreht sich. Sie schauen nach unten und sehen zum ersten Mal Ihr Baby im Profil. Dann gleiten die Schultern heraus, und oft folgt mit einer schnellen Bewegung wie bei einem Fisch, der aus dem Wasser springt, der ganze Körper nach, so daß Sie ihr feuchtes, warmes, zappelndes, wunderschönes Kind in ganzer Größe zu Gesicht bekommen.

Sich auf Ihr Baby einstimmen

Wenn eine Frau nicht möchte, daß Experten für sie die Geburt übernehmen, die ihre Geburt leiten und Entscheidungen treffen, ohne sie zu fragen, kommt es darauf an, daß sie Zugang zu ihren eigenen Gefühlen, zu ihrem Körper und dem Geburtsvorgang hat und in Kontakt mit ihrem Kind ist. Das kleine Menschenwesen wird von den gleichen Wellen der Energie, die durch ihren Körper fließt, ans Ufer des Lebens getragen, und es macht diese Erfahrung gemeinsam mit ihr.

Die Beziehung zu Ihrem Kind beginnt lange vor der Geburt Ihres Babys, lange bevor die ersten Wehen die Geburt ankündigen. Es kommt zu den ersten zaghaften Anfängen, sobald Sie ahnen, daß Sie wahrscheinlich schwanger sind. Und die Beziehung wird intensiver, wenn Sie den Bewegungen Ihres Kindes »lauschen« und sich ein Wechselgespräch zwischen der Welt draußen und der Welt in Ihrem Inneren entwickelt. Wenn Sie mit Ihrem Kind in der Gebärmutter in Kontakt sind,

»Dieses Kind scheint unsere gute Laune zu spüren. Wenn wir johlen und lachen, beginnt es, rhythmisch mit den Beinchen zu rudern. Es berührt mit den Füßen die Gebärmutterwand, so, als wollte es alles genau erforschen. Es gibt Zeiten, in denen sich das Baby wohl orientieren muß, dann stößt es sich erneut ab.«

stellt die Geburt lediglich eine Entwicklungsstufe einer Beziehung dar, die schon Wirklichkeit ist.

Das Baby wird nicht plötzlich durch die Geburt aktiv. Schon lange vor diesem Ereignis ist Ihr Kind ein komplexes menschliches Wesen mit koordinierten Körperfunktionen, das schon lern- und kommunikationsfähig ist.

Ein Baby reagiert schon sehr früh auf Berührung, wenn auch anfangs nur reflexhaft. In der 12. Schwangerschaftswoche strampelt es bereits, doch Sie bemerken das in dieser Zeit noch nicht, weil es noch zu winzig ist. Die ersten Bewegungen sind meistens zwischen der 17. und 20. Schwangerschaftswoche zu spüren. Das fühlt sich wie platzende Seifenblasen oder schnell umherschwimmende Elritzen an. Doch schon lange vorher kann das Baby komplizierte Bewegungen mit den Füßen ausführen, sie drehen, die Zehen einziehen und strecken und »Wassertreten«. In der 16. Woche streckt das Kind seine winzigen Hände aus, spürt das Wasser und erkundet den Raum innerhalb der elastischen Gebärmutterwände.

Im Ultraschall läßt sich erkennen, daß Babys oft schon am Daumen nuckeln, die Lust am Saugen ohne Nahrungsaufnahme ist also in der Gebärmutter schon deutlich ausgeprägt. Dadurch entwickelt sich die Koordination von Saugen und Schlucken für das spätere Trinken. Durch alle Bewegungen, die das Kind macht, wird der Muskeltonus gestärkt, ebenso wie regelmäßige Übungen bei Erwachsenen zur Muskelbildung und -stärkung beitragen.

Wie das Baby liegt

In den letzten Schwangerschaftswochen können Sie sicherlich die Lage Ihres Babys feststellen, indem Sie Beine und Körper ertasten. Wenn die Hebamme oder die Ärztin Ihre Gebärmutter abtastet, beginnt sie am Kopf des Kindes, doch für Sie ist es einfacher, bei seinen Füßen anzufangen, deren Umrisse so deutlich zu spüren sind, daß Sie fast meinen, die Schuhgröße des Babys bestimmen zu können. Beginnen Sie also dort, wo Sie einen kräftigen kleinen Fuß spüren können, tasten Sie mit Ihren Fingern die Beine entlang bis zum Po, und gleiten Sie dann die lange Rundung des Rückens hinauf.

Bei einer Geburt ohne Klinik hilft es Ihnen, wenn Sie wissen, ob Ihr Kind mit dem Kopf nach unten liegt, ob sich der Kopf ins Becken eingestellt hat und ob es mit dem Rücken nach vorne zeigt und sein Kopf gebeugt ist. Ist dem so, können Sie ganz zuversichtlich einer komplikationslosen Geburt entgegensehen.

Wenn sich das Baby mit dem Kopf nach unten in der Schädellage befindet, spüren Sie sein Strampeln im oberen Bereich der Gebärmutter. Ist der Kopf des Kindes oben, spüren Sie die harte Rundung des Kopfes unter Ihren Rippen, doch kann es sich auch um ein sehr großes Baby handeln, das mit dem Kopf nach unten liegt und seinen Po nach oben streckt.

Sobald sich der Kopf ins Becken gesenkt hat, kann sich Ihr Zwerchfell leichter nach unten ausdehnen, wenn Sie tief atmen. Wenn Ihre Blase gefüllt ist, dann kann der Kopf des Kindes so sehr dagegen drücken, daß Sie wie in den ersten Schwangerschaftswochen häufig auf die Toilette müssen. Das ist eines der Anzeichen dafür, daß der Kopf sich tief ins Becken gesenkt hat. Ein weiteres Zeichen ist ein Vibrieren und Beben in der Scheide. Dann benutzt das Baby Ihren Beckenboden als Trampolin, was kurze, scharfe Vibrationen wie bei einem elektrischen Schlag auslöst. Das zeigt, daß das Kind eine sehr günstige Lage eingenommen hat.

Liegt das Baby zu einem Ball zusammengerollt mit dem Rücken nach vorne (in der vorderen Hinterhauptslage), dann wölbt sich Ihr Nabel vor, und Sie können eine feste, melonenförmige Rundung am Vorderbauch wahrnehmen. Das ist der Rücken des Babys. Auch spüren Sie seine Füße an einer Seite unter Ihren Rippen. Sie spüren sein Strampeln auf der dem Rücken des Kindes gegenüberliegenden Seite.

Befindet sich das Baby noch nicht in der vorderen Hinterhauptslage, dann spüren Sie sein Strampeln an der gesamten Vorderseite, und um Ihren Nabel herum können Sie eine tellerförmige Vertiefung feststellen. Das ist ein Zeichen dafür, daß Ihr Kind sich in der hinteren Hinterhauptslage befindet: Sein Rücken zeigt zu Ihrer Wirbelsäule. Es sind starke Wehen nötig, damit sich das Baby in die günstigste Geburtsposition dreht. Freuen Sie sich darüber, wenn diese Wehen kommen, und stellen Sie sich auf eine lange Eröffnungsphase ein, in der Ihre Gebärmutter ihr Werk vollbringt. Es kann sein, daß Ihre Wehen mit heftigen Rückenschmerzen verbunden sind, weil Ihr Kind mit seinem harten Hinterkopf gegen Ihr Kreuzbein drückt. Besprechen Sie mit Ihrer Hebamme und Ihrer Geburtsbegleitung, wie Sie am besten damit umgehen.

Steißlage

Wenn Ihr Baby in den letzten Schwangerschaftswochen noch immer nicht mit dem Kopf nach unten liegt, dann können Sie versuchen, durch Beckenkippen seinen Po aus Ihrem Becken hinauszubefördern, so daß es sich kopfüber in die Schädellage dreht. Dabei muß Ihr Kopf tiefer als Ihr Becken liegen. Stützen Sie Ihr Becken entweder mit mehreren festen Kissen oder einem Sitzsack ab, der Kopf ruht dabei am Boden, oder Sie liegen mit dem Becken auf einem nicht zu hohen Sofa und stützen sich an dessen Seite am Boden ab. Beugen Sie sich dabei besser vornüber, als sich in die Rückenlage zu begeben, denn für das Baby ist es wahrscheinlich einfacher, sich an Ihrer Bauchdecke anstatt an Ihrem Rücken entlang zu bewegen. Schaffen Sie Ihrem Kind möglichst viel Bewegungsfreiheit, indem Sie die Knie weit spreizen und keinen Druck auf Ihren Bauch ausüben. Wenn Sie die richtige Haltung gefunden haben und sicher abgestützt sind, können Sie versuchen, Ihr Becken zu bewegen, um das Baby bei der Drehung zu unterstützen. Kreisende und wiegende Bewegungen sind günstig. Wirksamer ist das wahrscheinlich zu einem Zeitpunkt, zu dem Sie wissen, daß Ihr Kind wach ist und sich viel bewegt. Diese Haltung würden Sie wahrscheinlich keinesfalls zur Entspannung einnehmen, doch versuchen Sie trotzdem, sich zu entspannen, wenn Sie sich einigermaßen bequem eingerichtet haben, und atmen Sie in langen Atemzügen langsam tief ins Becken, wobei Sie bei jeder Ausatmung die Bauchmuskeln lockern.

Es erfordert weitere Untersuchungen, um festzustellen, ob die kniende, vornübergebeugte Haltung wirklich wirkungsvoll ist. Manche Babys drehen sich, doch kurz darauf nehmen sie wieder die vorherige Lage ein. Andere bleiben in der Steißlage. Wenn sich Ihr Kind gegen Ende der Schwangerschaft jedoch immer noch in der Steißlage befindet, dann sollte diese Haltung Ihnen einen Versuch wert sein, und zwar am besten 15 Minuten lang zwei- oder dreimal am Tag.

Stellen Sie einen Geburtsplan auf

Wenn Sie Ihre Vorstellungen über die Geburt mit den Personen besprechen, die Sie dabei betreuen, hilft Ihnen das, sich darüber klarzuwerden, was für Sie am wichtigsten ist, und Ihre Hebamme oder Ihre Ärztin erfährt mehr über Ihre Bedürfnisse.

In der Klinik kommt es häufig vor, daß das Personal Geburtspläne als Bedrohung erlebt, wenn ängstliche Frauen, die befürchten, daß ihre Zustimmung zu den Eingriffen, die während der Geburt an ihnen vorgenommen werden, nicht eingeholt werden könnte, unter dieser Bedingung ihren Geburtsplan zusammengestellt haben. Ich habe gehört, wie ein Gynäkologe einen solchen Geburtsplan als »Waffe« bezeichnet hat, die zur Manipulation des Fachpersonals eingesetzt wird; ein Psychotherapeut beschrieb ihn als »Übergangsobjekt« wie die Kuscheldecke.

Ein Geburtsplan, den eine Frau aufgestellt hat

Ich möchte

- ☐ so lange wie möglich umhergehen,
- ☐ während der Wehen aufrecht stehen oder hocken,
- ☐ in der Preßphase selbst herausfinden, welche für mich die leichteste und am besten geeignete Position ist,
- ☐ das Baby mit meinem Mann zusammen zur Welt bringen und ihn nicht nur als geduldeten Zuschauer dabeihaben,
- ☐ zu meiner Beruhigung mit einer meiner besten Freundinnen zusammensein, die selbst zwei Kinder hat,
- ☐ daß die ganze Geburt von derselben Hebamme betreut wird: von einer Hebamme, die mich während der Vorsorge betreut hat, der ich vertraue und zu der ich eine persönliche Beziehung habe,
- ☐ keine Medikamente bekommen.

» ›Geburtsplan?‹, meinte die Ärztin. ›Was wollen Sie denn damit?‹ Ich erklärte es ihr. ›Was wollen Sie denn nicht, meine Liebe?‹, fragte sie. Ich sagte ihr, daß ich möglichst keinen Dammschnitt möchte. Sie war mit ihren eigenen Berechnungen beschäftigt. Plötzlich teilte sie mir mit, daß ich sofort in die Klinik eingewiesen werden müsse, weil das Baby zwei Wochen lang nicht gewachsen sei. Die Geburt würde wahrscheinlich noch am selben Nachmittag eingeleitet werden. Das war es dann wohl mit meinem Geburtsplan.«

» ›Stellen Sie einen Geburtsplan auf?‹, fragte mich die Hebamme und meinte: ›Ich halte viel davon. Wir müssen über die Möglichkeiten sprechen, wie Sie mit den Schmerzen umgehen wollen, damit ich Ihnen helfen kann. Ich glaube, daß wir ähnliche Vorstellungen haben, doch ein Vertrauensverhältnis zwischen uns bedeutet nicht, daß konkretes Wissen darüber, was Sie wollen, überflüssig ist.‹«

Wenn Sie Ihr Kind nicht in der Klinik bekommen, ist der Geburtsplan ein wichtiges Verständigungsmittel zwischen Ihnen und Ihren Betreuerinnen; er ist Bestandteil der Beziehung, die zwischen Ihnen entsteht. So sollte es auch in der Klinik sein, doch ist das oft nicht der Fall. Selbst wenn Sie dazu ermuntert werden, einen Geburtsplan anzufertigen, besteht in der Klinik ein weiteres Problem darin, daß die Person, mit der Sie alles besprochen haben, wahrscheinlich nicht die ganze Geburt über bei Ihnen sein wird, so daß ein schriftlicher Geburtsplan wie eine Aufzählung von Forderungen erscheint, die Sie einer Fremden in die Hand drücken. Ein verärgerter Klinikverwalter meinte: »Das gibt es in keinem anderen Bereich der Medizin und in keinem anderen Fachgebiet, daß die Klienten den Experten weitreichende Restriktionen auferlegen und ihnen vorschreiben, wie sie ihre Arbeit zu verrichten haben.« Doch bei einer Geburt ohne Klinik ist es selbstverständlich, daß die Gespräche mit Ihren Betreuungspersonen und die Entscheidungen, an denen Sie beteiligt sind, zu dem wichtigen Prozeß gehören, sich gegenseitig kennenzulernen, damit sich bis zum Zeitpunkt der Geburt ein Verständnis entwickelt, das tiefer geht als Worte.

Besprechen Sie mit Ihrer Hebamme oder Ihrer Ärztin bzw. dem Hebammenteam, von dem Sie betreut werden, wie Sie sich Ihre Betreuung wünschen, wer bei der Geburt dabei sein soll, welche Rolle Ihr Mann dabei voraussichtlich einnehmen wird, wie Sie sich den Umgang mit dem Neugeborenen vorstellen und welche deutlichen Hoffnungen Sie mit dieser Geburt verbinden. Überlegen Sie sich, welche Eingriffe Sie möglichst vermeiden möchten und welche alternativen Möglichkeiten zum Umgang mit Schwierigkeiten Sie akzeptieren. Sprechen Sie über Haltungen und Bewegungen, nach denen Ihnen der Sinn steht, und wie Sie dabei körperlich unterstützt werden können, ob Sie in die Badewanne oder ein Wasserbecken steigen möchten und wie Sie zum Dammschnitt, zum Abklemmen und Durchtrennen der Nabelschnur und zur Vorgehensweise in der Nachgeburtsphase eingestellt sind. Schreiben Sie dann auf, zu welchen Ergebnissen Sie bei den wichtigsten Themen gekommen sind – möglichst auf ein einziges Blatt Papier. Fragen Sie Ihre Hebamme, was Sie davon hält. Fertigen Sie eine Kopie für Ihre Unterlagen an. Wenn dann die Person, von der Sie erwartet haben, daß sie Sie betreut, nicht dabei sein kann, ist ein solcher Geburtsplan von unschätzbarem Wert und gibt klare Auskunft über Ihre Wünsche.

Der Geburtsort

Sie und Ihr Partner haben sicherlich den Wunsch, sich den Platz für die Geburt selbst zu gestalten. Das ist kein neuer Trend und sicherlich keine exzentrische Laune gebildeter Mittelschichtpaare. Es geht quasi um »Nestbau«. Andere Säugetiere und Vögel kleiden das Nest mit weichem Heu oder Moos aus, und in den meisten Kulturen statten die Mutter und ihre Helferinnen ein besonderes Zimmer dafür aus.

Die Geburtshütte der Maori wurde als »das Nesthaus« bezeichnet, und von alters her bauten Frauen in Nord- und Südamerika ihre eigenen Geburtshütten, die oft nahe am Wasser lagen, damit Sie nach der Geburt ein Bad nehmen konnten. Der Platz, wo das Baby zur Welt kommen sollte, war immer so gestaltet, daß es dort weich und warm war. Die Kwakiutl in Britisch Kolumbien gruben eine flache Grube, die sie mit weicher Zedernrinde auskleideten, und die Pima im amerikanischen Südwesten legten ihre Geburtsvertiefungen mit weichem Kaninchenfell aus. Es ist Teil der Kultur der Menschheit, den Geburtsort so angenehm wie möglich zu machen. Das tritt heutzutage oft in den Hintergrund, weil davon ausgegangen wird, daß die Gestaltung dieses Platzes sich nach den Bedürfnissen des Personals, das die Geburt leitet, und nicht nach jenen der Mutter richten sollte, und daß es sich lediglich um Zugeständnisse handelt, wenn eine Frau diesem Platz ihren persönlichen Anstrich verleihen darf.

Wie Sie Ihren Platz vorbereiten

Dinge, die Sie für eine Geburt außerhalb der Klinik möglicherweise bereitlegen möchten:

- [ ] Sitzsäcke oder große Sitzkissen
- [ ] Fotoapparat
- [ ] genügend Filme, auch hochlichtempfindliche, wenn Sie kein Blitzlicht benutzen wollen
- [ ] Binden, möglichst groß
- [ ] Pyjamaoberteile aus Baumwolle, kurze Nachthemden oder weite T-Shirts
- [ ] Waschlappen
- [ ] Badezeug, damit Ihre Geburtsbegleitung mit Ihnen unter die Dusche oder in das Wasserbecken gehen kann, wenn Sie das möchten
- [ ] Socken gegen kalte Füße
- [ ] Still-BHs
- [ ] zwei kleine Naturschwämme (einer liegt im kalten Wasser, am anderen können Sie saugen)
- [ ] eine kleine Pumpensprühflasche, in die Sie eiskaltes Wasser füllen, um Ihr Gesicht damit zu benetzen
- [ ] zerkleinerte Eiswürfel zum Lutschen
- [ ] Musikkassetten und Kassettenrekorder
- [ ] Kerzen und Streichhölzer
- [ ] Eau de Cologne
- [ ] Kamm und Bürste und Haargummis oder Spangen, damit Ihnen die Haare nicht ins Gesicht fallen
- [ ] ätherische Öle
- [ ] Bücher und Zeitschriften
- [ ] ein Imbiß für Ihre Geburtsbegleitung und die Hebamme
- [ ] Honig, traubenzuckerhaltige Getränke oder Kräutertee

- ☐ Trinkhalme mit Knick
- ☐ mit Tuch umwickeltes Nudelholz oder Massageroller zur Rückenmassage
- ☐ ein Bild, eine Fotografie oder eine Plastik, um Ihre Augen darauf ruhen zu lassen
- ☐ Sekt oder andere Getränke und Speisen zum Feiern nach der Geburt

Wenn Sie nicht Zuhause gebären

- ☐ Reservekanister mit Sprit, falls der Tank leer ist
- ☐ Münzen oder Telefonkarte
- ☐ Telefonliste
- ☐ Babykleidung und Kleidung für die Mutter

Für die Hausgeburt

(Einiges davon bringt vielleicht die Hebamme mit.)

- ☐ zwei Eimer, einen, um sich daraufzusetzen, und einen zum Putzen
- ☐ neue Nagelbürste
- ☐ Müllbeutel
- ☐ Bettunterlagen, um darauf zu sitzen (nützlich, wenn die Fruchtblase platzt oder wenn beim Abgehen des Schleimpfropfs viel Ausfluß entsteht und auch für nachher, damit die Matratze geschützt ist)
- ☐ frisches Bettzeug
- ☐ Flasche mit Desinfektionsmittel
- ☐ Schüssel für die Plazenta
- ☐ transportable Lampe
- ☐ große Frotteetücher (eines für Sie, eines für das Baby, eines für die Hebamme)
- ☐ Folie für die Matratze
- ☐ Baufolie für den Teppich
- ☐ zusätzliche Heizmöglichkeit bei Kälte, Ventilator bei Hitze
- ☐ Tiefkühlerbsen für kalte Kompressen
- ☐ kleine Wärmflasche für heiße Kompressen
- ☐ ein Wasserbecken, oder wenn kein Wasserbecken zur Verfügung steht und Sie ganz mit Wasser bedeckt sein möchten, Knetmasse, um den Überlauf zu verschließen

Die Instrumente der Hebamme oder Ärztin

Wochenbettpackung; Blutdruckmeßgerät; Hörrohr oder Dopton; Uristeststreifen; Lokalanästhetikum und Spritzen; Scheren; Nähmaterial, falls der Damm verletzt wird; Absauggerät, um gegebenenfalls die Atemwege des Babys freizumachen; Ausrüstung zur Wiederbelebung, falls das Baby Unterstützung bei der Atmung braucht; Infusionsgerät für den Fall starker Blutungen; Syntometrin und Spritzen, falls die Gebärmutter bei der Loslösung der Plazenta zu Kontraktionen angeregt werden muß.

Wenn Sie in ein Geburtshaus gehen, nehmen Sie Gegenstände mit, um das Zimmer persönlich zu gestalten: ein Bild, ein Foto, vielleicht eine Pflanze oder ein Mobile. Bringen Sie hingegen Ihr Kind zu Hause zur Welt, dann suchen Sie sich vielleicht ein kleines, eher dunkles Zimmer aus, wo Sie abgeschieden sind. Das muß nicht das Schlafzimmer sein, auch wenn ein großes Doppelbett wunderbar ist, in dem die ganze Familie gleich nach der Geburt Platz hat. Falls Sie einen Garten haben, möchten Sie vielleicht auch manchmal draußen sein und sich an einem Baum abstützen, wenn eine Wehe kommt. Sicherlich möchten Sie sich auch die Vorteile des Wassers zunutze machen – in der Badewanne, unter der Dusche oder einem speziellen Wasserbecken für die Geburt (auf Seite 206 finden Sie eine Adresse, wo Sie sich erkundigen können). Wollen Sie, daß Ihr Partner auch mit ins Wasser steigt? Vielleicht ändern Sie Ihre Meinung, wenn die Geburt begonnen hat, doch zumindest können Sie Vorkehrungen für verschiedenen Möglichkeiten treffen und verschiedene Haltungen und Bewegungen im Wasser ausprobieren.

»Wenn man müde ist und alles wehtut, möchte man als allererstes in die Badewanne. Deshalb habe ich mir ein Wasserbecken für die Geburt ausgeliehen.«

Das Wasserbecken für die Geburt

Zum Aufstellen eines Wasserbeckens ist wohl ein Zimmer im Erdgeschoß, das eine Tür zum Garten hat und an einen abgedunkelten, gemütlichen Raum angrenzt, am besten geeignet. Dorthin können Sie sich von allen Anforderungen der Außenwelt zurückziehen und sich ganz und gar Ihren Empfindungen überlassen. Bei warmem Wetter können Sie die Eröffnungsphase zum Teil an der frischen Luft verbringen, sich in Ihr Mutterschoß-Zimmer zurückziehen oder sich im Wasserbecken treiben lassen. Es kommt darauf an, daß Sie sich innerhalb dieser verschiedenen Bereiche frei bewegen und nicht auf eine Wassergeburt fixiert sind.

Wenn Sie das Wasserbecken in einem oberen Stockwerk aufstellen wollen und der Zimmerboden aus einer Holzkonstruktion besteht, dann vergewissern Sie sich bei dem Verleiher des Beckens oder einer Baufirma, ob der Boden das Gewicht des mit Wasser gefüllten Beckens trägt. Es wiegt ca. eine Tonne.

Das Becken hat einen Schlauch für den Abfluß und einen für den Zufluß, der fest mit der Wasserleitung verbunden werden kann. Es dauert eine gute Stunde, bis das Becken gefüllt ist. Sie können jederzeit Wasser ablassen und frisches Wasser hinzulaufen lassen. Damit sich die Schläuche nicht durch die ganze Wohnung schlängeln, empfiehlt es sich, das Becken möglichst nahe bei der Wasserleitung oder dem Bad aufzustellen. Überlegen Sie sich, wo das abfließende Wasser hingeleitet werden soll – vielleicht direkt ins Abwasser oder in den Garten. Wenn das Becken eine elektrische Pumpe hat, kann es sehr viel schneller entleert werden. Günstig ist es, wenn heißes Leitungswasser zur Verfügung steht. Vielleicht können Sie den Thermostat höherstellen, aber berücksichtigen Sie, wenn Kinder im Haus sind, daß diese sich verbrühen könnten. Manche Becken sind mit Heizung, ähnlich wie bei einem Aquarium, ausgestattet. Sie können zwar eine angenehme Wassertemperatur aufrechterhalten, sind aber nicht leistungsstark genug, um kaltes Wasser genügend aufzuheizen. Vielleicht behagt Ihnen ein Heizgerät im Becken gar nicht, während Sie sich darin aufhalten. Das Becken sollte eine Kunststoffummantelung haben, die auch ohne Heizung die Wassertemperatur hält, so daß das Wasser acht bis zehn Stunden warm bleibt.

Stellen Sie das Becken etwas zehn Tage vor dem errechneten Termin auf, und nutzen Sie es zur Entspannung und um sich positiv auf die Geburt einzustimmen. Wasser tut gut bei Rückenschmerzen, die gegen Ende der Schwangerschaft auftreten können, und ist angenehm, wenn Sie immer wieder schmerzhafte Vorwehen haben oder sich der Geburtsbeginn hinzieht. Leeren Sie das Becken ungefähr alle 24 Stunden aus, und lassen Sie frisches Wasser einlaufen. Das Wasser läßt sich leicht mit einem Plastiksieb sauberhalten.

Das Wasser braucht nicht sehr heiß zu sein. Körpertemperatur genügt, doch das Zimmer sollte gut geheizt sein, damit das Baby nach der Geburt nicht auskühlt und Sie es noch im Becken im Arm halten können. Es kann sein, daß Ihnen in der Austreibungsphase sehr heiß wird, und dann ist kühles Wasser angenehm. Es hilft Ihnen auch, Ihre Energie zu mobilisieren, um das Kind hinauszuschieben (kühles Wasser wirkt anregend auf den Drang zum Mitschieben).

Heben Sie bei der Geburt zumindest den Kopf des Babys aus dem Wasser. Zwei Kinder starben, weil sie unter Wasser gelassen wurden, als seien sie Fische und keine Menschenwesen. Wichtig ist, daß sich dem Baby liebevolle Arme entgegenstrecken, um es willkommen zu heißen. Bei der Geburt gleitet das Kind aus Ihrem Körper heraus, spürt die weiche Berührung des flüssigen Elements und wird mit einer leidenschaftlichen, sanften, jubelnden Umarmung willkommen geheißen, wenn es den ersten Atemzug tut und sich seine Lunge entfaltet. Das alles gehört zum Ablauf, der seinen Höhepunkt erreicht, wenn eine Baby von seiner Mutter in den Armen gehalten wird und ihr zum ersten Mal in die Augen schaut.

Für Geborgenheit und die richtige Atmosphäre sorgen

Wenn Sie keine Wassergeburt planen, dann stellen Sie einen Schemel oder einen Sitzsack bereit, oder legen Sie auf den Rand eines stabilen Eimers ein zusammengerolltes Frotteetuch, um sich in der Hocke darauf abzustützen. Die vornübergebeugte Haltung mit gebeugten Knien läßt sich auf der Treppe oder mit einem Fuß auf einem kleinen Schemel oder auch mit ein paar Lexikonbänden am leichtesten einnehmen. Am besten ist ein Schemel geeignet, wie es sie für Kinder gibt, damit Sie ans Waschbecken oder auf das Toilettenbecken kommen. Das Treppengeländer oder der Handtuchhalter im Bad haben vielleicht genau die richtige Höhe, um sich in der Hocke daran festzuhalten. In ländlichen Gegenden Afrikas halten sich die Frauen im Knien oder in der Hocke oft am Hauspfosten fest, der das Dach abstützt. Bei der Geburt meines ersten Kindes hockte ich mich spontan hin und hielt mich an den schweren voluminösen Beinen eines viktorianischen Tisches fest. Es war ein ziemlich scheußliches Möbelstück, doch sehr stabil und solide und genau das Richtige für diesen Zweck.

Überlegen Sie zusammen mit Ihrem Partner die richtige Beleuchtung. Lampen mit Dimmer sind sehr angenehm. Hätten Sie gerne Kerzenlicht? Wenn Ihre Geburtshelferin eine gute Beleuchtung für den Dammbereich braucht, um genau zu sehen, was vor sich geht, überlegen Sie, wie sich das bewerkstelligen ließe. An einem schönen Tag wünschen Sie sich vielleicht ein sonnendurchstrahltes Zimmer, oder Ihnen ist es lieber, wenn durch die Vorhänge oder die Jalousie sanftes Licht hereinfällt.

Denken Sie auch darüber nach, wie Sie das Zimmer gut heizen und lüften können. Während der Wehen möchten Sie es wahrscheinlich angenehm warm haben. Im Winter wollen Sie es sich vielleicht gerne auf einem Kaminvorleger oder einer Couch vor dem offenen Feuer bequem machen, im Sommer in einem Zimmer, das in den Garten führt. In der Austreibungsphase kann Ihnen sehr heiß werden, und dann ist es Ihnen wahrscheinlich am liebsten, wenn die Fenster weit offen sind oder ein Ventilator vorhanden ist. Das Baby kommt aus einer Treibhausatmosphäre in Ihrem Körper und möchte nach der Geburt von Wärme umfangen sein, deshalb ist ein zusätzliches Heizgerät ratsam, wenn die Geburt unmittelbar bevorsteht.

Überlegen Sie gemeinsam, welche Gegenstände Sie gerne um sich herum hätten. Sie sollen Ihnen Geborgenheit vermitteln und Sie dabei unterstützen, die Vorgänge in Ihrem Körper in positive Bilder und Vorstellungen umzusetzen. Wenn Sie gerne Musik im Hintergrund hören würden, können Sie das gemeinsam vorbereiten. Das Anhören dieser Musik bei Ihren Übungen hilft Ihnen beim Loslassen, denn Sie verbinden sie dann mit völliger geistiger und körperlicher Entspannung. Bei den Klängen, die Sie wählen, muß es sich nicht unbedingt um Musik handeln. Sie können auch die Vogelstimmen in der Morgendämmerung aufnehmen oder die Meeresbrandung. Eines meiner Kinder wurde beim Gesang einer Amsel geboren, die vor meinem Schlafzimmerfenster im Apfelbaum zwitscherte. Das war ein äußerst beruhigendes, fröhlich stimmendes Geräusch, und ich hatte das Gefühl, daß die Natur mich dabei unterstützte, damit das für uns alle eine schöne Geburt würde.

Falls Sie Düfte lieben, gibt es eine Vielzahl von Aromatherapieölen, und vielleicht mögen Sie auch Duftkerzen, Lavendelsträuße oder Blumen im Zimmer haben. Bei der Geburt meines vierten Kindes stand mein Schlafzimmer voller Hyazinthen, und ich verbinde den berauschenden Duft von Hyazinthen mit dieser Geburt.

Geburtsbilder

Ein wichtiger Bereich Ihrer Geburtsvorbereitung hat nichts mit Übungen oder Informationen zu tun: Es geht einfach nur um das Tagträumen.

Wenn Sie sich entspannen und sich auf positive vorgestellte Bilder von der Geburt konzentrieren, erschließen Sie sich Möglichkeiten für eine umfassendere und tiefere Erfahrung. Es sollte sich dabei immer um realistische Bilder handeln, die auf dem Wissen beruhen, daß eine Geburt anstrengend ist und die Kräfte der Gebärmutter ehrfurchterregend sind, daß es gewöhnlich wehtut, wenn sich der Muttermund ganz und gar weitet und daß ein unglaubliches Druckgefühl in Ihrer Scheide entsteht, wenn der Kopf des Babys hindurchgleitet. Sie können sich auf diese Empfindungen in positiver Weise einstellen, indem Sie sie akzeptieren und bejahen.

Die Worte, die Sie dabei verwenden, sind wichtige Elemente dieser vorwegnehmenden Phantasien. Sprache ist niemals neutral. Sie stellt eine Sicht der Welt dar. Viele der Ausdrücke, die wir im Zusammenhang mit Schwangerschaft und Geburt verwenden, sind nicht nur von Männern geprägt, sondern zudem medizinisch. Eine Frau ist eine »späte Erstgebärende« oder eine »Risikoschwangere«. Ihr Becken ist noch nicht »geburtserprobt«. Die Namen von Ärzten sind mit Vorgängen im Körper der Frau verbunden, als hätten diese Mediziner sie selbst erfunden. Die Wehen gegen Ende der Schwangerschaft werden als »Braxton-Hicks-Kontraktionen« bezeichnet. Die Eröffnung des Muttermundes erfolgt nach der »Friedman-Kurve«. Die Verwendung der medizinischen Sprache erlegt Ihnen selbst eine medizinische Sicht der Geburt auf. Manchmal sind die medizinischen Fachausdrücke die einzigen Begriffe, die es gibt. Aus diesem Grund müssen wir sie in Frauensprache übersetzen und Worte finden, die für uns unmittelbare Bedeutung im Zusammenhang mit unseren eigenen Gefühlen und den Ausdrucksmöglichkeiten unseres Körpers haben.

Ihr Becken zum Beispiel ist nicht nur ein anatomisches Gebilde, ein Stück Architektur, durch das der Fötus hindurchgeschoben wird. Probieren Sie in Gedanken daran Bilder und andere Vorstellungen aus, die Ihnen eine dynamischere Sichtweise ermöglichen. Wenn Sie sich mit Ihrem darin zusammengekuschelten Baby im Becken wiegen, ist Ihr Becken eine Wiege. Wenn Sie singen, summen oder Laute von sich geben, ist es ein Resonanzkörper. Manchmal kommt es Ihnen vielleicht wie eine geheimnisvolle Höhle vor oder wie eine Schatztruhe, in der die Kraft der Gebärmutter gut aufgehoben ist. Im Becken der Frau ereignen sich Ebbe und Flut des Menstruationszyklus, und wenn es soweit ist, ereignet sich dort das Mysterium der Geburt. Sie können sich Ihre eigenen Bilder entwerfen. Sie brauchen nicht auf Vorgefundenes zurückzugreifen. Die vorwegnehmenden Phantasien aufgrund sensorischer Erfahrungen brauchen nicht unbedingt visueller Natur zu sein. Es kann sich auch um Begriffe aus der Musik handeln mit Vorstellungen über Kadenzen, Harmonie, Rhythmus und das Eingestimmtsein auf Ihren Körper.

Diese Bilder können auch taktile Vorstellungen sein. Spüren Sie die Bewegungen des Babys in sich, ist das eine intensive und oft sehr überraschende Berührung. Wenn sich Ihre Gebärmutter zusammenzieht und das Kind tiefertritt, um auf die Welt zu gelangen, spüren Sie einen intensiven Druck, Ihre Fruchtblase platzt dann vielleicht mit einem sanften Fließen. Sie nehmen wahr, wie der feste Kopf des Babys kompakt und rund wie eine Grapefruit nach unten gleitet, und spüren die prickelnde, pochende Hitze, sobald der Kopf durchtritt. Wenn der Kopf zum Vorschein kommt und Sie die Hand ausstrecken, um ihn zu spüren, berühren Ihre Finger das weiche, nasse Haar, und Sie sind verwundert über das kleine Wesen, das so lange ein Teil von Ihnen war und jetzt aus Ihrem Körper heraus doch als ein von Ihnen verschiedenes Wesen zur Welt kommt.

Auch Bewegungsvorstellungen können auftauchen. Ihre Atmung ist wie ein Tanz, Sie schwingen sich auf die Wehen ein, schwimmen mit der Wehe mit, wenn diese ihren Höhepunkt erreicht, oder tauchen darunter hindurch wie durch eine hohe Meereswelle. Sie werden getragen, reiten auf der Welle, gleiten das Wellental hinab und springen ins Leere. Niemals werde ich eine Frau in Israel vergessen, die beim Intensiverwerden jeder Wehe ausrief: »Tore Jerusalems, öffnet euch für mich!« Für Sie kam durch diese intensive Vorstellung, am deutlichsten das Gefühl zum Ausdruck, wie sich ihr Körper bei der Geburt weit öffnete.

Vorstellungen, die für Sie wahrscheinlich am hilfreichsten sind, enthalten Verben der Aktivität, wie sich öffnen, loslassen, weit aufmachen, sich entfalten und auffächern. Wenn eine Wehe auf die andere folgt, bekommen Vorstellungen, die Assoziationen mit Kraft, Energie, Stärke und vielleicht Sturm und sogar Wirbelwind auslösen, einen Sinn, außerdem Phantasien über Wellen und Wasser, Verben wie strömen, zusammenfließen, fluten, ansteigen, sprudeln. Auf der ganzen Welt verwenden Frauen in den verschiedenen Kulturen bildliche Vorstellungen von reifen Früchten und vom Kopf des Babys als harte Knospe mitten in den Blütenblättern einer aufblühenden Blume.

Wenn Sie etwas über Geburt lesen und immer dann, wenn Sie Zeit haben, um sich zu entspannen und sich Phanatasievorstellungen hinzugeben, lassen Sie Ihre eigenen Bilder und Träume entstehen, die allen Empfindungen bei der Geburt eine positive Bedeutung verleihen. Das ermöglicht Ihnen, ein Abenteuer ganz und gar zu genießen, das zu den aufregendsten, intensivsten und befriedigendsten Erfahrungen in Ihrem Leben gehört.

7

Ihre Geburtsbegleitung

Die Geburt gemeinsam mit einem Menschen zu erleben, der Ihnen nahesteht,
gibt Ihnen Kraft und Zuversicht.
Wenn Sie Ihr Kind zu Hause zur Welt bringen,
wird das wahrscheinlich Ihr Partner sein,
weil die Geburt als natürliches Ereignis im Verlauf Ihrer Beziehung
ein wesentlicher Bestandteil Ihres gemeinsamen Lebens ist.
Wenn Sie zur Geburt in ein Geburtshaus gehen,
wünschen Sie sich vielleicht,
daß Ihr Partner als dieser ganz besondere Mensch in Ihrem Leben dabei ist,
oder aber Sie wünschen sich jemand anderen an Ihrer Seite,
eine vertraute Freundin oder eine Verwandte.

Geburtsängste von Männern

In der Vergangenheit haben sich Männer sowohl körperlich als auch emotional von der Geburt ferngehalten. Etwas anderes galt als »unmännlich«. Die Männer gingen im Korridor auf und ab, während ihre Frau das Kind zur Welt brachte. Sie hockten im Wartezimmer für Väter und rauchten eine Zigarette nach der anderen. Sie gingen ins Gasthaus und betranken sich, um ihre Angst zu betäuben. Oder sie versuchten, sich auf ihre Arbeit zu konzentrieren, als sei nichts Besonderes los. Sie leugneten die Intensität ihrer eigenen Ängste. Es war so, als wäre das Drehbuch für sie schon geschrieben worden und als müßten sie nur noch die ihnen zugeteilten Rollen übernehmen. Den Männern entging dabei ebenso ein Erlebnis wie den Frauen. Das Tabu der Zärtlichkeit, für das dieses Verhalten exemplarisch war, bedeutete, daß von ihnen erwartet wurde, stark zu sein und alles auf ihre Schultern zu nehmen, Geld zu verdienen, um Frau und Kinder zu ernähren und den Privatbereich zu schützen, doch war es ihnen nicht erlaubt, die Komplexität menschlicher Emotionen oder die Feinheiten von Beziehungen wahrzunehmen. Taten sie das dennoch, mußten Sie sich verstellen und so tun, als wären sie stark und unerschütterlich.

»Chris betrachtete mit voller Aufmerksamkeit unser Baby; sein Gesicht strahlte Glück und Verwunderung aus. Er sah aus wie ein kleines Kind, das erstmals etwas Schöneres sieht als jemals in seinem Leben zuvor.«

In der westlichen Welt ist innerhalb von drei Jahrzehnten die Beteiligung von Vätern an der Geburt, was in den 60er Jahren etwas ganz Neues war, als normal akzeptiert worden. Es kann sein, daß die Vorstellung des Vaters bei der Geburt die Ursprünge der »neuen Männer« enthielt, der Vorstellung von der männlichen Persönlichkeit als nicht aufdringlich, kämpfend oder uneinfühlsam, sondern als fürsorglich und zärtlich. Doch trotz der vielen Väter, die heute bei der Geburt ihres Kindes dabei sind, ist dieser neue Mann häufig angekündigt, jedoch bisher selten gesichtet worden – eine neue, sehr bedrohte Gattung in einer rauhen, harten Welt. Doch jedesmal, wenn eine Frau ein Kind zur Welt bringt und ein Mann die Gelegenheit hat, diese Erfahrung mit ihr zu teilen und mehr Verständnis zu entwickeln, besteht zumindest die Möglichkeit, daß nicht nur ein Baby das Licht der Welt erblickt, sondern auch ein Mann mit erweitertem Bewußtsein und größerem Einfühlungsvermögen.

Auf der anderen Seite macht sich leicht ein übermäßiger Optimismus hinsichtlich der Veränderungen breit, die sich ergeben, wenn Väter mit zur Geburt in die Klinik gehen. Ein engagierter, bemühter Vater kann bei der Verständigung mit dem Personal behilflich sein und seine Partnerin emotional sehr unterstützen. Doch die Klinikorganisation bewirkt leicht, daß selbst der entschlossenste Mann sich dem Kliniksystem anpaßt und der Frau dann nicht die Unterstützung gewähren kann, die sie braucht.

Als die ersten Väter in den 60er Jahren bei der Geburt dabei waren, hatten sie mit Widerstand seitens vieler Ärzte und Hebammen zu kämpfen, die ihr Territorium dadurch bedroht sahen. Doch innerhalb weniger Jahre waren Väter immer mehr willkommen, weil das Personal bemerkte, daß die meisten zu folgsamen, sich wohlverhaltenden Mitgliedern des »Teams« wurden, auf die Verlaß war, wenn es darum ging, Einfluß auf das Verhalten der Frau zu nehmen, sie ruhig zu halten und sie »zur Vernunft zu bringen«, wenn die Geburtshelfer gegen ihren Willen Eingriffe vornehmen wollten.[1]

Immer noch fühlen sich Männer bei einer Klinikgeburt fehl am Platz und tun alles für ein gutes Einvernehmen mit dem Personal; sie sind höflich und entgegenkommend und verhindern, daß die Frau »Unannehmlichkeiten bereitet« oder zuviel Aufmerksamkeit fordert. Sie gehen mit dem festen Vorsatz in die Klinik, die Frau bei der Geburt zu unterstützen, doch die Atmosphäre in der Entbindungsstation und die augenscheinliche Autorität der diensthabenden Ärzte schüchtern sie ein, so daß sie sich unterordnen. Oft steigen heftige Emotionen in den Vätern darüber auf, wie Ihre Partnerin behandelt wird, doch ihre Erziehung hat sie gelehrt, jeden Ausdruck solch störender Gefühle zu unterdrücken und gehorsame Teammitglieder zu sein. In dieser Situation besteht die Tendenz, das Klinikspiel mitzuspielen und mit dem Medizinsystem gemeinsame Sache zu machen – und die Frauen kommen sich einsam und verlassen vor.

Die meisten Geburtshelfer sind Männer, und das ist wahrscheinlich kein Zufall. Sie möchten über Frauen bei deren wichtigster weiblicher Tätigkeit, dem Gebären, Kontrolle ausüben. Deshalb erfinden Sie Geräte, um das noch wirkungsvoller tun zu können. Daß Männer Technik mögen, gerne an Geräten basteln und sich sehr viel mehr auf sie verlassen als Frauen, ist allgemein bekannt, doch lediglich eine Platitüde, weil es meist Frauen sind, die die Eigenheiten von Bügeleisen und elektrischen Wasserkochern, Staubsaugern, Wasch- und Spülmaschinen, Mixern sowie Näh- und Schreibmaschinen kennen. Weil es Männer gewohnt sind, Kontrolle über Frauen auszuüben, leiten Gynäkologen die Geburt mit Hilfe elektronischer Geräte, oder sie erwecken zumindest diesen Eindruck. Auf die werdenden Väter wirken die in modernen Kliniken vorhandenen technischen Hilfsmittel meist beruhigend, wogegen ihre Partnerinnen dadurch eher beunruhigt sind. Natürlich gibt es auch Männer, auf die Apparate und Geräte ebenso beängstigend wirken, ebenso wie es Frauen gibt, die erleichtert aufatmen und glauben, daß nichts passieren kann, wenn die Technik zur Verfügung steht. Doch sind diese Menschen wahrscheinlich in der Minderheit.

Die Teilnahme der Väter an der Geburt kann der Auslöser für die Freiheit des Mannes zur Fürsorglichkeit sein und ein Zeichen für ein sich veränderndes Verhältnis zwischen Männern und Frauen. Ebenso bedeutet die Freiheit der Frauen, ihr Kind zu Hause zur Welt zu bringen, eine politische Entscheidung: Damit unterstreichen wir unsere Entschlossenheit, uns unsere Geburtserfahrung wieder zu eigen zu machen. – Eine Hausgeburt hat mit Veränderung der Gesellschaft zu tun.

»Wir hatten den deutlichen Wunsch, daß unser Kind als erstes von seinem Vater in Empfang genommen werden und den ersten Atemzug innerhalb der Intimität der Familie tun sollte.«

Die tiefere Bedeutung der Geburt

Das gemeinsame Erleben der Geburt kann ein Höhepunkt in der Liebesbeziehung eines Paares sein, etwas, das beide nie mehr vergessen. Rahima Baldwin, eine der Leiterinnen des Geburtszentrums »Garden of Life« (Garten des Lebens) in Dearborn, wo die Hälfte der Eltern arabischer Herkunft sind, berichtet bewegend über den »ergreifenden Moment, wenn der Vater das *al-adhan* oder den Ruf zum Gebet« seinem neugeborenen Kind zuflüstert. Männer, die anfangs große Zweifel hatten, ob sie bei der Geburt dabei sein wollen, meinen nachher: »Darauf möchte ich um nichts in der Welt mehr verzichten.« Für viele ist es so, als würden sie plötzlich die wirkliche Bedeutung dessen, was Leben ist, erkennen, eine Kraft, die überwältigender als sogar sexuelles Verlangen ist.

»Nicholas war immer schon etwa zehn Sekunden vorher dort, wo ich ihn brauchte, noch bevor ich das selbst überhaupt wußte! Ich fühlte mich von allen sehr gut unterstützt, aber zu nichts gedrängt.«

Wenn Frauen gefragt werden, wie ihnen ihr Partner geholfen hat, sagen sie oft: »Einfach die Tatsache, daß er *da* war.« Die Anwesenheit *im Moment*, nicht ablenkend oder abgelenkt, sondern anwesend, *bei ihr*, das ist das Wesentliche für den Partner bei der Geburt. Das hat nichts damit zu tun, daß der Mann quasi der »Trainer« der Frau ist und ihr Anweisungen gibt, wie die Rolle des Mannes in Amerika in Geburtsvorbereitungskursen häufig dargestellt wird. Es geht hierbei nicht um komplizierte Techniken, sondern um vollkommene, konzentrierte Aufmerksamkeit.

»Philip hielt mit seinen Augen sanften, freundlichen, aber eindringlichen Blickkontakt. Er ließ es nie zu, daß ich ganz und gar in den Schmerzen unterging. Blickkontakt und gemeinsames Atmen ließen mich die Wehen durchstehen.«

Man kann bei einer Geburt körperlich anwesend sein und trotzdem überhaupt nicht bei der Sache. Ich erinnere mich daran, wie ich ein Paar zu einer Klinikgeburt begleitete. Der Mann, der Arzt war, brachte ein Transistorradio mit in den Kreißsaal, und als seine Frau das Baby zur Welt brachte, schaltete er die Nachrichten im Radio ein und hörte aufmerksam zu, bis ich ihm zu verstehen gab, daß dies nicht der passende Zeitpunkt und Ort sei, und ihn bat, seine Frau im Rücken abzustützen. Vielleicht waren Kreißsäle und Frauen in der Austreibungsphase ein so gewohnter Anblick für ihn, daß er keine Notwendigkeit für eine gefühlsmäßige Beteiligung sah. Vielleicht wollte er auch seine Frau strafen, oder er schützte sich selbst gegen die Flut von Emotionen und hatte Angst, vielleicht zuviel zu empfinden.

»Die Geburt wurde dadurch sehr viel leichter, daß wir uns in einer angenehmen, vertrauten und von uns selbst gestalteten Umgebung befanden, begleitet von Hebammen, die unsere Freundinnen waren und nicht zum Personal einer klinischen Einrichtung gehörten. Sie besuchten uns zu Hause und gewährten uns ihre Hilfe in einer schwierigen, jedoch aufregenden und freudigen Zeit.«
Ein Vater

Ihr Partner sollte sich gemeinsam mit Ihnen auf die Geburt vorbereiten und nicht erst gerufen werden, wenn die Geburt begonnen hat. Es sollte sich bei Ihrer Geburtsbegleitung um eine Person handeln, die Ihre Bedürfnisse versteht und genau weiß, wann sie Hilfe leisten und wann sie sich zurückhalten soll.

Männer sind auf das Erlebnis der Geburt oft schlecht vorbereitet. Aus einer Untersuchung in einer kanadischen Klinik darüber, was Väter wirklich taten, die vorgehabt hatten, als Geburtsbegleitung ihrer Frau zu fungieren, ergab sich, daß sie sehr viel Zeit damit verbrachten, ihre Gefühle zu verbergen und sich Sorgen darüber zu machen, überhaupt nicht helfen zu können.[2] Die meisten hatten zwar an einer Geburtsvorbereitung teilgenommen, doch konnten sie nicht so helfen, wie sie sich das vorgestellt hatten, und ihre Gefühle waren ganz anders als sie vorher gedacht hatten. Durch die Klinikumgebung fühlt sich der Partner oft darin behindert, seine Frau voll und ganz zu unterstützen und ist enormem Streß ausgesetzt. Er hat das Gefühl, nur von Experten umgeben zu sein, fürchtet, das Falsche zu tun, und wenn die Frau im Laufe der Geburt den Mut verliert, wird er immer ängstlicher. Außerhalb der Klinik läßt sich eine Umgebung schaffen, in der der Partner auch *er selbst* sein kann. Er hat nicht das Gefühl, anderen etwas vorspielen zu müssen.

Gefühle

Alle, die bei der Geburt anwesend sind, kommen mit ihren Emotionen, ihren eigenen Erwartungen, sie bringen ihre Ängste und Hoffnungen und ihre Liebe mit. Wenn ein Baby zur Welt kommt, dann finden nicht nur die leidenschaftlichen Gefühle der Mutter bei der Geburt ihren Ausdruck, sondern oft auch die intensiv erlebten Emotionen aller anderen, die dabei sind. Deshalb ist eine emotionale Vorbereitung wesentlich. Geburtsvorbereitung besteht nicht nur darin, alles über den Geburtsvorgang zu lernen und wie der Partner helfen kann. Es sollte dabei auch ein Prozeß erhöhter Selbstwahrnehmung in Gang kommen.

Ganz gleich, ob Ihr Partner oder eine andere Vertrauensperson bei der Geburt dabei sein wird, es ist wichtig, mit Ihrer Geburtsbegleitung vorher eingehend über Ihre Gefühle zu sprechen.

- ☐ Was ist für Sie das wichtigste bei der Geburt?
- ☐ Welche Wünsche haben Sie an Ihren Partner?
- ☐ Wie geht es Ihrem Partner damit?
- ☐ Welche Hilfe brauchen Sie von Ihrem Partner?
- ☐ Welche Gefühle hat Ihr Partner dazu?

Gefühle im Zusammenhang mit Geburt sind oft sehr komplex und intensiv. Sie beide können diese Gefühle besser ergründen, wenn Sie folgende Aussage vervollständigen: »Wenn ich an die Geburt denke, dann habe ich das Gefühl…« Hören Sie einander ohne Wertung zu, und wenn manche der geäußerten Emotionen Ihnen bedrohlich vorkommen, dann versuchen Sie nicht, etwas daran zu ändern oder zu versichern, daß gar keine Veranlassung dazu bestehe. Akzeptieren Sie das Gesagte einfach.

Können Sie sich noch erinnern, wie Sie als Kind das erste Mal mit dem Thema Geburt in Berührung gekommen sind? In Gesprächen mit Paaren fällt mir auf, daß die frühesten Erinnerungen oft negativ sind. Erwachsene erinnern sich noch an Verwirrung und Schmerz, als ihre Mutter in die Klinik gebracht wurde, sie allein zurückblieben und dann mit einem Baby konfrontiert waren, das ihren Platz einnahm. Sie erinnern sich auch an gesenkte, mitleidige Stimmen, wenn über »Frauengeschichten« gesprochen wurde oder die »schweren Stunden«, wenn Frauen entsetzt die Stiche aufzählten, die eine Mutter bei der Dammnaht über sich ergehen lassen mußte. All diese Erlebnisse wirken sich auf unserer Einstellung zur Geburt aus, und wenn sie auch nur den Entschluß in uns reifen lassen, das alles anders zu machen.

Viele Männer sind sich unsicher, ob sie es aushalten können, wenn die Frau, die sie lieben, Schmerzen ertragen muß, oder ob sie den körperlichen Vorgängen bei der Geburt gewachsen sind. Wenn Sie sich einen Geburtsfilm angesehen haben, dann sprechen Sie auch über die Gefühle, die Sie dabei hatten. Einen Film anzusehen ist etwas ganz anderes als das Beteiligtsein an einer Geburt. Einen Film können Sie einfach nur aufnehmen, Sie können dabei aber nichts tun. Bei einer Geburt werden Sie *gebraucht* und werden von der Ungewißheit und der Begeisterung mitgerissen.

Wenn Sie darüber sprechen, wie es Ihrem Partner ergangen ist, wenn Sie Schmerzen hatten, krank oder besonders empfindlich waren, kann das ebenfalls zu einem tieferen Verständnis füreinander führen. Der Geburtsschmerz hat eine Funktion, bringt Neues hervor und ist positiv. Es geht dabei um Schmerz, der einen Sinn hat. In einer geschützten Intimsphäre kann die Körperlichkeit bei der Geburt sehr ähnlich der körperlichen Vereinigung zwischen Mann und Frau sein. Die sich zusammenziehende Gebärmutter, die schnellere Atmung der Frau, die Schweißperlen auf ihrer Haut, das feuchte Haar und die leuchtenden Augen, der erstaunliche Preßdrang und die Energie, die sie in sich spürt, ihr Stöhnen und Seufzen, wenn sie das Baby hinausschiebt, der sich vorwölbende Damm, der Oberkopf des Babys, der schrumpelig wie eine Walnuß in ihrer Scheide zu sehen ist und dann herausgleitet – all diese Begleiterscheinungen der Geburt sind *sexuell*, wenn sie nicht im Kontext der Klinikbetreuung zu medizinischen Vorgängen gemacht werden.

In der Schwangerschaft träumen Frauen oft häufiger. Aus ehemals grauen Träumen werden Träume in Technicolor. Auch die Männer träumen vielleicht öfter, und in ihren Träumen können Hoffnungen und Ängste hinsichtlich der Geburt zum Ausdruck kommen. Manchmal ist das Angst, die Partnerin zu verlieren, Angst, daß das Baby nicht gesund sein könnte oder daß sie dem, was von ihnen erwartet wird, nicht entsprechen können. Das soll kein Vorschlag zu einer eingehenden Analyse Ihrer Träume sein, doch können Träume oft auf Probleme hinweisen, über die wir in unserem Leben Klarheit zu gewinnen suchen, und auf Anforderungen, denen wir uns gegenübersehen. Es ist eine Hilfe, das wahrzunehmen und sich zu sagen: »Ja, das beschäftigt mich«, und zu überlegen, ob Sie etwas tun können, um sich des Themas anzunehmen. Auch wenn nichts Konkretes getan werden kann, versetzt Sie oft schon die Tatsache, Ängste anerkannt zu haben, in die Lage, mit ihnen umzugehen.

Die Freundin

Es kommt vor, daß ein Mann zwar bei der Geburt dabei sein möchte, er jedoch das Gefühl hat, nicht die gesamte Verantwortung für die emotionale Unterstützung der Frau übernehmen zu können. Dann ist es vielleicht eine gute Idee, wenn noch jemand dazukommt, eine Frau, die Geburtserfahrung hat. In Nordamerika wird eine solche Frau als »professionelle Geburtsassistentin« oder »Doula« (ein griechisches Wort, das »die Frau, die dient« bedeutet) bezeichnet und in Frankreich als »monitrice«, »die Frau, die beobachtet und aufmerksam ist«. Wenn sie ein Paar bei der Geburt begleitet, bedeutet das nicht, daß sie alles übernimmt, sondern daß sie die beiden unterstützt. Eine Geburtsbegleiterin drückte das so aus: »Ich bin da, um einer Frau zu helfen, so wie ihre Mutter oder ihr Vater da waren, als sie Fahrradfahren gelernt hat. Während der Geburt bin ich wie die Eltern, die das Fahrrad hinten festhalten, bis das Kind genug Erfahrung hat und sich sicher fühlt. Wenn es sich dann umdreht, stellt es fest, daß es schon eine ganze Weile ohne Hilfe ganz allein gefahren ist.«[3]

Die Vorstellung, daß eine Frau nur eine Person dabeihaben kann und daß es sich dabei um den Vater des Kindes handeln muß, geht auf die Zeit Ende der 60er Jahre zurück, als Väter zum ersten Mal mit in den Kreißsaal durften und den Frauen gesagt wurde, daß auf keinen Fall noch jemand mitkommen könne, weil es viel zu eng sei. Immer wieder erklärten die leitenden Hebammen und Ärzte den Paaren: »Unsere Klinik ist einfach nicht dafür eingerichtet«, und oft fügten sie noch hinzu: »Bei der Geburt sind die Hebamme und ihre Assistentin, der Arzt und die Medizinstudenten dabei; es ist einfach kein Platz mehr.« Oft hingen an der Eingangstür zur Station Schilder, auf denen stand: »Kein Zutritt, außer für Väter.« Das war für alleinerziehende Frauen und alle, die eine Freundin statt ihres Mannes mitbringen wollten, sehr schwierig.

Heutzutage wird in vielen Ländern die Anwesenheit der Väter nicht mehr in Frage gestellt. Doch dadurch, daß ihre Anwesenheit zu einem Ritual wird und beinahe Pflicht ist, wird den Frauen das Recht vorenthalten, sich für eine andere Person zu entscheiden oder vielleicht für mehrere Personen, die unterschiedliche Fähigkeiten haben. Nur zu Hause können solche Entscheidungen frei getroffen werden; und *daß* sie getroffen werden, ist wichtig, damit nicht ein zögerlicher oder ängstlicher Vater einfach nur aus dem Grund bei der Geburt dabei ist, weil er dort wohnt und alle davon ausgehen, daß er seine Frau bei der Geburt unterstützt.

Eine Gebärende begleiten

»Ich erwartete nicht von ihm, daß er irgend etwas tat. Ich wollte auch nicht gesagt bekommen, was ich zu tun habe. Ich wollte mich nur auf ihn verlassen können, wissen, daß er mich nicht alleine lassen würde, und sehen, wie er mich anlächelt, wenn ich aus jeder Wehe wieder auftauche.«

Ihre Geburtsbegleitung ist für Sie der Anker in stürmischer See. Ruhig und zuversichtlich zu bleiben ist die allerwichtigste Eigenschaft, über die Ihre Begleitperson verfügen muß. Es gibt viele Möglichkeiten der Unterstützung, wenn es anstrengend wird, um Sie zu erfrischen und aufzumuntern, wenn Sie so erschöpft sind, daß Sie am liebsten alles schon hinter sich hätten. Sie lernen das im Geburtsvorbereitungskurs und können das auch miteinander üben und herausfinden, was Sie brauchen. Wenn Sie das zusammen mit anderen Paaren machen, können Sie eine Menge voneinander lernen und über Ihre Ideen miteinander reden.

Oft ist es sehr hilfreich, wenn Ihre Geburtsbegleitung Worte und Sätze aus dem Vorbereitungskurs verwendet, und zwar die, die besonders eingängig für Sie waren. Das können ganz einfache Worte sein wie »sich öffnen«, »loslassen«, »wunderbar« oder »gut«, oder immer wieder Ausdrücke wie »laß es geschehen«, »du hast viel Kraft«, »du machst das sehr gut«, »wieder eine vorbei« oder »bald ist es soweit«. Doch sollte sparsam damit umgegangen werden. Keine Frau möchte, daß bei der Geburt ständig auf sie eingeredet oder sie angefeuert wird. Wenn Hilfe ohne Einfühlungsvermögen angeboten wird, dann kann der Eindruck entstehen, daß Ihre Geburtsbegleitung die Sache in die Hand nimmt, und eine Frau denkt dann vielleicht: »Wer bekommt hier eigentlich das Baby, du oder ich?« Gebrauchen Sie also sowenig Worte wie nötig.

»In der Übergangsphase meinte ich: ›So etwas mache ich bestimmt nicht nochmal.‹ Doch er machte mir Mut und sagte: ›Der Muttermund muß jetzt fast offen sein. Es dauert nicht mehr lange! Nimm es immer nur mit einer Wehe nach der anderen auf.‹ Als ich das versuchte, kam ich plötzlich mit den Schmerzen klar.«

Ich habe die Rolle der Geburtsbegleiterin in Ländern übernommen, in denen ich mich aufhielt, um die Geburtserfahrungen von Frauen zu erforschen, deren Sprache ich nicht beherrschte. Notwendig war lediglich, daß ich ein paar Worte wie »langsam«, »atmen«, »sanft«, »sich weit öffnen« und »schön« kannte, um die Frau zu erreichen, und sie reichten für eine verläßliche Unterstützung aus. Ich bemühe mich darum, der Frau beizustehen, nicht über ihr zu stehen, sondern *bei ihr* zu sein. Auch wenn Kultur, beruflicher Werdegang und Sprache uns trennen, begegnen wir uns doch als Schwestern.

Und ebenso ist bei Ihren Geburtsbegleitern das Wesentliche, was sie einer Frau während der Geburt geben können – ganz gleich welche Techniken sie sich aneignen, wieviel sie auch über Geburt lernen –, daß sie für Sie Liebhaber oder Freundin sind, und nicht die Assistenz der Hebamme oder des Arztes oder »Geburtstrainer«.

Berührung, Massage und Halt geben

Wenn die heftigen Wehen Ihnen keine Ruhepause mehr lassen, dann gibt es Ihnen Sicherheit, wenn Sie festen Halt haben. Die Hand Ihres Partners, deren sanftes Streicheln Sie spüren oder die Sie fest massiert, kann schmerzlindernd wirken, auch wenn die Wehen heftig sind, je nachdem, wo und wie Sie berührt werden. Jede körperliche Berührung durch einen Menschen, dem Sie vertrauen, kann Ihnen helfen, sich in anstrengenden Situationen zu entspannen, sofern diese Berührung mit Bedacht und einfühlsam geschieht. Ein großer Vorteil bei einer Geburt zu Hause oder in vertrauter Umgebung besteht darin, daß Ihr Partner sich in seinem Körperkontakt zu Ihnen und in seiner Fürsorge möglichst nicht gehemmt fühlt.

Während der Schwangerschaft können Sie gemeinsam Möglichkeiten ausprobieren, wie Sie am liebsten gehalten und berührt werden möchten, so daß Sie Ihrer Geburtsbegleitung durch einen Blick oder eine Geste zeigen können, wann und wo Sie die Beruhigung und Energie durch deren liebevolle Hand spüren möchten. Bereiten Sie zu Beginn Massageöl vor – Pflanzenöl oder Nußöl –, dem Sie als Duft ätherisches Öl zusetzen, das entspannend auf Sie wirkt. Dann ziehen Sie sich aus und machen es sich an einem warmen, bequemen Ort mit vielen Kissen gemütlich.

»Es war so gut, daß ich ihn zum Zwicken und Kneifen hatte, und ich wußte, daß es ihm nichts ausmachen würde, wie sehr ich ihn auch kniff. Bei jedem anderen Menschen hätte ich das Gefühl gehabt, mich dafür entschuldigen zu müssen, doch an ihm konnte ich mich einfach ganz und gar festhalten.«

Ausstreichen

Ihr Partner kann Kontakt zum Baby herstellen, indem er leicht über Ihren Bauch streicht. Sie werden festgestellt, daß diese Berührung mit ganz entspannten, warmen Händen ausgeführt werden muß. Am besten werden deshalb vorher eine Weile die Hände aus den Handgelenken heraus gelockert, indem man sie ausschüttelt, als wären sie naß. Auch müssen die Schultern Ihres Partners beim Massieren locker sein. Wenn sie verspannt sind, dann überträgt sich die Spannung über die Arme in die Hände, was sogar Schmerzen verursachen kann.

Langsame, leichte Streichelbewegungen am Unterbauch können während der Wehen sehr angenehm sein, vor allem, bevor der Muttermund fünf Zentimeter eröffnet ist. Wenn Ihr Partner seitlich neben Ihnen sitzt, kann er mit Öl die ihm abgewandte Seite Ihres Bauches in einem Bogen bis zu der Stelle entlangstreichen, wo Ihr Muttermund sich immer mehr öffnet, und dann wieder nach oben auf der ihm zugewandten Seite, gefolgt von der gleichen Bewegung mit der anderen eingeölten Hand, die die gleiche sanfte Bewegung in derselben Richtung ausführt. Die sich daraus ergebende leichte Massage mit den Fingerspitzen ist wie ein Streicheln des kindlichen Kopfes.

Schultermassage

Anspannung, die zu forcierter Atmung und Hyperventilieren führen kann, geht von den Schultern aus. Durch Schultermassage können die Muskeln gelockert

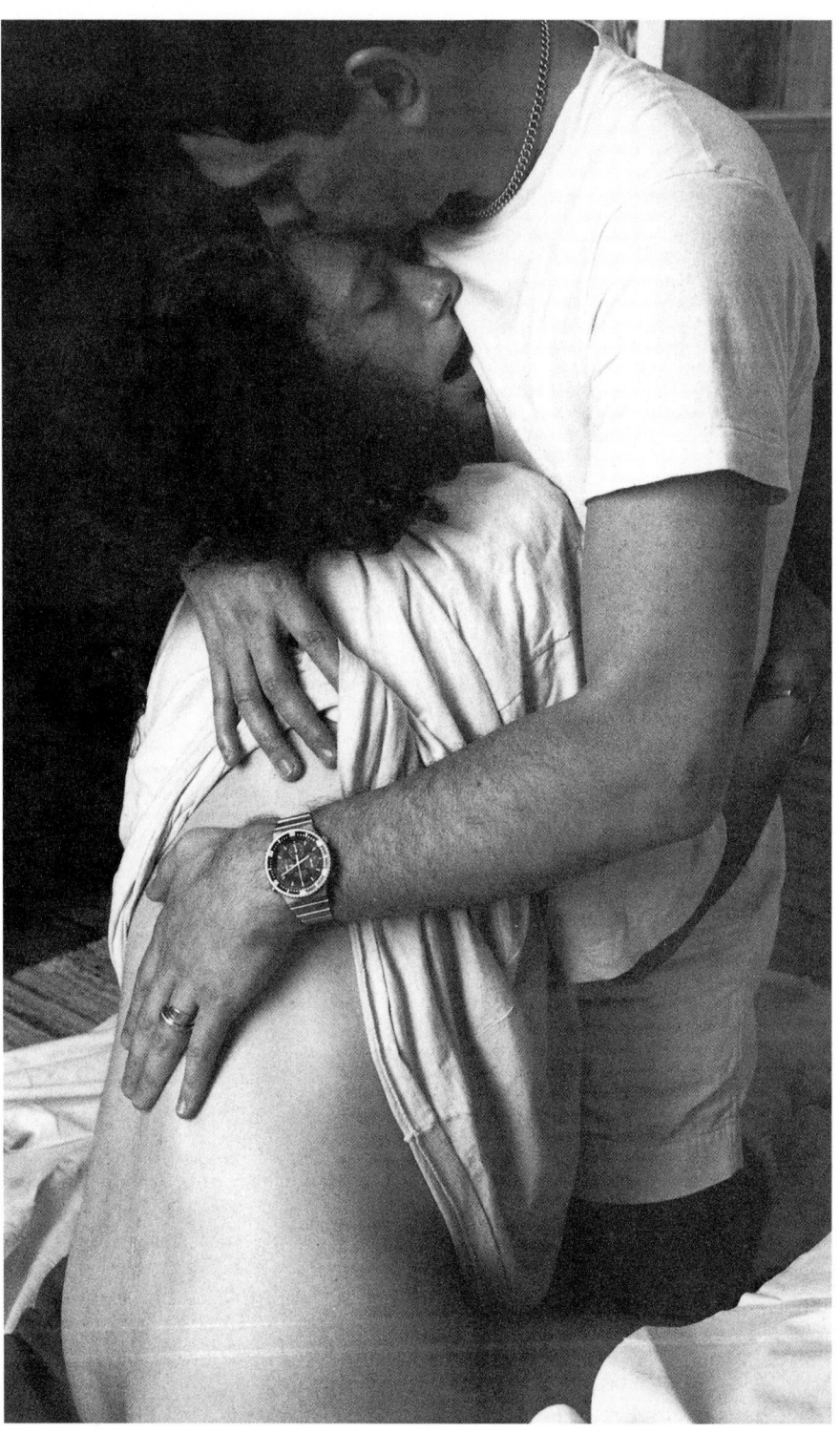

Wenn die Wehen alle zwei
bis drei Minuten kommen,
dann braucht eine Frau
meist einen Anker in der
stürmischen See der Wehen;
sie möchte aufrecht sein
und festgehalten werden.

werden. Ihr Partner ist hinter Ihnen, seine Finger ruhen auf Ihren Schultern, und er führt in den Vertiefungen auf beiden Seiten Ihrer Wirbelsäule mit den Daumen feste Massagebewegungen aus. Dann versucht er, die Daumen langsam mit kreisenden Bewegungen über Ihre Schulterblätter zu bewegen.

Rückenmassage

Langes, langsames Ausstreichen mit den Handflächen an beiden Seiten der Wirbelsäule abwärts kann Ihnen helfen, sich in den Wehenpausen vollkommen zu entspannen, so daß Sie keine Anspannung von einer Wehe in die nächste übertragen. Zunächst ruhen die Hände auf Ihren Schultern. Dann bewegt sich eine Hand fest und ohne Hast den Rücken abwärts. Wenn diese Hand beim Gesäß angekommen ist, setzt die andere Hand ein und streicht langsam die andere Seite abwärts, während die erste Hand wieder bei Ihrer Schulter anfängt usw. Ihr Partner muß dabei entspannt sein, um diese Bewegung leicht ausführen zu können. Diese Massage ist nur angenehm, wenn sie rhythmisch ausgeführt wird.

Rückenschmerzen, die Sie möglicherweise haben, konzentrieren sich meist im Kreuzbereich, dort, wo Ihr Becken mit der Wirbelsäule verbunden ist oder seitlich davon. Schmerzen in diesem Bereich können durch eine sehr feste kreisende Massage mit der Handwurzel gelindert werden, wobei die zweite Hand auf der unteren ruht, so daß sich der Druck des Gewichts vom Rücken Ihres Partners über seine Schultern in seine Hände überträgt. Wenn Sie das üben, dann probieren Sie die Wirkung des Drucks in verschiedenen Winkeln zu Ihrem Körper aus; Sie empfinden den Druck unterschiedlich, je nachdem, ob er von unten oder von oben ausgeübt wird. Am wirkungsvollsten ist der Druck wahrscheinlich, wenn Ihr Partner sich nahe Ihrer Schultern befindet, so daß der Druck nach unten auf die lumbosakralen Bänder wirkt.

Fußmassage

Ihre Füße liegen im Schoß Ihres Partners. Zunächst übt er von oben und unten mit den Daumen Druck auf sie aus, dann an den vorderen und hinteren Wadenmuskeln und massiert anschließend die Fußsohlen mit den Daumen. Das kann in den Pausen zwischen heftigen Wehen gemacht werden. Wenn sich die nächste Wehe ankündigt, hält er die Hände ruhig und übt nur unter den großen Zehen beider Füße mit dem Daumen zur nächsten Zehe hin festen Druck aus. Mit etwas Geduld finden Sie eine Stelle, an der durch starken Druck ein leichtes Vibrieren ausgelöst wird. Das ist ein schmerzlindernder Akupressurpunkt.

»Meine Hebamme war warmherzig, liebevoll und ruhig. Sie massierte meine Füße und munterte mich immer wieder auf. Ich schaute Nick in die Augen, die mir voller Liebe begegneten. So überstand ich die 36stündige Geburt.«

Gegendruck

Vielleicht ist Ihnen Gegendruck lieber als Massagebewegungen. In Ihrem Inneren passiert soviel, daß Sie möglicherweise jede Bewegung als Ablenkung empfinden und sich in Ihrer Konzentration gestört fühlen. Besonders gut wirkt Gegendruck bei Schmerzen im Kreuzbereich, wenn beide Hände genau auf der entsprechenden

Stelle aufliegen und das Gewicht Ihres Partners darauf ruht. Wenn das Baby tiefer tritt, dann kann Druck auf dem Gesäß sehr guttun.

Knetmassage

Massage des Gewebes und der darunter liegenden Muskeln kann Ihnen helfen, Empfindungen zu ertragen, die Sie sonst als völlig außergewöhnlich und bedrohlich erleben würden. Wenn der Kopf des Babys Druck auf den Enddarm und den After ausübt, dann kann sich das anfühlen, als müßten Sie unbedingt den Darm entleeren. Fächert dann der Kopf das Scheidengewebe auf, fühlt sich das wie ein dicker Ball direkt am After an. Um die Entspannung von Gesäß und Beckenboden zu unterstützen, kann Ihr Partner mit den Daumen oder mit Daumen und Fingern Ihr Gesäß wie Brotteig durchkneten.

Gehalten werden

Gehalten zu werden hilft nicht nur zum Abstützen in aufrechter Haltung, sondern auch dann, wenn Sie einfach nur die Gewißheit brauchen, daß jemand *da* ist, der sich ganz und gar auf Sie konzentriert, oder wenn Sie Halt und Anlehnung suchen.

Probieren Sie mit Ihrem Partner folgende Haltepositionen aus: Abstützen der Schulterblätter, Umfassen der Handgelenke, Umfassen der Füße, Halt am Beckenkamm auf beiden Seiten, Umfangen Ihres Kopfes mit einer Hand an jeder Seite oder mit einer Hand am Hinterkopf. Ihr Partner sollte sich dabei möglichst wenig bewegen und die Kraft spüren, die in Ihrem Körper am Werk ist und daran teilhaben.

Mehr über Berührung, Massage und Haltepositionen finden Sie in meinem Buch *Schwangerschaft und Geburt.*[4]

Umhergehen

In der Eröffnungsphase hilft es Ihnen, wenn Sie mit Ihrer Geburtsbegleitung schon Bewegungen und Haltungen ausprobiert haben, die bequem für Sie waren. Denken Sie dabei auch daran, daß aufrechte Haltungen bewirken, daß Ihre Gebärmutter unbehindert kontrahieren und der Kopf des Babys sich drehen und tiefer treten kann. Ein großer Vorteil bei der Hausgeburt besteht darin, daß Sie bereits genau wissen, womit Sie es sich bequem machen und wo Sie sich abstützen können – an der Wand, auf dem Fensterbrett, an Möbeln –, und Sie brauchen dann keine speziellen Vorrichtungen wie Haltestangen zum Hocken oder einen Gebärhocker.

Probieren Sie die folgenden Bewegungen und Haltungen aus:

- ☐ Gehen Sie umher, und während Sie sich vorstellen, daß eine Wehe beginnt, beugen Sie sich vor, und lehnen Sie sich mit geöffneten Beinen und lockeren Knien gegen Ihren Partner. Probieren Sie das vor Ihrem Partner stehend, hinter ihm und an seiner Seite. Versuchen Sie die Haltung, während er sich selbst an eine Wand lehnt oder er auf einem Stuhl oder einem Tisch sitzt.
- ☐ Finden Sie heraus, in welcher dieser Haltungen er gut Ihren Rücken massieren kann. Gehen Sie dann wieder umher, und stellen Sie sich dieses Mal eine Wehe mit Schmerzen im Kreuzbereich vor. Ihr Partner massiert Sie kräftig im Kreuzbereich, am Übergang vom Becken zur Wirbelsäule. Am besten wird die Massage seitlich der Wirbelsäule (nicht direkt auf der Wirbelsäule) und mit der Handwurzel (anstatt mit den Fingern oder der Handfläche) ausgeführt.
- ☐ Gehen Sie wieder umher, und wenn eine vorgestellte Wehe beginnt, beugen Sie sich vor und stützen sich an der Wand ab, so daß es bequem für Sie ist. In dieser Haltung massiert Sie Ihr Partner.
- ☐ Setzen Sie sich rittlings auf einen Stuhl, beugen Sie sich über ein Kissen, das auf der Stuhllehne liegt, und machen Sie die Schultern rund; die Füße stehen fest am Boden. In dieser Haltung kann Ihr Partner gut Ihren Rücken massieren.
- ☐ Jetzt setzen Sie sich wie üblich auf den Stuhl. Ihr Partner kniet vor Ihnen, und Sie stützen sich auf ihn.

Es gibt eine Menge weiterer Haltungen und Bewegungen, bei denen Sie sich auf Ihre Geburtsbegleitung stützen oder von ihr massiert werden können, manchmal auch beides gleichzeitig. Hier andere Möglichkeiten, die Sie ausprobieren können: Knien Sie mit gespreizten Knien, stützen Sie den Kopf auf einem vor Ihnen stehenden Stuhl mit einem Kissen darauf ab. Knien Sie mit aufrechtem Oberkörper, und stellen Sie im Knien ein Bein auf, so daß Sie halb hocken und halb knien. Gehen Sie in den Vierfüßlerstand, oder beugen Sie sich in der Hocke vor, die Hände stützen Sie am Boden ab. Bei vielen dieser Haltungen wissen Sie es sicherlich zu schätzen, wenn Ihr Partner Sie zusätzlich stützt.
Wenn Sie sich in einer Reihe von Haltungen mit Unterstützung Ihrer Geburtsbegleitung sicher fühlen, dann experimentieren Sie mit Bewegungen, die Ihnen einfallen. Bei manchen wünschen Sie sich vielleicht, das Ihr Partner stillhält, bei anderen ist es das beste, wenn Ihr Partner sich im Rhythmus mit Ihnen bewegt.

- ☐ Wiegen Sie sich im Vierfüßlerstand im Becken, wobei die Hände Ihres Partners seitlich auf Ihrem Becken aufliegen.
- ☐ Gehen Sie in die Hocke, beugen Sie sich vor, halten Sie sich an Ihrem Partner fest, und wiegen Sie sich dann im Becken.
- ☐ Stützen Sie sich kniend vornübergebeugt auf Ihren Partner, der sich im Vierfüßlerstand vor Ihnen befindet, und drehen Sie sich im Becken.

Wenn die Austreibungsphase beginnt und Sie das Baby hinausschieben, brauchen Sie nicht auf das Bett zu steigen, es sei denn, Sie wünschen dies oder Sie haben ein ideal dafür geeignetes Bett mit Bettpfosten, an denen Sie sich in der Hocke festhalten können, oder ein Bett mit einem festen Bettgestell, an dessen Kopfteil Sie sich im Knien abstützen können. Die Matratze sollte fest sein. Es kann sein, daß es Ihnen auf einem sauberen Laken am Boden besser behagt. Probieren Sie mit Ihrer Geburtsbegleitung die Haltungen aus, die Ihnen geeignet erscheinen:

- ☐ Ihr Partner steht hinter Ihnen und hält Sie an den Ellenbogen, Handgelenken oder den Händen, so wie es am bequemsten für Sie ist. Wenn er größer ist als Sie, sollte er den Rücken gerade lassen und leicht in die Knie gehen.
- ☐ Stellen Sie sich vor Ihren Partner, und legen Sie ihm die Arme um den Hals.
- ☐ Ihr Partner sitzt hinter Ihnen, und Sie hocken sich mit weit geöffneten Beinen zwischen seine Oberschenkel. Verwenden Sie dabei Kissen, um sich beide gut und bequem abzustützen.

So sehr Sie sich auch vorbereiten und üben, Flexibilität steht auf jeden Fall an erster Stelle, damit Sie das tun können, was sich zum Zeitpunkt der Geburt richtig anfühlt, auch wenn das dann etwas ganz anderes ist, als Sie ursprünglich vorhatten. Es kommt darauf an, daß Ihre Geburtsbegleitung erkennt, wann Sie ungestört bleiben wollen, um sich dem Vorgang der Geburt zu überlassen, und Ihr Bedürfnis, in Ruhe gelassen zu werden, respektiert.

Die Kräfte, die bei der Geburt wirksam sind, haben Ähnlichkeit mit denen des Wassers, das über Hindernisse das Gebirge hinabfließt. Es ist die Kraft des Meeres und der Gezeiten, die Kraft, die Berge versetzt. Diese Kraft läßt sich nicht ignorieren. Sie können nicht dagegen ankämpfen. Keine technischen Hilfsmittel können Sie in die Lage versetzen, diese Kraft zu steuern, so wie sie ein Auto lenken oder einen Computer beherrschen. Anliegen Ihrer Geburtsbegleitung sollte es sein, Ihnen nicht etwa Anleitung oder Anweisungen zu geben oder bei diesem Vorgang als Ihr Geburtstrainer zu fungieren, sondern Ihnen vielmehr Kraft und Zuversicht zu geben, während sich Ihr Körper öffnet und Ihr Baby zur Welt kommt.

8

Die Geburt gemeinsam erleben

Wenn Sie dafür sorgen, daß Sie ausreichend Unterstützung erhalten,
die Erfahrung der Schwangerschaft mit anderen teilen
und sich über Gespräche mit den Geburtshelfern
und bei den Klinikbesuchen austauschen,
sich die Geburtserfahrungen anderer Frauen erzählen lassen
und sich mit dem Gesundheitssystem auseinandersetzen,
kann das dazu beitragen, daß Sie erfahren, welche Rechte Sie haben,
und Sie lernen, wirkungsvolle Strategien zu entwickeln, um sie durchzusetzen.
Vielleicht möchten Sie auch bei der Geburt auf die Anwesenheit
vertrauter Freundinnen oder Familienmitglieder nicht verzichten.
Das stärkt Ihr Selbstvertrauen und gibt Ihnen Rückhalt.

Das Bedürfnis nach Unterstützung

Bei der Planung einer Hausgeburt oder einer Geburt ohne Klinik ist es eine große Hilfe, wenn Sie dabei Unterstützung haben, zum Beispiel ein Netzwerk von Paaren und Frauen, mit denen Sie Erfahrungen austauschen, Strategien für Ihre Vorgehensweise erarbeiten und sich gemeinsam für Veränderungen einsetzen können. Sicherlich lernen Sie in Ihrem Vorbereitungskurs, in der Hebammensprechstunde oder in Selbsthilfegruppen (s.S. 204ff.) Gleichgesinnte kennen. Wenn Sie Ihr Baby in einem Geburtshaus zur Welt bringen wollen, haben Sie sicherlich Gelegenheit, sich bei einem Besuch dort mit Frauen, die gerade ihr Kind zur Welt gebracht haben, und deren Partner bei einer Tasse Tee zu unterhalten. Sie werden bald feststellen, daß Sie zu einer Gruppe werdender und junger Eltern gehören, die das Geburtshaus unterstützen. So sind auch die Gruppen entstanden, die sich in Großbritannien für die Erhaltung der Entbindungsheime, denen die Schließung droht, einsetzen. In Ländern, in denen die Geburtshilfe sich zunehmend auf Kliniken zu zentrieren scheint, haben diese Gruppen einen guten Zusammenhalt und setzen sich auf positive Weise kämpferisch für ihre Interessen ein. Sie können dort neue Freunde finden und viele andere Menschen kennenlernen, die ebenso denken wie Sie.

Frauen, die sich für eine Hausgeburt einsetzen, befinden sich in den meisten Ländern auf verlorenem Posten, kämpfen einen einsamen Kampf und werden von den Ärzten manchmal so behandelt, als litten sie unter ernsten psychischen Problemen. Es ist vorgekommen, daß ein Gynäkologe in der Klinik einer Frau angedroht hat, sie wegen ihrer »Verantwortungslosigkeit« in die Psychiatrie einzuweisen oder ihr das Neugeborene wegzunehmen. Soviel Feindseligkeit kann eine Frau alleine unmöglich verarbeiten. Jean Donnison über Frauen, die sich für eine Hausgeburt entschieden haben: Sie »brauchen die Engelsgeduld Hiobs, den Mut einer Johanna von Orleans und das politische Geschick Metternichs.«[1]

Unterstützung durch andere Frauen

Von jeher war es so, daß andere Frauen einer Mutter bei der Geburt beigestanden haben. Neben der Hebamme waren Freundinnen, Familienmitglieder und Nachbarinnen anwesend, um sie emotional und praktisch zu unterstützen. Ralph Josselin schrieb 1685 in sein Tagebuch, daß die Geburt so schnell vor sich ging, daß außer der Hebamme und der Krankenschwester (für das Baby) »nur noch zwei oder drei Frauen rechtzeitig da waren, doch Gott hat für alles gesorgt, die junge Frau Harlakenden kam noch schnell herbeigeeilt, und noch einige andere auch.«[2]

In den meisten Ländern der dritten Welt unterstützen auch heute noch andere Frauen eine Mutter bei der Geburt. Bei der Geburt anwesende Anthropologinnen haben dabei oft Schwierigkeiten festzustellen, wer die Hebamme ist, denn diese ist Teil der Gruppe von Helferinnen, die ihre Aufgabe in einem nicht-medizinischen

»Wir waren uns ganz sicher, daß unser Kind nicht inmitten lauter Fremder zur Welt kommen, sondern daß es im Kreis der Familie und enger Freunde in vertrauter Umgebung willkommen geheißen werden sollte.«

Kontext erfüllen. Geburt ist wie Brotbacken, Waschen oder Käse herstellen – alles Tätigkeiten, bei der mehrere Frauen zusammenarbeiten. Früher war es in fast allen Kulturen so, daß von jeder erwachsenen Frau erwartet wurde zu wissen, was sie bei einer Geburt tun und wie sie anderen Frauen helfen kann. Vielleicht hatte sie ein Rezept für eine kräftigende Brühe während den Wehen, oder sie brachte Kräuter zur Wehenanregung oder einen magnetischen Stein oder einen Talisman, damit die Geburt gut verlief.

Im Mittelalter war es in ganz Europa üblich, daß eine Frau bei Wehenbeginn andere Frauen aus der Nachbarschaft zu sich rief, die Speisen für alle mitbrachten, um während der Geburt bei Kräften zu bleiben und nach der Geburt zu feiern. Außerdem gab es starke Getränke in ausreichender Menge. Die Männer wurden aus dem Haus geschickt, während sich die Frauen an die Arbeit machten. Diese Frauen waren bei der Taufe die Patinnen des Kindes und wurden in England als God sibs bezeichnet, was »Schwestern in Gott« bedeutet. Den Männern hat dieser Ausschluß durch die Frauen wahrscheinlich nicht gefallen, und aus der englischen Bezeichnung »God sib« wurde allmählich im männlichen Sprachgebrauch »gossip«, was Klatsch und Tratsch bedeutet.

»Das habe ich noch nie so stark empfunden, dieses Gefühl, wenn Frauen gemeinsam durch einen Prozeß gehen, mit all dem gemeinsamen Wissen und in Harmonie miteinander. Das war wie ein Tanz, bei dem alle die gleiche Musik hören und sich in einer Verständigung ohne Worte danach bewegen.«

In der Pionierzeit verließen sich die Frauen in Nordamerika auf den gegenseitigen Austausch, der in Kanada als »turn-about«-Hilfe bezeichnet wurde. Das war eine Fortsetzung der europäischen Tradition, doch waren sie sehr viel mehr aufeinander angewiesen, weil sie meistens in vereinzelten kleinen Gemeinschaften lebten. Frauen mußten Krankheiten heilen, Gelenke einrenken, die Sterbenden begleiten und einander bei der Geburt helfen können. Wenn ein Kind unterwegs war, fertigten sie Babywäsche füreinander an und nähten wunderschöne Decken für die Betten. Wenn die Geburt begann, bereiteten Sie das Essen, erledigten die Hausarbeit, übernahmen die übrigen Pflichten der Frau wie das Melken der Kühe und versorgten sie und ihre Familie noch mehrere Tage nach der Geburt, bis die Mutter wieder ausreichend bei Kräften war, um die schwere Arbeit zu verrichten, die zum Alltag auf einer Farm der Pionierzeit dazugehörte.[3]

Oft legten diese Frauen eine beträchtliche Entfernung zwischen ihrem Zuhause, wo sie eine Menge Arbeit hatten, und dem Haus der jungen Mutter zurück. Wenn die Geburt begann, während die Helferin noch am arbeiten war, brachte sie ihre Arbeit einfach zur Geburt mit:

Ich erinnere mich, wie einmal ein Mann 18 Meilen in einem Schlitten zu uns gefahren kam, um meine Großmutter zu seiner Frau zu bringen, die ein Baby erwartete. Meine Großmutter hatte morgens Brotteig angesetzt, also nahm sie den Trog mit auf den Schlitten, der mit vielen Decken und erwärmten Steinen gemütlich warm war. Als sie beim Haus der Farmers ankamen, war der Teig genügend aufgegangen, um das Brot zu backen; also backte sie es dort im Ofen. Nachdem das Baby geboren war, fuhr der Mann meine Großmutter mit all dem fertig gebackenen Brot wieder heim.[4]

Geld war bei dieser gegenseitigen Hilfe selten im Spiel. Die Familien revanchierten sich dadurch, daß sie eigene Erzeugnisse zum Geschenk machten oder bei der Farmarbeit, beim Hausbau oder der Einrichtung halfen. Die engen Verbindungen, die zwischen den Frauen in diesen Zeiten bedeutsamer Ereignisse in ihrem Leben geknüpft wurden, bildeten eine tragfähige Basis für die neu entstehenden Gemeinden.

Auch die Unterstützung nach der Geburt war etwas Selbstverständliches, und die Frauen brachten der jungen Mutter und ihrer Familie fertig zubereitete Mahlzeiten. Eine Hebamme in einem abgelegenen Fischerdorf in Neufundland berichtete: »Immer war es so, daß andere Frauen aus der Umgebung kamen und schauten, was unbedingt erledigt werden mußte. Niemand mußte hungern, das ist sicher, wenn eine Frau im Wochenbett lag.«[5] In dieser Gemeinde war es Sitte, daß am letzten Tag des Wochenbetts ein »upsitting day«, ein »Aufrichtetag«, stattfand, bei dem sich die Frauen aus der Nachbarschaft und die Hebamme im Haus der jungen Mutter zum Tee und »Groaning Cake« (Stöhnkuchen) trafen, den oft der Vater gebacken hatte.[6]

Früher mußte keine Frau bei der Geburt allein oder unter fremden Menschen sein, und keine Frau litt unter Mangel an Zuwendung im Anschluß an die Geburt. Das Alleingelassensein und die Einsamkeit sind eine Begleiterscheinung der Verlegung der Geburt von zu Hause in die Klinik. Und wenn Ihnen bei Ihrer Geburt in der Klinik eine Frau zur Seite steht, die Ihnen und nicht der Klinik gegenüber verantwortlich ist und keinerlei medizinische Funktion innehat, kann Ihnen das sehr viel Geborgenheit vermitteln, die Geburt erleichtern und zu einem besseren Ergebnis beitragen. Als bei einer Untersuchung in Guatemala die Geburten von Frauen, die keinerlei Unterstützung in der Klinik hatten, mit Geburten von Frauen verglichen wurden, die die ganze Zeit emotional aufgefangen wurden, fielen die Ergebnisse sehr zugunsten der Unterstützung von Frau zu Frau aus, selbst wenn die Gebärenden diese Frau vorher nicht gekannt hatten.[7] Eine kanadische Untersuchung ergab, daß die Frauen, die von ihrem Partner begleitet wurden und außerdem eine »monitrice«, eine professionelle Geburtsbegleitung, zu ihrer Verfügung hatten, erst im Verlauf der Geburt in die Klinik aufgenommen wurden, meistens keine Medikamente bei der Geburt brauchten und keinen Dammschnitt und keinen Riß hatten.[8]

Bei einer Hausgeburt ergibt es sich ganz spontan, daß andere Frauen aus der Familie und Freundinnen mit dabei sind, ohne daß dabei eine Erlaubnis eingeholt oder bestimmte Vorschriften eingehalten werden müßten. In einer solchen Umgebung entdecken Frauen eine überlieferte Aufgabe bei der Geburt und der Wochenbettzeit wieder neu und können für die Mutter eine starke, liebevolle Unterstützungsgruppe sein.

Ärzte empfinden die Anwesenheit anderer Frauen bei der Geburt oft als Infragestellung ihres beruflichen Status. Auch Klinikhebammen und -schwestern fühlen sich möglicherweise unbehaglich dabei. Sie befürchten, ihren Einfluß auf die Patientin zu verlieren. Es kann also sein, daß man Ihnen sagt, es sei »kein Platz«

»Mir war es wichtig, daß diese Frauen selbst Kinder bekommen hatten und wußten, wie das ist. Sie waren wegen nichts bestürzt oder überrascht. Sie blieben gelassen, waren realistisch und wirkten immer beruhigend auf mich.«

in der Klinik, oder sogar sie seien »fehl am Platz« oder ablenkend oder könnten den Geburtsverlauf negativ beeinflussen.

Die richtige Hilfe anbieten

Zweifellos würde es Sie stören und irritieren, wenn während Ihrer Geburt eine fröhliche Party stattfände. Widersprüchliche Ratschläge oder ein allgemeines Gespräch können ebenso störend wirken wie ein geburtshilflicher Eingriff. Die Frauen, die bei Ihrer Geburt dabei sind, sollten sich daher darauf einstimmen können, wie es Ihnen gerade geht und was Sie von ihnen brauchen. Michel Odent ist der Ansicht, daß die Anwesenheit anderer, selbst des Mannes, verhindern könnte, daß die Frau ihren eigenen Instinkten traut und in den Zustand »wie auf einem anderen Planeten« gelangt, ein Zustand, bei dem die Frau auf dem Höhepunkt der Eröffnungsphase ihre Aufmerksamkeit ganz nach innen richtet und sich auf sich selbst konzentriert.

Doch wenn Frauen durch eine gemeinsame Aufgabe verbunden sind, ob das im Berufsleben, in der Küche oder im Geburtszimmer ist, dann hat diese Arbeit eine besondere Qualität. Ihre Interaktion ist durch ein allgemeines Geben und Nehmen gekennzeichnet, durch ein Verständnis, das oft ohne Worte zwischen ihnen entsteht, das sich nur durch den Begriff »schwesterlich« beschreiben läßt. Ich behaupte nicht, daß es etwas Vergleichbares nicht auch unter Männern gäbe, doch ist Geburt Frauensache. Frauen bei der Geburt schaffen eine Atmosphäre, die der Gebärenden viel Kraft, Zuversicht und Selbstvertrauen vermitteln kann.

Während der Wehe sollte nicht gesprochen werden, es sollte nichts herumgeräumt oder erledigt werden; die ganze Aufmerksamkeit sollte der Frau gelten. Die Gebärende ist im Mittelpunkt des Geschehens, ihre Bedürfnisse und Wünsche haben Vorrang. Wenn sie allein sein möchte, gehen die Helferinnen und warten in Reichweite. Wenn sie dann nur einen einzigen Menschen bei sich haben möchte, ist das allein ihre Entscheidung. Um die größtmögliche Unterstützung zu leisten, darf es keine Auseinandersetzungen, kein Dominanzverhalten und keine Konkurrenz geben. Die Anwesenden schauen zu und dienen dem Leben.

Die Hebamme unterstützen

Ganz wesentlich ist, daß es keine Spannungen unter den Anwesenden gibt und daß mindestens eine der Anwesenden die Hebamme stillschweigend unterstützt. Besonders wichtig ist das in Ländern, in denen eine Hausgeburt unter Ärzten als ein gefährliches Vabanquespiel gilt. Wenn die Geburt langsam verläuft, möchte sich die Hebamme vielleicht hinlegen und ausruhen, sie ist froh, wenn ihr etwas zu essen und zu trinken angeboten wird, und vielleicht tut ihr auch ein Bad gut. Auch sie braucht starke emotionale Unterstützung, das Wissen, daß ihre Arbeit anerkannt und sie persönlich geschätzt wird.

Eine englische Hebamme, Caroline Flint, schreibt: »Die Arbeit einer Hebamme ist anstrengend, weil eine Hebamme sehr viel von sich selbst gibt, um effektiv und einfühlsam arbeiten zu können. Sie wird in die Familie, für die sie sich einsetzt, miteinbezogen und wird Teil dieser Familie. Damit sie selbst diese Stärke und Geborgenheit vermitteln kann, braucht auch sie Unterstützung und Zuwendung!«[9]

»Ich war ihr so nah. Das war dieses wunderbare Gefühl: ›mit Frauen zusammen‹.«

Als eine meiner Töchter ihr Kind bei uns zu Hause gebar, hatte sie ein großes Wasserbecken zur Verfügung. Die Austreibungsphase verlief sehr sanft und dauerte sehr lange. Ich bemerkte, daß beide Hebammen sehr müde waren. Ich kochte eine Kanne Tee, um uns aufzumuntern. Die Hebamme, die die Geburt leitete, kam zu mir und meinte: »Sheila, du bist dir sicher, daß Tess das durchhält, ja?« Wir schauten einander an. »Ja, ich traue ihr das ganz und gar zu.« Sie lächelte mich an. »Dann ist es ja gut«, meinte sie und ging wieder zu Tess, um dem neuen Leben mit größerer Zuversicht auf die Welt zu verhelfen. Die Geburt fand ihren Höhepunkt im triumphalen Erscheinen eines 4,75 kg schweren lebhaften Babys, dessen Mutter einen unverletzten Damm und so gut wie gar keine Blutungen hatte. Als Tess ihren Sohn in die Arme nahm, schaute er sie an, dann uns, dann wieder sie und lächelte.

Während der viele Stunden dauernden Geburt waren zwei Hebammen, beides gute Freundinnen von mir, Tess' Mann Jon, ich und mein Mann anwesend, der sehr diskret Fotos machte. Tess hielt sich an Jon fest, doch bei jeder Wehe gegen Ende der Eröffnungsphase suchte sie den Blick einer der Hebammen; die andere hielt ihr währenddessen den Kopf, wodurch sie sich absolut sicher fühlte. Hin und wieder gab eine von uns ihr einen kleinen Schwamm zum Saugen, bürstete ihr das Haar aus dem Gesicht oder gab ihr in kleinen Schlucken Eiswasser zu trinken. Manchmal hielt ich ihr den Kopf und die Hebamme und Jon hielten ihre Beine, dann übernahmen Jon und ich die Beine, die Hebamme den Kopf. Und wenn Tess aus dem Wasser stieg, ging sie oft in die Hocke oder kniete. An ihrer Seite hatte sie dann jeweils die Hebamme und ihren Mann, die sie umarmten. Die andere Hebamme saß ihr gegenüber und vermittelte ihr Verständnis und Liebe.

Später erzählte mir die Hebamme, die die Geburt geleitet hatte, daß sie sich in den darauffolgenden Tagen bei ihrer Arbeit auf der Entbindungsstation sehr allein gefühlt hatte, obwohl davon ausgegangen wird, daß die Hebammen dort als Team zusammenarbeiten. Selbst in einer großen Einrichtung, wo viele Menschen anwesend sind, und vielleicht sogar gerade in einer solchen großen Institution kann sich eine Hebamme sehr alleingelassen fühlen und Unterstützung vermissen. Die Unterstützung der Hebamme durch andere Frauen, die außerhalb der Klinik möglich ist, ist etwas sehr Kostbares.

Kinder

Viele Frauen, die schon Kinder haben, entscheiden sich für eine Geburt ohne Klinik, damit die größeren Geschwister die Geburt miterleben können. Diese Kinder können dem Neugeborenen in einer Atmosphäre begegnen, die freundlicher ist als in einer Klinik, und sie werden nicht von ihrer Mutter getrennt, weil diese in die Klinik muß. Doch es gibt noch viel mehr Vorteile.

Allen, die keinerlei Erfahrung mit Geburt haben, keine Ahnung davon, was vor sich geht (außer dem Wissen aus Büchern und Filmen), entgeht im Grunde etwas Wesentliches. Insbesondere Mädchen, die ohne ein Bewußtsein dafür aufwachsen, wie das ist, ein Kind zu gebären – außer daß sie Geburt mit Angst vor Schmerzen und Verletzung in Verbindung bringen –, entbehren eine wichtige Erfahrung. Dadurch, daß Geburt zu einem medizinischen Ereignis geworden und aus dem eigenen Zuhause verbannt worden ist, dadurch, daß sie aus dem Zusammenhang der Familie herausgerissen wurde, hat unsere Kultur die Geburt wie das Sterben zu einer mit Angst verbundenen Qual gemacht, die nur in Anwesenheit ausgebildeter Experten möglich ist und nicht mehr Bestandteil unseres Lebenszusammenhangs ist. Sie ist dem Einfluß der Frauen entzogen worden. Indem wir die Geburt wieder in einer Umgebung erleben, in der Frauen Einfluß haben, und sie zu einem Familienereignis werden lassen, an dem unsere Kinder teilhaben können, erobern wir sie uns zurück und bereiten unsere Kinder darauf vor.

Das heißt nicht, daß Sie Ihr Zweijähriges vor sich hinsetzen und erwarten sollen, daß es Ihnen in der Eröffnungsphase still stundenlang oder auch nur für zehn Minuten zusieht, wenn es eigentlich im Garten herumtollen oder die Vögel füttern möchte. Dies heißt vielmehr, daß es kommen und auch wieder gehen kann, sich zu Ihnen kuscheln kann, wenn es Trost und Nähe braucht oder müde ist, Ihnen helfen kann, indem es Ihnen Eisbröckchen anbietet, wenn Sie einen trockenen Mund haben, oder einen feuchten Waschlappen für Ihre Stirn zur Erfrischung. Das heißt auch, daß es in der Austreibungsphase, wenn es dann bei Ihnen ist, sehen kann, was da geschieht, daß es an der Begeisterung bei der Geburt teilhaben und das Neugeborene gleich danach berühren und im Arm halten kann. Das wird ein unvergeßliches Erlebnis für Ihr Kind sein.

»Mein dreijähriger Sohn hat zugeschaut, als sein Bruder geboren wurde. Als er das Baby herausgleiten sah, sang er: ›Happy Birthday to you.‹«

Oft sind Frauen der Überzeugung, daß sie Kinder nicht dabei haben möchten, weil sie das ablenkt und diese im Weg sein würden. Sie müßten sich dann um sie kümmern, obwohl sie sich ganz mit sich selbst beschäftigen möchten. Diese Bedenken sind auf die Vereinzelung der Frauen und das Ende der Großfamilie zurückzuführen. Oft gibt es außer ihr niemanden, der weiß, was ein kleines Kind braucht, und der es trösten kann.

Es hat nur Sinn, Ihr Kind an der Geburt teilhaben zu lassen, wenn eine Ihrer Helferinnen, die Ihnen nahesteht und das Kind mag, nur für das Kind da ist. Andernfalls ist Ihre Geburtsbegleitung ständig abgelenkt und kann sich nicht um Ihre Bedürfnisse kümmern, weil sie gerade die Windeln wechseln oder den Topf

»Und da war sie, zappelnd und schreiend! Chris nahm sie in die Arme. Ich bemerkte, daß meine anderen drei ihre Geburt nicht mitbekommen hatten. Doch dann waren sie plötzlich im Zimmer. Ihre Gesichter haben sich für immer in meinem Gedächtnis eingeprägt.«

holen, den Teddy suchen oder das Kind trösten muß. Treffen Sie also schon möglichst früh Vorkehrungen hierfür, und beziehen Sie Ihr Kind in Ihre Pläne mit ein.

Ihr Kind vorbereiten

Um Ihr Kind auf die Geburt vorzubereiten, gibt es viele Möglichkeiten:

- ☐ Sie erzählen ihm, wie das Baby in Ihrem Bauch heranwuchs, zum Beispiel anhand eines dafür geeigneten Buches, und schauen sich darin zusammen die Abbildungen über die Entwicklung in der Gebärmutter an.[10]
- ☐ Fertigen Sie zusammen ein Bilderbuch über die Zeit an, als es selbst ein Baby war, und erzählen Sie ihm mit einfachen Worten die Geschichte seiner Geburt.
- ☐ Sie schauen Fotos von Neugeborenen an und reden darüber, wie Babys aussehen, wie sie sich verhalten und was sie schon alles können.
- ☐ Wenn Sie Gelegenheit dazu haben, dann sehen Sie bei der Geburt eines Tieres zu, oder schauen Sie sich einen Film darüber an.
- ☐ Beschreiben Sie, was passiert, wenn eine Frau ein Kind zur Welt bringt und wie der Kopf des Babys aussieht, wenn er zum ersten Mal zu sehen ist. Erzählen Sie dem Kind, wie Nabelschnur und Mutterkuchen beschaffen sind und welche Funktion sie haben. Erklären Sie genau den Unterschied zwischen dem Geburtsblut und dem Blut bei Verletzungen.
- ☐ Sehen Sie sich zusammen Geburtsfotos an, und sprechen Sie darüber.
- ☐ Machen Sie mit Ihrem Kind einen Besuch bei einem Neugeborenen, und lassen Sie es das Baby nach Möglichkeit auch im Arm halten. Schauen Sie beim Stillen zu. Sprechen Sie darüber, wie ein kleines Baby versorgt werden muß und warum.

»Ich erklärte mich bereit, mich um Stephen (drei Jahre) zu kümmern und mit ihm hinauszugehen, falls es ihm langweilig werden sollte. Wir machten in der Küche Lebkuchenmännchen, und dann rief uns David wieder herein, weil die Geburt kurz bevorstand. Bald konnten wir den Kopf sehen. Ich erklärte, was da zu beobachten war und was vor sich ging. Bei der nächsten Preßwehe war der Kopf des Babys geboren. Stephen war fasziniert! Kurz nachdem das Baby da war, saß er im Lehnstuhl und streichelte seine kleine Schwester.«

Achten Sie dabei darauf, ein kleines Kind nicht mit zuviel Informationen über Geburt und Babys zu überfordern. Das Kind möchte im Mittelpunkt Ihres Interesses sein und sich nicht wegen des Babys zurückgesetzt fühlen. Deshalb ist es auch wichtig, mit ihm über Gefühle zu sprechen: Wie es ist, wenn man sich allein fühlt, wenn man liebgehabt wird, wenn man aufgeregt und wenn man traurig ist.

Wesentlich ist auch, daß Ihre Hebamme Ihr Kind schon kennt, so daß Sie sich in seinem Beisein wohlfühlt, und Ihr Kind sie als Freundin, auf deren Besuch sich alle freuen, akzeptiert. Am besten ist es, wenn sich diese Beziehung schon bei den Vorsorgeuntersuchungen entwickelt hat: Sie kann Ihrem Kind mit einfachen Worten erklären, was und warum sie etwas tut, und sie kann sich von ihm »helfen« lassen. Ihr älteres Kind hat dann schon die Herztöne des Babys, die sich wie Pferdegallopp anhören, vernommen, hat das Baby strampeln gespürt, Ihnen bei den verschiedenen Haltungen und Bewegungen für die Geburt zugesehen und miterlebt, wie Sie atmen und sich entspannen. Es ist eine gute Idee, auch die Geräusche schon einmal zu proben, damit das Kind nicht von Ihrem Stöhnen,

Seufzen und heftigen Atmen überrascht wird. Gewöhnlich nehmen Kinder das alles sehr gelassen auf, wenn sie gut darauf vorbereitet wurden und sich geborgen fühlen.

Bei einer Hausgeburt oder unter Frauen erlebt das Kind die Fürsorge und die Liebe mit, die die Mutter erhält. Das ist eine wichtige Erfahrung über menschliches Mitgefühl, über Einfühlsamkeit und Zärtlichkeit. Das Kind erlebt auch die Kraft der Frauen mit, die Energie, die die Mutter hat, und die Stärke von Frauen, die einander helfen und sich gegenseitig unterstützen. Wenn sich das so ergibt, dann wohnt das Kind dem Wunder der Geburt bei, hört den ersten Schrei des Babys und sieht, wie aus dem runzeligen, feuchten Etwas eine kleiner Mensch wird, den es in seine Arme nehmen und streicheln kann.

»Olivia ist sieben und wollte unbedingt mit dabei sein. Sie saß neben mir, als der Kopf geboren wurde. Sie beugte sich vor und gab ihm einen Kuß und sagte: ›Hallo, Baby!‹ Mich überkam eine Welle von Wärme und Liebe für sie und alle Anwesenden, und mit der nächsten Wehe war das Baby da. Olivia war ganz begeistert! Wir umarmten und küßten uns und weinten vor Freude.«

9

Herausforderungen annehmen

Die einzigen Voraussetzungen für einen guten Geburtsverlauf
bestehen in den meisten Fälle lediglich darin,
daß die Schwangere gesund ist, bei der Geburt liebevoll unterstützt wird,
Selbstvertrauen hat und zuversichtlich ist
und daß ihre Betreuerinnen über eine unendliche Geduld verfügen.
Unglücklicherweise haben die meisten Frauen diese Voraussetzungen nicht,
und dann kann selbst eine komplikationslose Geburt schwierig werden,
wenn Eingriffe die liebevolle Fürsorge ersetzen,
die die Grundlage guter Hebammenbetreuung darstellt.
Frauen, die zur Geburt in die Klinik gehen,
haben eher schwierige Geburten allein aufgrund der Tatsache,
daß sie in der Klinik sind. Der physiologische Geburtsvorgang wird gestört.
Außerdem besteht allein durch den Klinikaufenthalt das Risiko,
den Auswirkungen einer iatrogenen medizinischen Behandlung
ausgesetzt zu sein, das heißt Eingriffen,
die zu Krankheiten führen können.
Das bedeutet nicht, daß es bei geplanten Hausgeburten
oder Geburten ohne Klinik niemals zu Problemen kommt.
Doch meistens können sie durch einfache Maßnahmen gelöst werden.
In diesem Kapitel beschäftige ich mich mit einigen Dingen,
die unternommen werden können, wenn es zu Schwierigkeiten kommt,
damit Sie und Ihre Hebamme oder Ihre Ärztin miteinander besprechen können,
was unternommen werden soll.

Der Geburtstermin ist überschritten

Die meisten Babys kommen nicht zum errechneten Termin zur Welt. Grundsätzlich ist es sicherer, wenn sie nach dem errechneten Termin geboren werden als zu früh. Dauert die Schwangerschaft länger als erwartet, kommt Ihnen zwar vielleicht jede Stunde wie eine Woche vor und jede Woche wie ein Monat, doch meistens kommt das Baby innerhalb von zehn Tagen nach dem Termin zur Welt. Wenn es länger dauert, kann das an einem langen Zyklus liegen oder daran, daß Sie den Eisprung später als angenommen hatten und deshalb auch später schwanger geworden sind. Oder das aufgrund von Ultraschall festgelegte Datum war falsch. Manchmal ist die Berechnung der bisherigen Schwangerschaftsdauer aufgrund des ersten Tages der letzten Menstruation genauer als Ultraschall.[1] Es gibt bei der Berechnung mit Ultraschall eine Irrtumsbandbreite von zwei Wochen.[2]

Die Geburt wird nicht durch das Fahren auf holprigen Straßen und Gintrinken ausgelöst. Unbequeme Fahrten machen Sie lediglich müde und mürbe. Alkohol wirkt wehenhemmend. Früher wurde Alkohol gegeben, um vorzeitige Wehen zum Stillstand zu bringen, denn dadurch wird die Oxytozinausschüttung der Hypophyse verhindert, durch die Wehen auf natürliche Weise ausgelöst werden, und die Wirkung von Oxytozin auf die Gebärmutter wird unterbunden. Beim Baby kann Alkohol jedoch zu Atemnot führen.[3]

Sexuelle Erregung

Es kann sein, daß die Wehen beginnen, wenn Sie sexuell erregt waren, denn das führt zur Ausschüttung von Hormonen. Die Wirkung kann ähnlich sein wie bei synthetisch hergestelltem Oxytozin, das der Frau über einen Tropf verabreicht wird, um die Geburtswehen künstlich auszulösen. Selbst die Stimulierung der Brustwarzen, die bei vielen Frauen eine sehr sanfte sexuelle Erregung hervorruft, kann Geburtswehen in Gang setzen, wenn sie etwa 20 Minuten lang oder länger aufrechterhalten wird.[4] Erfolgreich ist das Streicheln der Brustwarzen mit den Fingern, das Rollen zwischen den Fingern, das Lecken oder Saugen an den Brustwarzen, oder Sie legen einen warmen Waschlappen auf die Brustwarzen und wechseln ihn, wenn er abgekühlt ist.

Die durch Stimulierung der Brustwarzen ausgelösten Wehen können anfangs sehr kurz sein und dann allmählich länger werden. Doch bei manchen Frauen werden sofort lange, starke Wehen ausgelöst. Wenn diese eine Minute oder länger dauern, dann stimulieren Sie die Brustwarzen nicht mehr so stark, oder hören Sie ganz damit auf, denn vielleicht reagieren Sie sehr empfindlich darauf.

Beim Stimulieren von nur einer Brustwarze werden Sie feststellen, daß beide reagieren, und sie spüren vielleicht auch in der anderen Brust Erregung. Das gleiche geschieht auch beim Stillen. Wenn das Baby an einer Seite saugt, kommt es auf beiden Seiten zum Milchspendereflex.

Zwischen den Brustwarzen und der Gebärmutter besteht eine besondere Verbindung, was Sie auch beim Stillen bemerken werden. In den ersten Tagen nach der Geburt spüren Sie den warmen, vibrierenden Milchspendereflex, wenn das Kind saugt und das Blut in Ihre Brüste strömt. Es kommt entweder gleichzeitig oder bald nach dem Ansaugen des Babys zu starken Gebärmutterkontraktionen. Zunächst kann das recht schmerzhaft sein. Die Kontraktionen erfüllen eine wichtige Funktion: Sie fördern die Rückbildung der Gebärmutter zu der Größe und Form wie vor der Schwangerschaft.

Auch durch Geschlechtsverkehr können Wehen ausgelöst werden, und zwar sowohl durch die Wirkung der Hormonausschüttung als auch durch die Samenflüssigkeit in der Scheide. Samenflüssigkeit enthält Prostaglandine. Die größten Mengen im menschlichen Körper finden sich in der Samenflüssigkeit. Künstliche Prostaglandine werden zur Weheneinleitung als Gel oder Zäpfchen in den Muttermund eingeführt. Um die größtmögliche Wirkung zu erzielen, sollte der Samen sich um den Muttermund herum sammeln. Dafür eignet sich am besten die Rückenlage. Bleiben Sie nach dem Samenerguß noch eine halbe Stunde ruhig liegen, während Ihr Partner Ihre Brustwarzen streicheln kann, dann werden die Wehen doppelt angeregt.

Vor ein paar Jahren haben Japaner einen Vibrator zum Einführen in die Scheide erfunden, mit dem der Muttermund stimuliert werden kann. Man hatte festgestellt, daß ein örtliches Stimulieren des Gewebes wehenauslösend wirken kann. Wenn Sie kein solches Gerät zur Verfügung haben oder wenn Ihnen die folgende Möglichkeit lieber ist, können Sie diesen Effekt auch erzielen, indem Sie auf dem Rücken liegen und Ihre Fersen auf den Schultern Ihres Partners ruhen lassen. Dadurch kann der Penis sehr tief eingeführt werden. Das ist nicht besonders bequem und sollte sehr vorsichtig und sanft gemacht werden. Sie können auch mit einem sauberen Finger den Muttermund ganz sanft massieren.

Auch ohne Partner können Sie natürlich sexuelle Erregung erleben. Masturbieren löst Wehen aus, und da es möglich ist, sehr schnell einen Orgasmus zu haben, auch mehrmals hintereinander, kann das sehr viel wirkungsvoller als Geschlechtsverkehr sein, damit die Geburt beginnt.

Zwar werden nicht immer durch Stimulierung der Brüste oder der Klitoris Wehen ausgelöst, doch es kann sein, daß Ihr Muttermund geburtsreif, weich und nachgiebig wird und verstreicht und sich dann sehr viel leichter öffnet, wenn die Geburt beginnt.

Beobachten der Kindsbewegungen

Ist der Geburtstermin überschritten, dann kann es beruhigend für Sie sein, wenn Sie die Bewegungen Ihres Kindes notieren. Einem Babys, das sich kräftig bewegt, geht es gut. Manche Frauen finden das Zählen der Bewegungen beunruhigend, anderen gefällt es, auf diese Weise Kontakt mit ihrem Kind aufzunehmen.[5] In den letzten Schwangerschaftswochen bewegt sich das Baby zwar seltener mit seinem ganzen Körper, weil es in der Gebärmutter nicht mehr sehr viel Platz hat, doch ein gesundes Kind strampelt weiterhin, häufig gerade dann, wenn Sie sich ausruhen oder in der Badewanne liegen. Eine einfache Aufzeichnungsmethode

»Mein Arzt murmelte etwas von Einleitung. Deshalb gingen wir früh ins Bett und beschlossen, es mit der natürlichen Methode zu versuchen. Etwa zehn Minuten, nachdem wir uns geliebt hatten, setzte ein Ziehen ein, und Neil spielte mit meinen Brustwarzen. Ich wurde um drei Uhr in der Früh wach, als die Wehen in Abständen von fünf Minuten kamen. Neil schlief schon halb. Seine Hand lag auf meinem Bauch, damit er die Wehen spüren konnte, und mit der anderen liebkoste er meine Brustwarze. Er war sehr zufrieden mit sich.«

Aufzeichnungen der Kindsbewegungen

Teilen Sie ein Blatt Papier in halbstündige Spalten ein:

40. Woche	Montag	Dienstag	Mittwoch	Donnerstag	Freitag	Samstag	Sonntag
15.30-16.00							
16.00-16.30							
16.30-17.00							
17.00-17.30							
17.30-18.00							
18.00-18.30							
18.30-19.00							
19.00-19.30							
19.30-20.00							
20.00-20.30							
20.30-21.00							

besteht darin, daß Sie während des Zeitraums, in dem Ihr Baby tagsüber besonders aktiv ist, die Bewegungen notieren.

Zählen Sie, wie oft sich Ihr Baby bewegt, und markieren Sie das entsprechende Feld, wenn Sie die zehnte Bewegung spüren. Ein aktives Kind macht seine zehnte Bewegung etwa jeden Tag um die gleiche Zeit, vielleicht eine halbe Stunde früher oder später. Wenn Sie feststellen, daß Ihr Baby sich nicht mehr so lebhaft bewegt, dann fängt mit größter Wahrscheinlichkeit bald die Geburt an. Wahrscheinlich treten dann auch noch andere Anzeichen auf: ein Energieschub, wenn Sie den Nestinstinkt spüren und anfangen, Schränke aufzuräumen, oder eine Arbeit zu Ende bringen wollen; sie müssen häufig die Blase entleeren; weicher Stuhl wie bei einer leichten Darmverstimmung; Rückenschmerzen im Kreuzbereich; das Gefühl, als ob der Kopf Ihres Babys wie eine Kokosnuß zwischen Ihren Beinen hinge; häufigere Probewehen.

Wenn Sie sehr viel weniger Bewegungen bemerken und die Wehen nicht beginnen, dann kann es sein, daß die Plazenta das Baby nicht mehr ausreichend versorgt. Um das festzustellen, setzen Sie sich mit Ihrer Hebamme oder Ihrer Ärztin in Verbindung, schildern Sie ihnen Ihre Beobachtungen, und lassen Sie die Herztöne abhören. Falls alles in Ordnung ist, bringt es keinen Vorteil, wenn die Geburt eingeleitet wird, nur weil der Geburtstermin überschritten ist (auch nicht durch Rizinusöl –

das alte Hausmittel zur Weheneinleitung). Eine Einleitung hat eher Nachteile, denn dadurch erhöht sich die Wahrscheinlichkeit eines Kaiserschnitts.[6]

Diese letzten Schwangerschaftstage, auf die Sie vielleicht gar nicht eingestellt waren, können Sie so richtig genießen, indem Sie Dinge tun, zu denen Sie sonst nie Zeit hatten: in das Restaurant gehen, das Sie schon lange kennenlernen wollten; das Konzert anhören, von dem Sie dachten, daß Sie es nun doch nicht mehr besuchen können; einen Tag mit einer Freundin verbringen; ein Picknick, einen Museums- oder Galleriebesuch machen; ein Theaterstück oder einen Film ansehen; oder Sie machen einen Bummel durch Antiquitäten- oder Kunstgewerbeläden. Sitzen Sie nicht zu Hause, und warten Sie nicht ständig auf das erste Ziehen. Hängen Sie nicht schwermütigen Gedanken darüber nach, daß Ihnen Ihr Zustand schon fast wie eine Elefantenschwangerschaft vorkommt. Schon bald werden Sie Ihr Baby im Arm halten.

Sie meinen irrtümlicherweise, daß die Geburt begonnen hat

Viele Frauen haben in den letzten Wochen vor dem wirklichen Geburtsbeginn schmerzhafte Wehen, die die Geburt ankündigen *könnten*. Diese Vorwehen sind ein Zeichen für Veränderungen in Hinblick auf die Geburt, *ehe* der Muttermund sich öffnet. Das kann heißen, daß die Wehen den Muttermund erweichen und verstreichen lassen und das Baby mit dem vorliegenden Körperteil, also dem Teil, der dem Muttermund am nächsten liegt (meistens ist dies der Kopf), tiefertritt. Für die Frau ist das zwar anstrengend, doch die Zeit der Eröffnung kann sich dadurch verkürzen.

Es kann sein, daß Sie zu hören bekommen, das sei »Fehlalarm«. Das heißt nicht, daß Ihre Angaben nicht zutreffen oder daß Ihr Körper nicht das Richtige tut. Ihre Empfindungen sind ganz real. Vor allem nachts treten diese Wehen auf und halten Sie wach, und sie können mehrere Stunden lang ziemlich regelmäßig sein. Das Problem bei Vorwehen besteht darin, daß die Frau dann ständig in Alarmbereitschaft ist und auf die kommenden Ereignisse wartet. Dieser Zustand ist sehr erschöpfend, und Ihr Mut kann sinken, noch bevor regelmäßige Wehen eingesetzt haben, die den Muttermund eröffnen.

In dieser Situation müssen Sie unbedingt für Schlaf sorgen, vielleicht durch ein besonderes Einschlafritual – ein Bad mit Lavendelöl, ein heißes Milchgetränk mit Honig und einem Teelöffel Brandy oder Whisky oder ein Glas Wein und beruhigende Musik, während Sie es sich mit einer Wärmflasche im Kreuzbereich oder am Unterbauch bequem machen. Möglicherweise brauchen Sie auch ein leichtes Schmerzmittel, oder Sie versuchen, tagsüber Schlaf zu bekommen, wenn es nachts schwierig ist durchzuschlafen.

Vorzeitiger Blasensprung

Bei zehn Prozent der Frauen kommt es um den errechneten Termin herum zu einem vorzeitigen Blasensprung, und bei acht von zehn dieser Frauen setzen innerhalb von zwölf Stunden spontane Wehen ein.[7] Doch manchmal muß eine Frau auch 24 Stunden warten, bevor die Wehen beginnen. Es kommt eher zu einem vorzeitigen Blasensprung, wenn die Frau in den vorhergehenden Wochen vaginal untersucht worden ist,[8] was also ein guter Grund wäre, in den letzten Schwangerschaftswochen keine vaginalen Untersuchungen mehr machen zu lassen.

Bei einem vorzeitigen Blasensprung kann das Wasser mit einem Schwall abgehen, oder es tröpfelt nur leicht. Wenn es leicht tröpfelt, geht wahrscheinlich nur das Vorwasser ab, das Wasserpolster vor dem Kopf des Babys. Oft hört das Tröpfeln nach einer Weile auf, und die Fruchtblase schließt sich wieder. Das hat dann keine Bedeutung für Sie. Wenn das Wasser aber mit einem Schwall abgeht, dann achten Sie darauf, ob es klar oder braun bzw. grünlich ist. Ist das Fruchtwasser klar und hat sich der Kopf bereits ins Becken eingestellt, dann brauchen Sie nichts zu unternehmen. Ist das Fruchtwasser jedoch getrübt, dann hat das Baby Mekonium ins Fruchtwasser ausgeschieden, was ein Zeichen für Streß sein kann. Rufen Sie daher Ihre Hebamme oder Ihre Ärztin an, um die Lage des Kindes festzustellen. Oft ist das festgestellte Mekonium nicht frisch – ein Zeichen dafür, daß es dem Baby vor einer Weile nicht gutging. Falls sich Ihr Kind in der Steißlage befindet, liegt eine mechanische Ursache für das Mekonium im Fruchtwasser vor, weil der Po nach unten gedrückt wird. Getrübtes Fruchtwasser ist also in diesem Fall kein Zeichen dafür, daß Ihr Kind einer Belastung ausgesetzt ist.

Ein vorzeitiger Blasensprung gilt manchmal als Zeichen für eine schwierigere Geburt. Das stimmt nicht. Es gibt keine »trockene« Geburt, weil immer wieder neues Fruchtwasser gebildet wird. Dieses hält das Baby, die Nabelschnur und das Gewebe der Gebärmutter feucht.

Wichtig ist die Lage, in der sich das Kind bei einem vorzeitigen Blasensprung befindet. Es ist deshalb gut, gegen Ende der Schwangerschaft darüber Bescheid zu wissen. Wenn das Baby mit dem Kopf nach unten liegt und der Kopf sich ins kleine Becken eingestellt hat, besteht keine Möglichkeit, daß die Nabelschnur vorfällt und unter dem Kopf eingeklemmt wird (s.S. 137f.). Die geringe Möglichkeit eines Nabelschnurvorfalls besteht, wenn der Kopf noch oben ist oder wenn das Kind nicht in der üblichen Lage liegt, sondern in der Steißlage oder in der Querlage. Nach einem vorzeitigen Blasensprung sollte nichts mehr in Ihre Scheide gelangen, da das Risiko einer Infektion besteht. Auch sollte nicht aus Neugier eine vaginale Untersuchung durchgeführt werden. Je mehr vaginale Untersuchungen vorgenommen werden, desto höher ist das Infektionsrisiko.

Wenn Sie ungeduldig auf die ersten Wehen warten, sind Sie später sehr erschöpft, wenn Sie Ihre Energie wirklich brauchen. Legen Sie deshalb eine Binde unter, die Sie sie immer wieder wechseln, und legen Sie sich schlafen, oder beschäftigen

Sie sich im Haus oder im Garten mit Dingen, die nicht anstrengend sind. Spielen Sie Karten, Schach oder Scrabble, hören Sie Musik, oder sehen Sie fern. Hauptsache ist, Sie beschäftigen sich und warten nicht.

Messen Sie alle zwei bis drei Stunden Ihre Temperatur, um Fieber auszuschließen. Käme es zu einer Infektion, wären Sie leicht fiebrig und sollten dann Ihre Geburtshelfer verständigen. Achten Sie beim Stuhlgang darauf, sich von vorne nach hinten zu säubern, damit keine Bakterien vom After in die Scheide gelangen können. Vergessen Sie auch nicht, in dieser Zeit vor Wehenbeginn etwas zu essen; während der Geburt haben Sie wahrscheinlich keinen Hunger mehr. Legen Sie jetzt also keine lange Fastenzeit ein, trinken Sie reichlich Obstsaft, Tee oder worauf Sie Appetit haben, damit Ihr Fruchtwasser nachgebildet werden kann. Sorgen Sie durch kohlehydratreiche Nahrung wie Nudelgerichte, gebackene Kartoffeln und Pfannkuchen mit Sirup für einen guten Energiehaushalt. Manche Hebammen empfehlen zusätzlich Vitamin C als Abwehr gegen Infektionen, und zwar alle paar Stunden 250 mg.[9]

Nabelschnurvorfall

Ein Nabelschnurvorfall ist eine geburtshilfliche Notfallsituation. Er kommt sehr selten vor – bei 0,3 Prozent aller Schwangerschaften. Manchmal kommt es dazu in der Spätschwangerschaft beim vorzeitigen Blasensprung, ganz gleich, ob eine Frau ihr Kind in der Klinik zur Welt bringen will oder nicht. Ein Nabelschnurvorfall ist gefährlich, denn die Sauerstoffversorgung des Babys hängt vom ungehinderten Blutfluß durch die Plazenta ab. Wenn die Nabelschnur vorfällt, wird sie zwischen dem Becken der Mutter und dem vorliegenden Teil des Kindes (dem Kopf oder dem Po) eingeklemmt. Oft ist dann ein Kaiserschnitt die einzige Möglichkeit für eine sichere Geburt.

Ihre Hebamme kann feststellen, ob die Nabelschnur eingeklemmt ist, wenn sie diese in der Scheide pulsieren fühlt, doch manchmal liegt die Nabelschnur zu hoch. Ein Hinweis auf einen Nabelschnurvorfall ist ein Herztonabfall beim Baby direkt nach dem Blasensprung. *Fahren Sie unverzüglich in die Klinik.*

Die Vorgehensweise bei diesem Notfall besteht darin, daß Sie die vornübergebeugte Haltung mit aufgestützten Ellenbogen einnehmen, so daß Ihr Po in die Höhe ragt. Ihre Hebamme oder Ihre Geburtsbegleitung (wenn keine Geburtshelfer anwesend sind) führt mit gut gereinigten Händen zwei Finger in den Muttermund ein, um den vorliegenden Teil des Babys hoch und von der Nabelschnur wegzuschieben. Wenn Sie mit dem Auto oder dem Krankenwagen in die Klinik gefahren werden, dann bleiben Sie in dieser Haltung. Lassen Sie sich mit einer Decke zudecken, während Ihr Becken durch einen Sitzsack oder einen Haufen Kissen erhöht ist und Ihr Partner weiterhin mit zwei Fingern Druck in Ihrem Muttermund ausübt, um gegen den vorliegenden Teil des Kindes zu drücken. Es ist sehr unwahrscheinlich, daß es während einer Hausgeburt oder in einem Geburtshaus, wo keine

Eingriffe vorgenommen werden, zu einem Nabelschnurvorfall kommt. Gewöhnlich ist er die Folge von Eingriffen, besonders nach dem künstlichen Sprengen der Fruchtblase, wenn der vorliegende Teil des Babys noch sehr weit oben ist.

Eine lange, langsam vorangehende Geburt

»Robert und ich beschlossen, einen raschen Spaziergang mit dem Hund zu machen; vielleicht würde dann etwas in Gang kommen. Es machte Riesenspaß, der nur durch starke, in zehnminütigem Abstand kommende Wehen unterbrochen wurde. Ich setzte mich oder hielt mich an Robert fest, oder ich stützte mich an einem Baum ab, und er unterstützte mich bei der Atmung. Ich fühlte mich sehr stark und zuversichtlich.«

Der genaue Geburtsbeginn ist oft schwierig festzustellen. Auch wenn manche Frauen plötzlich bemerken, daß es *jetzt* soweit ist, beginnt die Geburt bei den meisten doch sehr sanft und fast unmerklich. Wenn die Wehen in einem Abstand von zehn Minuten kommen, sind Sie sich vielleicht sicher, daß das Geburtswehen sind, oder Sie sind mehr darauf eingestellt, zunächst einmal abzuwarten. Eine ängstliche Frau achtet sehr viel aufmerksamer auf die Vorwehen, und dadurch wird sie schon aktiv, bevor sie irgend etwas tun kann, was ihr Erleichterung verschafft. Es ist besser, sich zu entspannen und den Dingen ihren Lauf zu lassen. Ihr Körper wird Sie wissen lassen, daß die Geburt begonnen hat, wenn wirklich Ihre gesamte konzentrierte Aufmerksamkeit erforderlich ist.

Sehr kurze Geburten sind nicht unbedingt die besten. Eine sehr schnelle Geburt kann für eine Frau wie ein Schock sein und für das Baby eine Belastung darstellen. Statistisch gesehen liegt der günstigste Verlauf für eine Erstgebärende bei einer Dauer von zwölf bis 24 Stunden und zwischen drei und 24 Stunden bei Frauen, die schon geboren haben.[10]

»Wenn nicht gleich jemand die Uhr verhängt, dann schmeiße ich sie kaputt!«
Eine Frau bei einer Klinikgeburt

Die willkürliche Vorschrift einiger Frauenärzte, daß die Geburt nicht länger als zwölf Stunden dauern darf oder der Muttermund sich pro Stunde um einen Zentimeter eröffnen muß, setzt die Frau unter Druck und macht auch ihre Betreuer nervös. Diese unterliegen dann manchmal dem Versuch, die Geburt zu beschleunigen und Dinge zu tun, die sich ungünstig auswirken. Es kann sein, daß die Fruchtblase gesprengt wird, um die Wehen zu verstärken, damit es schneller geht. Wird das jedoch gemacht, noch bevor der Muttermund vier Zentimeter eröffnet ist, werden schwache Wehen noch schwächer. Wenn Sie schon neun Zentimeter eröffnet sind, eine Phase, in der die Fruchtblase gewöhnlich von selbst platzt, kann das Sprengen der Fruchtblase gegen Ende der Eröffnungsphase die Geburt beschleunigen.[11]

In der Klinik wird bei einer Geburt, die lange dauert, oft von »Wehenschwäche« gesprochen, nur weil die Betreuer das Warten nicht ertragen können. Die meisten lang andauernden Geburten sind einfach Variationen eines Themas; es ist eine Kunst, sich dem anzupassen und sich nicht zur Eile anhalten und entmutigen zu lassen.

Wenn es bei Ihnen langsam vorangeht:

☐ Wechseln Sie Aktivität und Ruhepausen ab. Sorgen Sie dafür, daß Ihnen die Zeit nicht lang wird: Backen Sie einen Kuchen für das Feiern danach, nehmen Sie ein Bad, gehen Sie spazieren, nähen oder stricken Sie – tun Sie alles möglichst, anstatt im Bett zu liegen und sich zu fragen, ob irgendetwas nicht stimmt, weil die Geburt so langsam vorangeht.

☐ Nehmen Sie leicht verdauliche, weiche Nahrung wie Kartoffelbrei, Suppe, zerdrückte Banane, Eis, Sorbet, Honigbrot oder Joghurt zu sich, und trinken Sie viel. In den meisten Kulturen gibt es besondere Speisen, um die Frau während der Geburt bei Kräften zu halten. In Pakistan kann das eine Dattelpaste und Sesamkörner sein, in China Hühnersuppe mit Ingwer, bei den Ureinwohnern Kolumbiens Feigensaft und in der Karibik Gewürztee, der ebenso wie der in Europa beliebte Himbeerblättertee eine leicht oxytozinähnliche Wirkung hat.

☐ Gehen Sie umher, und wechseln Sie die Haltung, um die Gebärmuttertätigkeit anzuregen und das Baby beim Tiefertreten zu unterstützen, damit sein Oberkopf sich durchs Becken dreht und gegen Ihren Muttermund drückt. Wiegen Sie sich im Becken, gehen Sie Treppen hinauf und hinunter, und lehnen Sie sich vornübergebeugt gegen eine Wand.

☐ Baden oder duschen Sie, um sich zu erfrischen und sich besser entspannen zu können.

☐ Entleeren Sie alle eineinhalb bis zwei Stunden Ihre Blase. (Ihre Geburtsbegleitung kann das notieren und Sie immer wieder daran erinnern.)

☐ Sehr wohltuend für eine Frau, deren Geburt sich hinzieht, ist die ruhige, stille Aufmunterung durch Ihre Betreuerinnen: »Du machst das sehr gut. Dem Baby geht es ausgezeichnet. Es macht nichts, daß es langsam vorangeht.« Keinesfalls sollten Sie sich unter Zeitdruck fühlen. Sehr gut wirkt es sich oft aus, wenn Sie mit Ihrem Partner allein sein können.

☐ Probieren Sie es mit Brustwarzenstimulation oder sanfter Massage der Klitoris. Das können Sie selbst tun, oder Sie bitten Ihren Partner darum. Oder Sie legen sich einfach zusammen ins Bett, schicken alle hinaus, machen das Licht aus und kuscheln eine Stunde lang.

»Die meiste Zeit während der Eröffnungsphase waren wir im Garten und setzten Blumen ein. Anschließend gingen wir ins Haus und backten Plätzchen und räumten danach die Küche auf. Dann erkannte ich an ihrer Atmung, daß sie fast vollständig eröffnet war.«
Eine Hebamme, die über die Geburt einer der von ihr betreuten Frauen berichtet

Wehen, die kommen und wieder aufhören

Die Eröffnungsphase kann sich auch auf andere Weise hinziehen: Sie beginnt und scheint dann wieder aufzuhören. Die Wehen sind schwach, oder die Gebärmutter kontrahiert für eine Weile überhaupt nicht, dann kommen wieder Wehen, doch daran schließt sich abermals eine wehenlose Phase an. Es kann zu einer Plateauphase kommen, in der überhaupt nichts zu passieren scheint.

Am häufigsten ist eine solche Eröffnungsphase, wenn eine Frau in der Klinik ankommt und ihre anfänglich regelmäßigen, starken Wehen krampfähnlich und schwach werden. Die Ursache sind Ängste. Die Gebärmutter reagiert sehr empfindsam darauf, und das trifft ebenso auf Frauen wie auf andere Säuger zu. Durch Störungen kann die Geburt bei jedem Tier erheblich erschwert werden. Wenn zum Beispiel Mäuse während der Geburt gestört werden, dauert diese länger und die Wahrscheinlichkeit, daß ihre Jungen tot geboren werden, ist größer.[12]

»Die Wehen hörten völlig auf. Ich war so enttäuscht. Ich hätte am liebsten geheult. Und ich fing auch an zu weinen, und zwar lange und heftig. Colin und ich brieten das größte Steak, das wir hatten und aßen sehr viel Salat, Gemüse und Kartoffeln dazu. Ich schob einen Apfelkuchen ins den Backofen und wollte schlafen gehen. Dann spürte ich eine starke Wehe und danach wieder eine...«

Hat Ihre Eröffnungsphase solch langen Pausen, dann versuchen Sie, die Ursache für Ihre Ängste herauszufinden. Sprechen Sie darüber, und bitten Sie Ihren Partner und die Hebamme, Ihnen dabei zu helfen, mit diesen Ängsten umzugehen. Diese Ängste sollten Sie überwinden, um sich ganz und gar auf die Geburt einlassen zu können.

In vielen traditionellen Kulturen gilt es als Aufgabe der Hebamme, Mütter bei der Überwindung ihrer Ängste zu helfen. Manchmal ist sie dann eher wie ein Priester bei der Beichte, indem sie einer Frau zuhört, die sich von ihren Schuld- und Angstgefühle entlastet. Sie achtet auch darauf, daß in den Beziehungen zwischen der Gebärenden und den Menschen, die ihr am nächsten sind, Harmonie hergestellt wird. In Griechenland beispielsweise glaubt man, daß es eine schwere Geburt werden kann, wenn zwischen der Gebärenden und irgendeiner Frau im Dorf ein feindschaftliches Verhältnis besteht. Das läßt sich beheben, indem die andere Frau kommt und um Verzeihung bittet und der Mutter Wasser bringt, das jene aus ihren Händen trinkt.

»Ich legte mich ein paar Stunden hin, und meine Wehen kamen in noch größeren Abständen. Dann stand ich wieder auf und bemerkte, daß sie durch Umhergehen intensiver wurden, so daß sie alle drei bis vier Minuten kamen und 45 bis 60 Sekunden dauerten.«

Bleiben Sie möglichst aktiv, außer Sie sind sehr müde. Ruhen Sie sich dann in einem abgedunkelten Zimmer aus, vielleicht bei sanfter Musik, so daß Sie von störenden Geräuschen abgeschirmt sind. Ihre Hebamme kann sich in Ihrer Nähe aufhalten. Viele Hebammen bringen sich etwas zum Nähen oder eine andere Arbeit mit, die sie bei einer solchen Gelegenheit beenden können.

Es gibt eine körperliche Ursache für diese Art von Wehentätigkeit. Der Kopf des Babys befindet sich in einer ungewöhnlichen Lage und bleibt stecken. Ihre Hebamme überprüft regelmäßig die kindlichen Herztöne und macht sich ein Bild von der Situation. Wenn sich der Kopf des Babys in einer ungewöhnlichen Lage befindet, dann kann es sein, daß Sie durch Bewegung sowie Beckenwiegen und -drehen das Kind in eine bessere Lage locken und damit die Geburt ihren Lauf nehmen kann. Und auch wenn das Baby sehr wenig Platz hat und das Tiefertreten des Kopfes durch das Becken langsam vorangeht, können die spontanen Bewegungen der Frau die Gebärmutter dabei unterstützen, den Kopf des Kindes durch den Muttermund und das Becken hindurchzuschieben.

Viel zu häufig wird die Diagnose gestellt, daß ein Mißverhältnis zwischen kindlichem Kopf und mütterlichem Becken vorliegt, wenn eigentlich gemeint ist: »Wir konnten nicht warten«, oder »Wir hatten Angst« oder »Die Frau traute sich nichts mehr zu«. Wenn Sie nach ausführlichen Gesprächen über alternative Möglichkeiten der Wehenanregung zu dem Schluß kommen, daß zusätzlich etwas unternommen werden sollte, müssen Sie in die Klinik. Ein Wehentropf kann zu Hause nicht angelegt werden, weil es sich beim künstlichen Oxytozin um ein starkes und potentiell gefährliches Mittel handelt. Bei einigen Geburten ist ein Wehentropf die wirksamste Lösung bei verminderter Wehentätigkeit. Es handelt sich jedoch nicht um einen Notfall; Sie haben also genügend Zeit, ausführlich darüber zu sprechen und gemeinsam mit Ihrer Hebamme oder Ihrer Ärztin eine Entscheidung herbeizuführen.

Eine Ruhepause am Ende der Eröffnungsphase

Wenn der Kopf des Babys noch weit oben, oberhalb der Sitzbeinstachel (die knöchernen Ausbuchtungen in der Beckenwölbung) ist, tritt häufig am Ende der Eröffnungsphase eine Pause ein. Die Gebärmutter erholt sich – eine Gelegenheit für alle Anwesenden, sich auszuruhen. In der Klinik wird in dieser Pause oft beschlossen, die Frau an einen Wehentropf zu hängen, um die Gebärmuttertätigkeit anzuregen.

Sowohl in der Klinik als auch zu Hause empfiehlt es sich, das Tiefertreten und die Drehung des Kopfes *abzuwarten* und Ihrem Baby gleichzeitig die Möglichkeit zu geben, sich auf die aktive Austreibungsphase vorzubereiten. Sie können diese Ruhepause gut nutzen, indem Sie vielleicht duschen, um dann erfrischt und voll neuer Energie wieder bereit zu sein.

Die Hocke ist eine gute Haltung, damit die Wehen kommen und sich der Kopf des Babys dreht, so daß er auf den Beckenboden Druck ausüben kann. Berührt der Kopf Nerven in dieser Muskulatur, wird der Austreibungsreflex ausgelöst und Oxytozin ausgeschüttet, wodurch starke Wehen entstehen. Wenn Sie zu pressen beginnen, weil der Muttermund vollständig eröffnet ist und man Sie zum Pressen aufgefordert hat, Sie jedoch gar keinen Preßdrang haben, dann kann es sein, daß Sie vor Anstrengung bald völlig erschöpft sind und den Kopf des Kindes nach unten schieben, bevor er sich gedreht hat. Das kann zu einem tiefen Querstand führen; dies bedeutet, daß das Baby seinen Kopf nicht in die einfachste Geburtsposition bringen kann. Bei den meisten Geburten ließe sich das auf jeden Fall vermeiden, wenn eine Frau nicht zu früh zum Pressen aufgefordert würde und alle geduldig abwarten könnten.

»Es wurde ganz still; die Wehen waren ganz sanft, wie leichte Wellen auf dem Wasser. Ich war leicht benommen und weit weg. Nichts schien sich zu tun. Ich fragte mich, ob ich eigentlich wußte, wann ich mitschieben mußte. Doch dann gab es überhaupt keinen Zweifel mehr. Nach etwa einer halben Stunde spürte ich plötzlich eine große Sehnsuchtswelle über mich kommen und einen ungeheuren Energieschub, und ich rief: ›Ich muß pressen!‹«

Rückenschmerzen im Kreuzbereich

Am schwierigsten ist es, mit Rückenschmerzen im Kreuzbereich umzugehen. In den Wehenpausen dauern sie als nagender Schmerz an, und während der Wehen machen sie sich durch einen scharfen Schmerz im Kreuzbein-Darmbein-Gelenk bemerkbar. Sie können jeder Frau den letzten Mut nehmen. Rückenschmerzen treten vor allem dann auf, wenn der Rücken des Babys zur Wirbelsäule der Mutter zeigt (hintere Hinterhauptslage) und der harte ausgestreckte Hinterkopf des Kindes (wenn es das Kinn vorstreckt) gegen das Kreuzbein und die Bänder im Sakro-Lumbal-Bereich drückt. Alle Haltungen, durch die das Baby nach vorne, gegen die Bauchdecke der Mutter und damit weg von der Wirbelsäule rutschen kann, können eine Erleichterung bedeuten: die vornübergebeugte kniende Haltung oder der Vierfüßlerstand zum Beispiel. Dabei wiegen Sie sich gleichzeitig im Becken oder lassen das Becken kreisen. Neigt sich das Kind nach vorne, unterstützt das auch die Drehung aus der hinteren in die vordere Hinterhauptslage, denn dann kann es leichter das Kinn zur Brust nehmen und sich besser, das heißt an der Bauchdecke anstatt an der knöchernen Wirbelsäule entlang, drehen, vor allem, wenn Sie entspannt sind.

Kräftige Massage oder Gegendruck im schmerzenden Bereich hilft ebenfalls. Auch warme oder kalte Kompressen lindern den Schmerz. Dazu sind entweder eine Wärmflasche oder eine kleine Packung Tiefkühlerbsen bestens geeignet. Ein starker warmer oder kalter Wasserstrahl, der auf die Stelle gerichtet wird, wenn die Schmerzen stark werden, bringt oft wohltuende Erleichterung. Manche Frauen, die während der Geburt im Wasser sind, haben festgestellt, daß Massage erstaunliche Schmerzlinderung bringt, wenn sie vornübergebeugt im Wasserbecken sitzen.

Transkutane elektronische Nervenstimulation (TENS) hilft bei einigen Frauen, andere dagegen erleben sie als störend und wirkungslos. TENS wird mit einem tragbaren Gerät, etwa in der Größe einer kleinen Kamera, ausgeführt, das elektrische Impulse ans Gehirn sendet, um Schmerzsignale zu blockieren. Es wird mit Batterien betrieben. Vier Elektroden werden mit Heftpflaster an beiden Seiten der Wirbelsäule befestigt, zwei mit den oberen Enden in Höhe der unteren Rippenbögen und zwei im Kreuzbereich. Die Frau bedient das Gerät selbst und kann sich frei bewegen, sich hinlegen oder hinsetzen. Bei Schmerzen im Bauchbereich wirkt diese Methode offenbar weniger gut als bei Rückenschmerzen.

Der Niederfrequenzstrom des Geräts erzeugt ein vibrierendes Summen, von dem angenommen wird, daß es die Ausschüttung endogener (interner) Opiate und Endorphine in die cerebro-spinale Flüssigkeit anregt, wodurch die Schmerzschwelle sich erhöht und das Wohlbefinden steigt.[13] Wenn Sie bereits vor Geburtsbeginn wissen, daß Ihr Baby sich in der hinteren Hinterhauptslage befindet, dann kann es sich lohnen, ein TENS-Gerät auszuleihen oder zu kaufen. Es kann zur Verringerung von Rückenschmerzen beitragen, und selbst wenn dies nicht der Fall sein sollte, bekommen Sie dadurch eine positivere Einstellung zu den Wehen, weil Sie sich dadurch selbst zu helfen versuchten. Für Ihr Kind ist die Anwendung völlig unschädlich.[14]

»Es tat so weh. Meine Hebammen sagten mir, daß sie wüßten, wie schwer ich es hätte, daß es dem Baby jedoch sehr gut ginge. Dadurch ging es mir auch gleich viel besser.«

Eine Frau, die Rückenschmerzen hat, braucht die ungeteilte Aufmerksamkeit ihrer Helfer und muß immer wieder ermuntert und bestärkt werden. Da solche Schmerzen sehr ermüdend sind, fühlt sie sich vielleicht nicht mehr in der Lage, in Bewegung zu bleiben. Wenn es Ihnen so geht, dann beugen Sie sich mit gespreizten Beinen über einen Sitzsack oder einen Kissenberg, damit Ihr Partner Ihren Rücken gut erreichen und ihn massieren oder dort Druck ausüben kann. Diese Haltung unterstützt das Baby bei der Drehung des Kopfes. Oder Sie begeben sich in die Bauch-Seitenlage, wobei der untere Arm nach hinten ausgestreckt ist, Arme und Beine gebeugt sind und Sie den Kopf zum Kinn ziehen. Sie werden ganz spontan die richtige, weil bequemere Seite wählen. Die meisten Babys in der hinteren Hinterhauptslage liegen mit dem Rücken zur rechten Seite der Mutter; das ist die rechte hintere Hinterhauptslage. Diese Lage kommt fünfmal häufiger vor als die linke hintere Hinterhauptslage. Befindet sich Ihr Kind in der rechten Lage, dann legen Sie sich auf die linke Seite, wobei Ihr oberes Knie angezogen ist und gegen Ihren Bauch drückt. Dadurch wird das Baby dazu ermuntert, sich nach vorne in eine Haltung zu neigen, von der aus es sich leichter in die vordere Hinterhauptslage drehen kann. Wenn Ihr Kind in der linken Lage liegt, fühlen Sie sich auf der rechten Seite wohler, und das Baby kann sich drehen.

Beim Einnehmen einer dieser Haltungen, kann Ihre Geburtsbegleitung sich direkt an Ihr Kreuzbein setzen und seitlich mit dem Becken fest gegen den Bereich drücken, in dem Sie die Schmerzen am intensivsten spüren. Sie finden die richtige Stelle nach einigem Probieren. Ihr Partner kann dann auf dem Höhepunkt einer Wehe mit seinem ganzen Gewicht Druck ausüben. Außerdem kann er Ihren Rücken massieren, indem er sich selbst im Becken wiegt.

Sobald sich das Baby gedreht hat, verschwinden die Rückenschmerzen fast wie durch ein Wunder, und dann kann die Austreibungsphase beginnen. Bei meinen anthropologischen Feldforschungen in Jamaika stellte ich fest, daß wegen der Beckenform vieler Frauen sich deren Kinder lange Zeit in der hinteren Hinterhauptslage befanden. Die Rückenschmerzen machten ihnen sehr zu schaffen, doch begrüßten sie diese als ein Zeichen, daß das »Tor« in ihrem Rücken sich knirschend öffnete, um das Baby hindurchzulassen. Wenn Sie sich diesen Schmerz wie ein sich öffnendes Tor vorstellen, ertragen Sie ihn möglicherweise besser. Sobald Sie weit offen sind, wissen Sie, daß Sie Ihr Kind schon fast in den Armen halten.

Wenn Sie den Mut verlieren

Gegen Ende der Eröffnungsphase meinen viele Frauen, daß sie so erschöpft sind, daß sie die Geburt des Babys lieber verschieben würden. Das ist ein Zeichen dafür, daß es vorwärtsgegangen ist, denn das ist die Übergangsphase, die Brücke zwischen der Eröffnungs- und der Austreibungsphase. Sie sehnen sich nach den unzähligen Wehen nach etwas Ruhe und sind vielleicht sehr reizbar. Bei einer langen Geburt oder bei starken Rückenschmerzen kann dieser Zustand auch schon früher eintreten. Jetzt kommt es auf Ihre Helferinnen an, Sie aufzumuntern und Sie intensiv und konzentriert zu unterstützen.

Die Worte, die sie dabei verwenden und der Tonfall sind außerordentlich wichtig. Es gibt dafür kein Rezept. Doch eine gute Hebamme hat Redewendungen, die Ausdruck ihrer unterstützenden Persönlichkeit sind, ihrer Überzeugung, daß die Frau es schafft. Sie wird der Frau vermitteln, daß sie mit ihr fühlt, und sie bestärken.

Darüber haben einige Hebammen sehr ausführlich geschrieben, und ich kann die Worte meiner Freundin buchstäblich hören, wie sie folgende tröstlichen Worte murmelt, ähnlich jenen, die auch ich verwende, wenn ich eine Frau bei ihrer Geburt begleite:

»Die drei Stunden dauernde Übergangsphase kam mir endlos vor. ›Wann ist das endlich vorbei?‹, murmelte ich immer wieder. Die Schmerzen schienen nicht mehr nur in meinem unteren Rücken zu bohren, sondern ergriffen meinen ganzen Körper. Das war schwer zu ertragen und überwältigte mich völlig.«

> *Gut... Ausgezeichnet... Du machst das sehr gut... Du bist wunderbar ent-*
> *spannt... Laß es geschehen... Laß es zu... Mach Dich ganz weit... Überlaß*
> *Dich den Wehen... Spüre, wie Du Dich öffnest... Gut, sehr gut... Das war sehr*
> *gut... Du machst das großartig... Das ist genau das Richtige... Wie gut das*
> *geht... Das gefällt mir... Öffne Dich wie eine Knospe... Mach auf... Gib Dich*
> *ganz hin... Öffne Dich... Gut, sehr gut...*[15]

Auch wenn eine Hebamme sehr müde ist, sollte sie solche Worte nie mechanisch gebrauchen. Durch diese Worte bringt Sie zum Ausdruck, daß ihr bewußt ist, daß die Frau alle Anspannung loslassen, ihren Körperrhythmus finden und weit aufmachen muß.

Elizabeth Davis, Hebamme in San Franzisko, verwendet Worte wie »Bleib ganz entspannt« und »Sei wirklich offen, und laß die Kraft durch dich hindurchfließen, laß es einfach geschehen, laß es raus.«[16]

Penny Simkin, eine Geburtsvorbereiterin aus Seattle, wendet ihre Vorgehensweise des »Jetzt bin ich zuständig« an, wenn eine Frau während der Geburt ihren emotionalen Tiefstand erreicht, weint, aufgeben möchte, sehr angespannt ist oder starke Schmerzen hat. Die Geburtsbegleitung oder die Hebamme stellt physische Nähe zur Mutter her, damit sie wieder zu ihrer inneren Stärke findet. Sie spricht mit beruhigender, Zuversicht vermittelnder Stimme:

> *Atme mit mir zusammen... ATME MIT MIR... Ja, so... genau so... gut...*
> *MACH WEITER SO... genau so... Schau mich an... Bleib bei mir... Das*
> *tut Dir gut... Jetzt geht es vorüber... Gut... gut... Jetzt ruh' Dich einfach*
> *aus, das war sehr gut.*

In den Wehenpausen sagt sie vielleicht:

> *Laß mich Dir bei der nächsten Wehe noch mehr helfen. Schau mich in dem*
> *Moment an, wenn sie beginnt. Wir atmen dann zusammen, damit wir Schritt*
> *halten können. Gut? ...Du machst das prima. Jetzt geht es wirklich vorwärts.*[17]

Wenn Sie an den Punkt kommen, wo Sie den Mut verlieren, dann brauchen Sie Veränderung.

- ☐ Verändern Sie Ihre Haltung oder die Bewegungen, die Sie gerade machen.
- ☐ Sorgen Sie für einen Umgebungswechsel. Gehen Sie in ein anderes Zimmer oder nach draußen. Öffnen Sie das Fenster, oder gehen Sie ins Bad.
- ☐ Versuchen Sie, Ihren Atemrhythmus zu verändern. Wenn Sie eher schnell geatmet haben, dann atmen Sie jetzt langsamer und tiefer. Wenn Sie tief geatmet haben, dann werden Sie jetzt schneller und lassen die Atmung ein wenig »tanzen«.
- ☐ Bitten Sie darum, daß Sie anders berührt werden, an einer anderen Stelle Ihres Körpers oder durch eine andere Massage. Lassen Sie Ihre Helferinnen sich abwechseln, damit jemand anders Sie stützt oder massiert.

- ☐ Wenn noch andere vertraute Menschen in der Nähe sind, dann bitten Sie jemand anders, eine Weile bei Ihnen zu sein. Oft wirkt ein neues Gesicht Wunder.
- ☐ Wenn Sie im Halbdunkel waren, dann zünden Sie viele Kerzen an, oder machen Sie Licht. Ist es sehr hell im Zimmer, dann ziehen Sie die Vorhänge zu, und machen Sie Dämmerlicht.
- ☐ Wenn im Hintergrund Musik spielt, dann wechseln Sie die Kassette, und wählen Sie einen völlig anderen Rhythmus und eine unterschiedliche Stimmung.
- ☐ Verwenden Sie Massageöl mit einem anderen Duft, gehen Sie zum Beispiel von Lavendel zu Pinie über oder von Weihrauch zu Wacholder.
- ☐ Haben Sie Ihre Augen während der Wehen geschlossen, dann öffnen Sie diese jetzt, und stellen Sie Blickkontakt zu Ihrem Partner oder Ihrer Hebamme her. Wenn Sie bisher Blickkontakt hatten, versuchen Sie, Ihre Augen zu schließen und sich in sich selbst zu versenken, um der Kraftquelle ganz nah zu sein, die tief in ihrem Inneren wirkt.
- ☐ Vielleicht waren Sie während der Wehen ganz still. Dann gehen Sie jetzt aus sich heraus, und lassen Sie leise Töne kommen, direkt in Ihr Becken hinein. Wenn Sie bisher sehr geräuschvoll waren, dann probieren Sie, wie das ist, wenn Sie während der Wehen Ihrem eigenen Atemgeräusch lauschen, und lassen Sie jeden Atemzug wie eine Welle am Kiesstrand ertönen.
- ☐ Sorgen Sie für Erfrischung. Sprühen Sie sich eiskaltes Wasser ins Gesicht. Nehmen Sie ein Bad, oder duschen Sie. Lutschen Sie Eisbröckchen.
- ☐ Tanken Sie neue Energie, trinken Sie ein glukosehaltiges Getränk, oder essen Sie ein paar Löffel Honig direkt aus dem Glas.

Eine Frau, die sehr viel Sport macht und ihren Körper trainiert, eine Leistungssportlerin, Tänzerin oder regelmäßige Joggerin zum Beispiel, verliert möglicherweise den Mut, wenn Sie während der Geburt auf Schwierigkeiten stößt. Sie ist Körperbeherrschung gewohnt und hat jetzt das Gefühl, daß ihr Körper sie im Stich läßt.
Oft wird behauptet, daß Tänzerinnen und Reiterinnen schwere Geburten haben, weil ihre Beckenbodenmuskeln sehr stark ausgebildet sind. Doch gut trainierte Muskeln sind auch sehr flexibel; sie können willentlich angespannt und losgelassen werden. Sehr viel wahrscheinlicher ist das Problem, daß eine Frau, »die auf's Ganze geht«, ihren Körper mit Durchhaltevermögen und Entschlossenheit beherrscht und so länger gegen ihre Wehen ankämpfen kann. Wenn sie sich muskulär verausgabt, hilft ihr das bei der Geburt nicht. Sie muß die Kontrolle über ihre Muskeln aufgeben, dann kann ihre Gebärmutter die Arbeit für sie tun.
Ina May Gaskin, Hebamme in der Landkommune »Die Farm« in Tennessee, beschreibt den Geburtsverlauf bei einer Rennradfahrerin, die schon 24 Stunden lang Wehen hatte und den Mut verlor. Sie berichtet:

Ich war mir ziemlich sicher, daß das Problem darin begründet lag, daß sie nicht wirklich jede Wehe »willkommen hieß«, sondern im Grunde auf eine subtile, doch sehr wirkungsvolle Weise gegen die Wehen ankämpfte.

Ich fragte sie, was die längste Strecke war, die sie jemals an einem Tag zurückgelegt hatte. Sie schaute ihren Mann an, und beide meinten, 150 km und lächelten. Ich sagte: »Ein Kind bekommen ist auch so. Das erfordert Ausdauer. Nur mußt Du die Pedale ganz anders benutzen.« Damit konnte sie etwas anfangen. Ich erklärte ihr, daß sie auf die Empfindungen achten solle, die sie bei jeder Wehe hatte, und versuchen solle, sich jedesmal zu öffnen und zu entspannen. Ich meinte, daß Schmusen oft viel dabei bewirken würde. Ich ließ sie ca. 45 Minuten alleine. Danach riefen sie mich, ich solle schauen, wie weit sie eröffnet sei.

Inzwischen hatte sich der Muttermund fast völlig geöffnet und sie war soweit, daß sie spontan mitschieben konnte. Das machte ihr großen Spaß, und sie brachte ihr Kind mühelos, ohne Dammriß auf die Welt.[18]

Bedenkliche Herztöne

Bei den kindlichen Herztönen ist es wichtig, daß sie sich, nachdem sie auf dem Höhepunkt der Wehe sehr viel langsamer werden, 15 Sekunden nach dem Ende einer Wehe wieder erholt haben. Dann bekommt das Baby auch genügend Sauerstoff.

Am einfachsten können Ihre Hebamme oder Ihre Ärztin das bei einer Geburt ohne Klinik mit Hilfe eines Dopton-Geräts überprüfen, dessen Schallkopf an Ihrem Bauch über dem Herzen des Kindes gelegt wird, um dann 30 Sekunden lang im Anschluß an eine Wehe die Herztöne zu hören. Dieses Gerät kann unabhängig von Ihrer Haltung, sogar auch unter Wasser eingesetzt werden, wenn der Schallkopf mit einer Plastiktüte oder einem Kondom umhüllt wird. So haben Sie völlige Bewegungsfreiheit. Da auch Sie die Herztöne hören können, wissen Sie und Ihre Betreuer über den Zustand des Babys Bescheid.

Wenn die Herztöne unter 100 pro Minute sinken und sich in der Wehenpause nicht erholen, dann kann es sein, daß es dem Baby nicht gutgeht. Das kann daran liegen, daß die Nabelschnur zwischen dem Kind und Ihrem Becken abgedrückt wird. Dies läßt sich durch eine Haltungsänderung beheben. Probieren Sie die Wirkung verschiedener Haltungen aus, und hören Sie inzwischen immer wieder die Herztöne ab. Wenn Sie also gesessen oder gelegen haben, dann probieren Sie es mit Stehen oder mit dem Vierfüßlerstand. Sind Sie bereits in der Austreibungsphase, und haben Sie zum Pressen die Luft angehalten, dann versuchen Sie, statt dessen zu atmen, damit der Rachenraum geöffnet bleibt. Das ist schwierig, wenn Sie auf das Luftanhalten schon eingespielt sind. Helfen kann, daß Sie ausblasen, wenn Sie den Preßdrang spüren. Manchmal genügt es, regelmäßiger zu atmen und ständig Sauerstoff aufzunehmen, damit die Geburt für das Baby leichter wird. Ihre Hebamme oder Ihre Ärztin haben Sauerstoff vorrätig, falls ihn das Kind nach der Geburt brauchen sollte. Vielleicht haben sie für Sie auch eine Sauerstoffmaske, von der Sie in dieser Situation Gebrauch machen könnten.

Wird trotz all Ihrer Bemühungen ein Kliniktransport nötig, so ist das kein Versagen. Sie haben Ihre Sache bisher gut gemacht, doch jetzt brauchen Sie zusätzliche Hilfe, die nur in der Klinik zur Verfügung steht.

Sobald Sie in der Klinik sind, werden möglicherweise kontinuierlich die Herztöne abgeleitet, wobei Ihr Baby eine Kopfschwartenelektrode bekommt. Dadurch können durchgehende Aufzeichnungen ausgedruckt werden, doch eine genaue Diagnose über den Zustand des Kindes ist auf diese Weise nicht zu erstellen. Eine Möglichkeit, mehr zu erfahren, ist die Entnahme einiger Tropfen Blut aus der Kopfhaut, um es zu analysieren. Aufgrund der Ergebnisse wird Ihnen vielleicht zu einer Zangen-, Saugglocken- oder Kaiserschnittgeburt geraten. Es kann auch sein, daß die Ärzte es für besser halten, »auf Nummer sicher zu gehen« und ohne weitere Untersuchungen eine dieser Methoden anwenden. Das ist sicherlich ein Schock für Sie, doch nach all der schweren Arbeit halten vielleicht auch Sie das für das Beste.

Sie hyperventilieren

Hyperventilation ist die Folge einer schnellen, heftigen Atmung. Oft kommt es am Ende der Eröffnungsphase dazu, wenn die Wehen im Abstand von zwei Minuten kommen. Die Frau atmet zu hastig, so daß keine Zeit für die kleinen Pausen bleibt, die ganz natürlich zwischen der Ein- und Ausatmung und der Aus- und Einatmung entstehen. Sie fühlt sich benommen, ihr ist schwindelig, ihr wird übel, es kribbelt in den Fingern, sie hat ein taubes Gefühl um den Mund herum, fängt an zu schwitzen und gerät möglicherweise in Panik. Der Puls ist erhöht, der pH-Wert des Blutes steigt (das Blut tendiert zum sauren Bereich), und der Blutfluß zum Gehirn verringert sich. Einem gesunden Baby macht das Hyperventilieren während der Geburt nichts aus, doch für ein Kind, das sich in keinem guten Zustand befindet, könnte dieses übermäßige Abatmen von Kohlendioxid schädlich sein, weil der Sauerstoff in diesem Fall fester an das Hämoglobin gebunden ist und von den Zellen nur schwer aufgenommen wird. Die Folge davon ist, daß das Baby weniger Sauerstoff erhält.[19]

Unter Streß kommt es bei vielen Menschen zur Hyperventilation. Die Geburt, vor allem das Ende der Eröffnungsphase, ist belastend. Vielleicht hilft Ihnen, daß Ihre Hebamme oder Ihr Partner jedesmal, wenn die Wehe ihren Höhepunkt erreicht, sagt: »Schon halb geschafft« oder »Jetzt ist es bald vorbei« und Sie berührt, damit Sie Selbstvertrauen bekommen und sich geborgen fühlen.

Der Hyperventilation können Sie dadurch vorbeugen, indem Sie für entspannte

Schultern und einen entspannten Rachenraum sorgen. Konzentrieren Sie sich auf den Gedanken, sich bei jedem Ausatmen noch ein bißchen mehr zu entspannen, und lassen Sie Ihre Atmung rhythmisch fließen. Ihre Helferinnen können mit Ihnen zusammen atmen, damit Sie sich nicht so allein fühlen.

Sollten Sie hyperventilieren, kann Ihr Partner beide Hände auf Ihre Schultern legen und Sie daran erinnern, sich zu entspannen und sanfter zu atmen, mit einem Seufzer beim Ausatmen. Wenn Ihnen das schwerfällt, dann kann es helfen, in eine Papiertüte zu atmen, so daß Sie das Kohlendioxid, das Sie ausgeatmet haben, wieder einatmen. Achten Sie dabei auf die kurze Pause nach jedem Einatmen und jedem Ausatmen.

Sie werden sehr müde

Die Geburt ist ein intensiver Vorgang, der sehr viel Energie von Ihnen erfordert. Gebären kann die anstrengendste Arbeit sein, die Sie je getan haben. Oft hat eine Frau das Gefühl, wie in einer Tretmühle von Wehen gefangen zu sein. Die Vorschläge von Seite 144f. können Ihnen jetzt nützen.

In vielen Kliniken gibt es die Regel, daß Frauen während der Geburt nichts essen dürfen, weil die Gefahr besteht, daß sie den Mageninhalt einatmen könnten, falls eine Vollnarkose nötig würde. Das kann vor allem deshalb passieren, weil die Magenentleerung durch Narkotika (zum Beispiel das Schmerzmittel Dolantin) verzögert wird. Die einzige Möglichkeit der Nahrungszufuhr ist dann eine Glukoselösung durch einen intravenösen Tropf. Wenn die Gebärende nichts zu sich nehmen kann, ist sie wahrscheinlich bald erschöpft, vor allem, wenn sie sich zudem erbricht. Sie muß auf Ihre Fettreserven zurückgreifen, was zur Folge hat, daß sie dehydriert und Ketone, die ein Produkt des Fettstoffwechsels sind, in ihrem Urin enthalten sind.[20]

Wenn die Frau ihr Kind außerhalb einer Klinik zur Welt bringt, ist es unwahrscheinlich, daß sie Schmerzmittel bekommt, die die Magenentleerung verzögern. Sie kann trinken, wann immer sie das möchte und entsprechend ihrem Appetit Nahrung zu sich nehmen. Aus diesem Grund kommt es bei einer Hausgeburt seltener zu einer Ketose. Sind Sie durch die Geburt jedoch sehr erschöpft, helfen Ihnen vielleicht folgende einfache Mittel:

☐ Trinken Sie zum Ausgleich des Elektrolytgleichgewichts in Ihrem Körper. Ein von amerikanischen Hausgeburtshebammen zusammengestelltes Getränk heißt »Geburtshelfer«.[21]

   Sie können es selbst zubereiten, indem sie 1 l Wasser, 1/3 Tasse Honig, 1/3 Tasse Zitronensaft, 1/2 Teelöffel Salz, 1/4 Teelöffel Backpulver [ist anders zusammengesetzt als das in Deutschland produzierte Backpulver, Anm.d.Übers.] und zwei zerstoßene Kalziumtabletten mixen.

☐ Essen Sie etwas, das sie nicht kauen müssen, zum Beispiel gefrorenen Joghurt oder Frischkäse, Grießbrei mit Honig oder Sirup oder einige Löffel Mangomus. Das bringt Ihnen sofort Energie.

☐ Kämpfen Sie nicht gegen den Schmerz an. Lassen Sie sich darauf ein. Wenn Sie sich gegen den Schmerz wehren, bedeutet das, daß Sie Ihrem Körper nicht erlauben, sich zu öffnen. Es kann eine überraschende Erleichterung bedeuten, wenn Sie den Schmerz annehmen und mitgehen.

☐ Sorgen Sie dafür, daß Sie sich in jeder Wehenpause völlig ausruhen, egal, was während der Wehen geschah. Beugen Sie sich über einen bequemen Kissenberg. Es ist oft sogar möglich, eine halbe Minute lang zu dösen, ehe die nächste Wehe kommt. Bitten Sie Ihre Geburtsbegleitung, eine Hand auf Ihren Bauch zu legen und Ihnen ganz leise Bescheid zu sagen, wenn die nächste Wehe kommt, damit Sie sich darauf einstellen können und nicht von ihr überrascht werden.

☐ Vergessen Sie nicht, daß Sie ein Kind bekommen. Diese Tatsache gerät leicht in den Hintergrund, wenn es sehr turbulent zugeht. Eine Hebamme, mit der ich befreundet bin, leiht sich oft ein Baby aus, um es der Frau in dieser Geburtsphase zu zeigen und um ihr ganz deutlich vor Augen zu führen, worum es geht. Ihre Geburtsbegleitung oder die Hebamme können sagen: »Komm Baby, komm schon! Schieb dich weiter vor. Komm Baby – nur noch ein bißchen.« Das gibt Ihnen vielleicht wieder neue Kraft.

»Nach fünf Stunden konnte ich allmählich nicht mehr. Anne sprach mir die ganze Zeit Mut zu und sagte: ›Entspann Dich zur Wehe hin...Du machst das sehr gut...gut so.‹ Sie gab mir einen Schwamm, und ich saugte daran. Dann wischte sie mir das Gesicht mit einem feuchten, warmen Waschlappen ab. Sie meinte: ›Mach Dir wegen der anderen Leute keine Gedanken. Atme. Atme einfach weiter. Du schaffst das. Du bist schon so weit. Prima!‹ Die Hebamme meinte, daß ich erst fünf bis sechs Zentimeter eröffnet sei. Anne ermunterte mich: ›Du weißt ja, daß es von jetzt an sehr viel schneller vorangeht.‹«

Sie haben Preßdrang, noch bevor der Muttermund vollständig eröffnet ist

Eine Frau kann den Drang zum Mitschieben verspüren, bevor der Muttermund ganz offen ist. Drückt sie dann gegen einen nicht vollständig eröffneten Muttermund, kann dieser anschwellen, so daß er sich tatsächlich wieder ein wenig schließt. Dadurch wird die Geburt für das Baby schwieriger. Wenn Sie gerne pressen möchten und noch nicht vollständig eröffnet sind, helfen Ihnen vielleicht folgende Vorschläge:

☐ Atmen Sie wie gewohnt weiter. Halten Sie nicht die Luft an. Wenn Sie den Preßdrang spüren, dann atmen Sie zweimal schnell aus und dann einmal langsam, so daß ein gleichmäßiger Rhythmus von kurz, kurz, langsam ausatmen und einmal einatmen entsteht. Es kann auch helfen, wenn Ihre Geburtsbegleitung einen Finger vor Ihren Mund hält, so daß Sie jeden langsamen Ausatemzug darauf richten können. Sobald der Preßdrang vorbei ist, atmen Sie wieder tief und langsam.

☐ Wenn Sie aufrecht sind, ist jetzt die Zeit gekommen, die Haltung zu wechseln und sich auf die Seite zu legen oder in den Vierfüßlerstand zu gehen. Dadurch wird der Druck des Babys auf Ihren Mastdarm und After leicht gemildert, so daß der Preßdrang nicht mehr so unwiderstehlich ist.

☐ Falls Sie unbedingt drücken *müssen*, dann tun Sie das mit offenem Mund, und atmen dabei *aus*. Lassen Sie Ihre Gebärmutter die ganze Arbeit tun, während Sie sich ganz weit machen.

Der Preßdrang setzt nicht ein

Eine Frau kann ein Baby zur Welt bringen, ohne es *willentlich* hinauszuschieben. Das besorgt die Gebärmutter. Die Energie, die die Mutter zur Austreibung beiträgt, macht nur einen kleinen Teil (etwa 30 bis 40 Prozent) der Kraft aus, die ihre Gebärmutter aufwendet, um das Baby nach unten durch den Muttermund, die sich auffächernde Scheide und das immer weiter werdende Gewebe des Damms zu schieben.

Bevor Sie keinen unwiderstehlichen Drang zum Mitschieben haben, empfiehlt es sich, durch gleichmäßiges Weiteratmen das Pressen zu vermeiden. Es besteht überhaupt keine Notwendigkeit, die Luft anzuhalten. So hat das gesamte Gewebe die Möglichkeit, sich ganz allmählich zu entfalten, ehe der Kopf des Babys sich hindurchschiebt. Dadurch nehmen die Bänder, Muskeln oder die Haut keinerlei Schaden.

Viele Frauen und Geburtshelfer meinen, daß sie die Geburt durch Pressen beschleunigen können, noch bevor der Körper der Mutter soweit ist. Das kann nur von Nachteil sein und ist sehr erschöpfend. Sobald das Baby Nerven im Dammbereich berührt, wird der Ferguson-Reflex aufgelöst: Endogenes Oxytozin wird ausgeschüttet, und die Frau verspürt einen Preßdrang.[22] Bei einigen Frauen kommt es erst kurz vor der Geburt des Babys dazu. Die Mutter schiebt ein- oder zweimal mit, und das Kind gleitet ganz mühelos heraus.

Manchmal ist ein Preßdrang spürbar, doch nicht sehr stark. Das ist auch in Ordnung. »Hören« Sie auf Ihre Gebärmutter. Wenn die Austreibungsphase sehr leidenschaftlich begonnen hat, kann es sein, daß einige sanftere Wehen folgen, bei denen der Preßdrang nur sehr schwach oder gar nicht vorhanden ist. Bei einer Frau, die völlig den Signalen ihrer Gebärmutter folgen kann, kann der Preßrhythmus, den die Gebärmutter vorgibt, von Wehe zu Wehe verschieden sein. Manche Preßwehen sind lang, andere kurz. Manchmal kann eine Frau bei einer Preßwehe nur einmal mitschieben, bei anderen vier- oder fünfmal. Selbst wenn Sie unsicher sind, was Sie tun sollen, *weiß* Ihr Körper, wie er das Kind zur Welt bringt.

Getrübtes Fruchtwasser

Der Darm eines voll ausgetragenen Babys enthält Mekonium. Ist das Kind Belastungen ausgesetzt, wird dieser Darminhalt in das Fruchtwasser ausgeschieden. Getrübtes Fruchtwasser ist ein Zeichen von Geburtsreife, kann aber auch bedeuten, daß es dem Baby nicht gutgeht. Wenn das Baby Mekonium einatmet, besteht das Risiko einer Infektion der Atemwege.

Frisches Mekonium ist braun und klebrig, älteres grün. Ist das Fruchtwasser grünlich, ist das ein Zeichen, daß das Baby sich irgendwann einmal in einem schlechten Zustand befand. Wenn die Geburt kurz bevorsteht und frisches Mekonium ausgeschieden wird, dann halten Ihre Hebamme oder Ihre Ärztin ein Absauggerät bereit, um das Mekonium sanft zu entfernen – auch schon, ehe der Körper des Kindes geboren ist und bevor sich der Brustkorb für den ersten Atemzug geweitet hat.

Diese Methode ist leichter anzuwenden, wenn Sie mit gebeugten Beinen stehen oder im Vierfüßlerstand sind, wobei Ihre Hebamme oder Ihr Arzt sich hinter Ihnen befindet. Atmen Sie das Baby ganz sanft aus anstatt heftig zu pressen, dann ist genügend Zeit für Ihre Geburtshelfer, die kleinsten Spuren von Mekonium zu entfernen.[23]

Wenn die Geburt noch in weiter Ferne ist und Mekonium abgeht, dann schlagen Ihre Geburtshelfer wahrscheinlich eine Verlegung in die Klinik vor. Dort steht ein Kinderarzt bereit, um ein Kind notfalls wiederbeleben zu können und dafür zu sorgen, daß die Atemwege frei sind, indem die ganze Flüssigkeit gegebenenfalls mit einer endotrachealen Sonde abgesaugt wird.

Diese Verlegung in die Klinik kann Ihnen große Angst machen. Die meisten Babys, die während der Geburt Mekonium ausgeschieden haben, sind in einem guten Zustand, doch durch eine kinderärztliche Untersuchung und das Absaugen der Atemwege des Kindes wird dafür gesorgt, daß Sie keine Risiken eingehen. [Es gibt auch Kinderärzte, die bereit sind, zur Hausgeburt zu kommen, Anm.d.Übers.]

Das Baby kommt sehr schnell

Ist die Austreibungsphase sehr kurz (dies wird manchmal als Sturzgeburt bezeichnet) und hat es den Anschein, als würde das Baby wie ein Sektkorken herausschießen, gibt es mehrere Dinge, die Sie tun können, damit es etwas langsamer geht und die Geburt sanfter verläuft:

☐ Gehen Sie in den Vierfüßlerstand, oder begeben Sie sich in die Seitenlage, damit Ihre Hebamme oder die Ärztin einen »Dammschutz« machen kann. Gehen Sie nicht in die Hocke oder in die aufrechte Haltung.

☐ Atmen Sie das Baby aus. Leiten Sie Ihr Kind mit Ihrer Atmung. Pressen Sie nach Möglichkeit nicht mit. Wenn Sie pressen müssen, dann atmen Sie sobald wie möglich wieder gleichmäßig.

☐ Lassen Sie die Beckenbodenmuskeln los, und entspannen Sie den Damm, indem Sie den Mund öffnen, den Unterkiefer locker lassen und den Rachenraum öffnen. Stellen Sie sich einen reife Frucht vor, aus der die Kerne herausquellen oder auch eine Zahnpastatube, auf die Sie sich versehentlich gestellt haben und aus der jetzt die Zahnpasta hervorquillt, oder auch einen Wasserfall, der die Felsen hinabschießt – je nachdem, welches Bild Ihnen am besten zur Entspannung verhilft.

☐ Wenn Sie Geräusche machen möchten, dann muhen, bellen, stöhnen oder seufzen Sie tief. Geben Sie klangvoll Laute von sich, die direkt in Ihr Becken hineinwirken. Schreien Sie nicht in hoher Stimmlage, und wimmern Sie nicht, denn dadurch verspannen Sie sich.

☐ Hören Sie genau auf Ihre Hebamme, und lassen Sie sich von ihr leiten. Wenn Sie jedoch die Anweisung bekommen zu pressen, dann lassen Sie statt dessen besser Spannung von sich abfließen, und öffnen Sie sich. Lassen Sie Ihren Beckenboden wie einen Aufzug abwärts in den Keller fahren, anstatt die Luft anzuhalten und mit aller Kraft zu pressen. Ihr Baby kann dann hinausgleiten, ohne mit forciertem Druck hinausbefördert zu werden.

Wenn Sie sich die Geburt nicht entgehen lassen möchten, dann vergessen Sie nicht, die Augen zu öffnen und Ihre Arme nach dem Baby auszustrecken, sobald Sie es aus sich herausgleiten spüren.

Das Baby befindet sich überraschend in der Steißlage

Manchmal geht die Geburt gut voran, und die Geburtshelfer sehen etwas hervorschauen, das wie ein kahler Kopf aussieht, bemerken dann aber, vielleicht nachdem Mekonium abgegangen ist, daß dies der Po des Babys sein muß. In diesem Fall handelt es sich um eine Steißlage, die nicht rechtzeitig erkannt wurde.

Eine Steißgeburt verläuft wie jede andere Geburt – bis zu dem Zeitpunkt, an dem der Körper des Babys geboren wird. Dann kann es passieren, daß der Kopf steckenbleibt. Aus diesem Grund wird in Kliniken bei einer vaginalen Steißgeburt – bei vielen Steißlagen wir ein Kaiserschnitt angeordnet – ein großer Dammschnitt gemacht und am nachfolgenden Kopf die Zange angelegt. Die meisten Schäden entstehen tatsächlich aufgrund von Ängsten und einer unsanften Behandlung seitens der Geburtshelfer. Ich habe gesehen, wie ein Arzt Angst bekam und an den Beinen des Babys zog, so daß es die Arme ausbreitete und völlig steckenblieb. Ein Kind in der Steißlage sollte immer ganz sanft entbunden werden, um Verletzungen der Nabelschnur, der Arme und des Halses zu vermeiden.

Kann die Geburt von selbst vor sich gehen, entfaltet sich der Körper des Babys, und die Gebärmutter sorgt dafür, daß der Kopf gebeugt bleibt. Dann rutschen beide Beine oder eines heraus, gefolgt vom Körper und anschließend dem Kopf.

Bei 89 Steißgeburten, die von Hebammen in New Jersey (USA) geleitet wurden, kam es in keinem Fall zum Ausstrecken der Arme, und alle Kinder waren in einem guten Zustand.[25]

Es ist nicht ratsam, sich bei einer Steißlage auf eine Hausgeburt vorzubereiten, denn vielleicht braucht Ihr Baby Unterstützung bei der Atmung. Daher sollte ein Kinderarzt anwesend sein. Wenn es sich jedoch überraschend herausstellt, daß sich das Kind in der Steißlage befindet, dann nehmen Sie eine abgestützte aufrechte Haltung ein, öffnen Sie die Beine weit, und beugen Sie die Knie, damit der Kopf des Babys möglichst viel Platz hat und die Schwerkraft dem Kind beim Hinausgleiten helfen kann. Michel Odent, der französische Arzt, der versuchte, die Geburt wieder zur Frauensache zu machen, meint, er würde »niemals eine Steißgeburt riskieren, bei der die Frau auf dem Rücken liegt oder sich in halb sitzender Haltung befindet«.[26]

Die denkbar schlechteste Haltung für eine Steißgeburt wäre die Rückenlage mit den Beinen in Beinhaltern, wie es die meisten Kliniken vorschreiben. In dieser Position werden Ihr Kreuz- und Steißbein nach oben gedrückt, und der Platz im Becken und der Beckenausgang verkleinern sich. Wenn Sie dagegen in der Hocke sind, gewinnen Sie im Querdurchmesser einen Zentimeter hinzu, und zwei Zentimeter von vorne nach hinten.[27]

Sobald Sie eine halb aufrechte, halb hockende Haltung eingenommen haben, stützen Sie sich auf Ihre Geburtsbegleitung, die sich vor Ihnen befindet. Am besten stehen Ihre Hebamme und Ihr Arzt hinter Ihnen. Warten Sie einfach ab, und schauen Sie zu, bis der Körper des Babys geboren ist. Der einzige Eingriff, der nötig sein könnte, ist ein sanfter Druck hinter den Knien des Babys, falls die Füße nach oben bis über die Schultern gestreckt sind. Der Druck bewirkt, daß das Kind die Knie beugt, so daß die Füße nach unten gelangen. Sind die Beine gestreckt, wirken Sie für die Wirbelsäule wie eine Schiene, und das Baby schmiegt sich weniger gut in die Krümmung des Geburtskanals.

Indem Sie die Knie beugen und tief in die Hocke gehen, wobei Sie sich an Ihrem Partner festhalten, gleitet der Körper des Babys heraus. Auch die Nabelschnur kann mitkommen. Falls diese fest um den Körper des Kindes gewickelt ist, löst der Arzt oder die Hebamme sie vorsichtig und sehr sanft. Es kann sein, daß Sie einen verwirrenden, immer wieder unterbrochenen Preßdrang verspüren. Vermeiden Sie nach Möglichkeit zu pressen, bevor der Kopf geboren wurde; lassen Sie das Kind durch die Kraft der Gebärmutter zur Welt kommen. Dadurch können Sie sich öffnen, und Ihr Gewebe kann sich ganz allmählich entfalten. Sobald der ganze Körper geboren ist, beugen Sie sich vor; die Beine sind immer noch weit gespreizt und die Knie gebeugt. Stützen Sie sich auf ein Möbelstück oder Ihren Partner, so daß Ihr Rücken fast waagerecht ist. In dieser Haltung kippt Ihr Becken vor, so daß Mund und Nase des Babys zu sehen sind, und derjenige, der das Kind in Empfang nimmt, kann Nase und Mund mit einem Absauggerät freimachen, noch bevor der Kopf ganz geboren ist. Ein Baby in der Steißlage beginnt häufig zu atmen, sobald der Brustkorb geboren ist, und könnte dann Schleim aus dem

»Dann trat der Kopf durch. So schnell wie die Wehen gekommen waren, hörten sie auch wieder auf. Mir war sehr heiß, und ich hatte ein Hochgefühl. Ich war sehr aufgeregt. Nachdem ich einen sehr hohen Berg erklommen hatte, konnte ich mich jetzt setzen und den atemberaubenden Ausblick genießen. Diesen Teil der Geburt habe ich sehr gerne – dieses ruhige, gehobene Gefühl, daß alles bereit ist. Die nächste Wehe kam, und ich nahm sie zufrieden an. Ich war überrascht von der Intensität. Ich überließ alles meinem Körper.«

Geburtskanal einatmen, der den Atemweg in der Nase verstopfen kann. Auch wenn Neugeborene schon sehr gut alles Störende ausniesen können, ist das Absaugen in diesem Fall eine ratsame Vorsichtsmaßnahme.

Es mußt entschieden werden, ob ein Dammschnitt gemacht werden soll oder nicht. Manchmal ist er notwendig, damit der Kopf mehr Platz hat.

Dann spüren Sie den Durchtritt des Kopfes, das Gefühl von Hitze und Prickeln, das normalerweise der Geburt vorausgeht, wenn der Kopf an der Stelle seines maximalen Umfangs den Damm weitet und darüber gleitet.

Die Hebamme oder die Ärztin wickelt das Baby wahrscheinlich in ein vorgewärmtes Handtuch und stützt den Kopf, wenn er herausleitet. Es kann sein, daß Ihr Kind Sauerstoff und Massage braucht, um sich vom Geburtsschock zu erholen.

Steckenbleiben der Schultern

Bei einer Geburt in der Schädellage kommt manchmal zuerst ein großer Kopf zum Vorschein, und dann verzögert sich die Geburt der Schultern. Sehr selten bleiben die Schultern wirklich stecken; das wird als Schulterdystokie bezeichnet. Die Hebamme oder die Ärztin kann sehen, daß das Kind einen großen Kopf und runde Wangen hat und daß das Gesicht Druck ausgesetzt war. Der Hals ist nicht zu sehen, weil er wegen der breiten Schultern des Kindes eingezwängt ist.

Wehenmittel können eine Schulterdystokie herbeiführen. Die Gebärmutter wird dadurch zu einer unnatürlich starken Wehentätigkeit angeregt, die die Geburt beschleunigt, und das Baby wird durch den Geburtskanal geschoben, noch bevor sich das Gewebe langsam auffächern kann. Der Kopf schießt dann heraus, und die Schultern bleiben stecken. Bei einer Geburt außerhalb der Klinik sollten die Wehen niemals mit Oxytozin verstärkt werden; nur so verläuft die Geburt langsam und sanft.

Angestrengtes Pressen und langes Anhalten der Luft kann ebenfalls dazu führen, daß der Kopf des Babys hinausgepreßt wird, bevor sich das Gewebe ausreichend gedehnt hat, und deshalb die Schultern stecken bleiben. Es scheint also ratsam zu sein, die Geburt in dem ihr angemessenen Tempo ihren Lauf nehmen zu lassen.

Der Kopf ist der größte Körperteil des Babys und wie ein Ball, der sich auf den Schultern drehen kann. Wenn das Kind durch das Becken geschoben wird, wobei der Rücken rund ist, die Gliedmaßen gebeugt ganz dicht am Körper liegen und das Kinn an die Brust gezogen ist, gleicht auch der Körper einem Ball. Der Kopf kann sich drehen und sich mit dem Hals mehr oder weniger unabhängig vom Körper bewegen. Die Schultern wiederum können sich mehr oder weniger unabhängig vom Kopf drehen. Wenn breite Schultern quer stehen, müssen sie sich zunächst drehen, damit zuerst die vordere und dann die hintere Schulter geboren werden kann.

In den Kliniken wenden die Ärzte bei einer Schulterdystokie eine Reihe von Techniken an. Dazu gehören das Ausüben von Druck über dem Schambein der Frau, ein großer Dammschnitt, Druck auf den Gebärmutterfundus über dem Po des Babys, der »Wood-Schraubhandgriff« (dabei werden die Finger eingeführt und das Kind mit einer Schraubbewegung herausgezogen) und eine Vorgehensweise, bei der das Baby wieder zurückgeschoben und dann per Kaiserschnitt entbunden wird (»Zavanelli-Handgriff«).[28]

Wenn der Kopf Ihres Kindes geboren ist und dann nichts passiert, dann *bewegen Sie sich!* Durch Bewegung lösen sich die Schultern des Babys oft von selbst. Ihre Geburtsbegleitung kann Ihnen bei der Haltungsveränderung helfen. Ihre Hebamme oder Ihre Ärztin schlägt Ihnen vielleicht vor, sich in den Vierfüßlerstand zu begeben. In dieser Haltung vergrößert sich der Durchmesser Ihres Beckens von vorne nach hinten um bis zu ein oder zwei Zentimeter. Wenn die nächste Wehe kommt, schieben Sie kräftig mit, während Ihre Geburtshelfer am Kopf des Babys sanften Zug nach unten anwenden. Manchmal rutscht das Baby dann einfach heraus.[29]

Eine weitere gute Haltung ist das Stehen mit möglichst weit geöffneten Knien. Die Hebamme Caroline Flint ist der Ansicht, daß es wahrscheinlich nicht so sehr darauf ankommt, wie die Frau ihr Becken bewegt: »Vom Liegen bis zur Ellenbogen-Knie-Haltung, vom Knien über das aufrechte Stehen bis zum Vierfüßlerstand ist alles möglich; wichtig ist, daß bei dieser Bewegung das Becken geneigt und vorgeschoben wird.«[30] Dieses Vorschieben des Beckens erfolgt automatisch, wenn Sie ein Knie beugen, als wollten Sie aufstehen, einen Schritt vorwärts machen oder sich am Boden niederlassen.

Bewegt sich Ihr Baby dann immer noch nicht, führt Ihre Geburtshelferin zwei Finger ein, tastet nach der vorderen Achsel des Kindes, und zieht entweder die Schulter vor oder den Arm zurück. Ina May Gaskin berichtet, daß eine Kollegin von ihr auf diese Weise einem 6,25 kg schweren Kind sicher auf die Welt verholfen hat. Sie meint, daß ein Dammschnitt gewöhnlich nicht nötig ist.

Zwillinge

Bei einer Zwillingsgeburt kommt es leichter zu hohem Blutdruck und Präeklampsie, und Zwillinge sind einem größeren Risiko ausgesetzt, vor allem der zweite. Oft kommen die Babys zu früh und haben dann ein geringes Geburtsgewicht. Einer der beiden liegt möglicherweise in einer schwierigen Position. Der zweite kann so weit oben liegen, daß die Nabelschnur tiefer rutscht, noch bevor der vorliegende Teil des Babys sich ins Becken eingestellt hat. Beide Kinder brauchen vielleicht in den ersten Lebenstagen oder -wochen Intensivbehandlung.

Das alles führe ich hier an, habe aber meine eigenen Zwillinge zu Hause zur Welt gebracht. Ich war gesund, hatte nur leicht erhöhten Blutdruck, die Schwangerschaft dauerte bis zum errechneten Termin, es war bekannt, daß beide Babys genügend wogen, und beide lagen mit dem Kopf nach unten. Außerdem wurde ich von einer erfahrenen Hebamme und einem fürsorglichen Partner betreut. Das alles sind wichtige Gesichtspunkte, die es zu berücksichtigen gilt.

Die Geburt verlief schnell: Beide Mädchen kamen innerhalb von 90 Minuten auf die Welt, eine zehn Minuten nach der anderen. Wenn ich in die Klinik gefahren wäre, hätte ich sie wahrscheinlich im Auto zur Welt gebracht. Ich bin froh, daß ich nach Abwägen der Vor- und Nachteile einer Klinikgeburt die Entscheidung traf, zu Hause zu bleiben. Dabei blieb ich offen für die Möglichkeit, in die Klinik zu gehen, falls die Geburt schwierig werden sollte oder die Babys in einem schlechten Zustand sein würden. Diese Entscheidung mußte ich ohne meine Hebamme treffen. Als sie eintraf, riet sie mir zur Klinik. Ich bat sie, mich zunächst zu untersuchen. Sie stellte fest, daß sich der Kopf des ersten Kindes schon am Damm befand. Von einer Fahrt zur Klinik konnte keine Rede mehr sein.

Wenn Ihre Zwillingsschwangerschaft nicht erkannt wurde oder falls die Geburt Ihrer Zwillinge zu schnell verläuft, um noch in die Klinik zu fahren, hier einige Hinweise:

- ☐ Heizen Sie das Zimmer, und bereiten Sie Wärmflaschen vor, damit die Kinder nicht auskühlen. Besonders bei kleinen Babys passiert das schnell.
- ☐ Bleiben Sie ruhig, auch wenn alles sehr aufregend ist. Atmen Sie so langsam, wie Sie das mühelos können, mit einer ganz sanften Ausatmung. Sie atmen für Ihre Babys.
- ☐ Sobald die Austreibungsphase begonnen hat, machen Sie alles so sanft wie möglich, und vermeiden Sie sowohl eine zu heftige Atmung (Hyperventilieren, s.S. 147f.) als auch längeres Atemanhalten. Ihr erstes Baby könnte das noch verkraften, doch ihr zweites Kind ist noch eine ganze Weile auf eine gute Sauerstoffversorgung angewiesen.
- ☐ Nehmen Sie eine für Sie bequeme Haltung ein – am besten aufrecht (stehen, hocken, knien oder halb kniend, halb hockend). Wenn die Geburt sehr schnell vorangeht, dann begeben Sie sich in den Vierfüßlerstand.
- ☐ Ist Ihr erstes Kind geboren, dann legen Sie es an. Durch das Saugen werden weitere Wehen ausgelöst, so daß das nächste Baby gleich darauf kommt.

Niemals sollte ein wehenanregendes Mittel (Syntometrin) gegeben werden, bevor der zweite Zwilling da ist. Es führt zu krampfartigen Wehen, die das Baby dann unter Umständen einschließen könnten [weil sich der Muttermund verengt, Anm.d.Übers.].

Sobald das erste Kind da ist, klemmen die Hebamme oder die Ärztin die Nabelschnur ab und durchtrennen sie, sie überprüfen, wie das zweite Baby liegt und hören die kindlichen Herztöne ab. Jetzt ist Platz, den Zwilling in die richtige Lage zu bringen, falls nötig. Geht die Geburt nicht in den nächsten 15 Minuten weiter, besteht die übliche Vorgehensweise darin, die Fruchtblase zu sprengen. Wenn Ihr erstes Baby jedoch bereits an Ihrer Brust saugt, werden dadurch Wehen angeregt, die das zweite auf die Welt befördern, und dann ist ein künstliches Sprengen der Fruchtblase vielleicht gar nicht nötig.

Nach der Geburt werden Sie sehr viel schwitzen. Auch wenn Ihnen vielleicht kalt ist und Sie zittern, geben Sie eine Menge Wärme ab. Halten Sie also beide Babys ganz nahe bei sich am Körper, und decken Sie sich gut zu, damit Sie es schön warm haben.

Das Baby hat Schwierigkeiten bei der Atmung

Babys sind enorm anpassungsfähig. Sie kommen sehr viel länger als ein Erwachsener mit sehr wenig Sauerstoff aus. Manche Kinder fangen an zu atmen, sobald ihr Kopf geboren ist. Die meisten brauchen jedoch einige Sekunden. Manche nehmen die Atmung auf, atmen dann aber bis zu 20 Minuten lang sehr unregelmäßig. Sie brauchen Zeit, um sich auf die Atmung einzustellen. Sie müssen unbedingt ganz warm gehalten und berührt werden.

Wenn die Nabelschnur nicht sofort abgeklemmt wird und noch pulsiert, gelangt sauerstoffhaltiges Blut direkt in den Kreislauf des Babys; es besteht keine Eile, es zum Atmen zu zwingen.

Manche Neugeborenen können nicht gut atmen, weil die Atemwege mit klebrigem Schleim verstopft sind. Wird das Kind bei aufrechter Haltung der Mutter geboren, läuft der Schleim ganz von selbst aus Mund und Nase. Neugeborene können den Schleim auch oft sehr gut hinausniesen. Wenn das Baby bei der Atmung Unterstützung braucht, dann sollte als erstes sichergestellt werden, daß die Atemwege frei sind. Das Kind kann auf den Bauch gelegt werden, der Kopf tiefer als die Hüften, so daß der Schleim abfließen kann, während Sie (oder eine Ihrer Helferinnen) sanft seinen Rücken massieren.

Auch der Mund des Babys kann vorsichtig mit einem speziellen Gerät abgesaugt werden. Wichtig ist, den Würgereflex nicht dadurch auszulösen, indem die Sonde bis in den Rachen geschoben wird.

Atemprobleme sind bei Frühgeborenen wahrscheinlicher, da die Lungen noch nicht reif sind oder sie in der Klinik zur Welt kommen, wo die Mutter Narkotika (zum Beispiel Dolantin) in hohen Dosen bekommen hat.

Zwar wird allgemein angenommen, daß Babys einen Klaps auf den Rücken brauchen, damit Sie zu atmen beginnen, doch die meisten Kinder, die die Atmung nur zögernd aufnehmen, profitieren nicht von einer solch gewaltsamen Behandlung. Wenn ein Baby den Eindruck macht, als sei es durch die Schmerzmittel der Mutter benommen und betäubt, kann man es an den Füßen kitzeln und nötigenfalls auch ein anregendes Medikament verabreichen.

Ein Kind, das Schwierigkeiten bei der Geburt hatte, braucht viel Wärme, sonst verbraucht es zuviel Energie, um seine Körpertemperatur aufrechtzuerhalten. Die meiste Wärme strahlt am Kopf ab, da dieser die größte Oberfläche hat. Am besten wird das Neugeborene in warme Moltontücher eingewickelt und sein Kopf bedeckt.

Manchmal ist ein Baby ganz schlaff und grau und braucht sehr schnell Sauerstoff, entweder durch Mund-zu-Mund-Beatmung oder über eine Sauerstoffmaske. Jede Hebamme und jeder Arzt sollte für den (seltenen) Notfall eine Wiederbelebungs-ausrüstung zur Geburt mitbringen.

In einigen Kliniken in Osteuropa und der ehemaligen Sowjetunion wird ein Kind, das Schwierigkeiten beim Atmen hat, immer noch unter einen kalten Wasserstrahl gehalten. In den meisten Kliniken wird ein Baby, bei dem Wiederbelebungsmaß-nahmen nötig sind, auf eine spezielle schräge Unterlage auf den Rücken gelegt. Anschließend wird eine Sonde in den Rachenraum eingeführt, das Kind wird mechanisch beatmet und erhält dann über eine Maske Sauerstoff. Elizabeth Davis, die amerikanische Hebamme, berichtet, daß sie Babys erlebt hat, bei denen sich der Zustand durch diese Behandlung verschlechtert hat, oder die schwer kämpften, um ihren eigenen Atemrhythmus zu finden. »Meist höre ich mich dann sagen: ›Das Baby braucht Berührung!‹, oder ich gehe selbst hin und fasse es an. Beobachtung und eigene Erfahrung haben mir gezeigt, daß Berührung meist ganz schnell zu einer wesentlichen Verbesserung führt.«[31]

Dem Baby ins Leben zu helfen, kann ein spirituelles Element enthalten. Elizabeth Davis schreibt auch über Kinder, die nach einer langen Geburt müde sind, und über eine Mutter, die zu erschöpft war, um ihr Baby willkommen zu heißen.: »In solchen Momenten mußt du dir ein Herz fassen und sagen: ›Was für ein wunder-schönes Mädchen ihr bekommen habt!‹ oder zum Geschwisterkind, das daneben steht: ›Du hast eine Schwester bekommen!‹ Es gibt eine spürbare Energie, die Lebhaftigkeit und Reaktionen auslöst, rein, stark und liebevoll, und es ist Sache der Hebamme, alles einzusetzen, was ihr zur Verfügung steht, um diese Energie im richtigen Moment auszulösen.«[32]

Gibt das Baby nur flackernde Lebenszeichen von sich und fängt es an zu atmen, jedoch ohne rechten Erfolg, dann hilft es, mit dem Kind zu reden, zu sagen: »Hallo, Baby«, »Komm, Kleines, na komm!« oder »Du bist wunderschön!« Das kann dazu führen, daß die Lunge des Babys sich weiter öffnet, die Atemzüge tiefer werden und es regelmäßiger atmet. In Säuglingsintensivstationen, wo Neu-geborene sehr sorgfältig überwacht werden, steigen die Sauerstoffwerte häufig, wenn das Baby gestreichelt wird und wenn die Mutter mit ihm spricht.

Starke Blutungen

Wenn Sie während der Schwangerschaft Blutungen haben, so ist das immer alar-mierend, auch wenn es nur eine ganz leichte Blutung ist. Gegen Ende der Schwan-gerschaft stellen Sie vielleicht nach einer vaginalen Untersuchung leichte Blutungen fest, manchmal auch nach dem Liebesspiel. Das ist fast immer ein Zeichen dafür, daß der Muttermund verstrichen und weich ist und sich vielleicht schon ein wenig geöffnet hat. Manchmal rührt die Blutung auch von einem Zervixpolypen her, der sich vom Stiel gelöst hat. Solche Blutungen hören von selbst wieder auf.

Das »Zeichnen«, durch das sich häufig die Geburt ankündigt, wird durch den blutdurchzogenen Schleimpfropf hervorgerufen. Die Blutung erinnert an den Beginn der Periode. Die Geburt beginnt dann wahrscheinlich innerhalb von 24 Stunden, doch manchmal dauert es auch eine Woche, ehe die Wehen beginnen. Während der Wehe kann es mehrmals »zeichnen«, jedesmal ein bißchen intensiver. Das ist normal.

Vorgeburtliche Blutungen

Richtige Blutungen sind etwas anderes. Ständiges Bluten oder fortwährende Schmierblutungen können darauf hinweisen, daß die Plazenta sich von der Gebärmutterwand zu lösen beginnt (abruptio plazentae) oder daß sie sich vor dem Kopf des Babys befindet (plazenta prävia). Informieren Sie Ihre Hebamme oder Ihre Ärztin. Wahrscheinlich werden sie Sie so schnell wie möglich in die Klinik bringen, um erst einmal vaginal untersucht zu werden, falls ein Kaiserschnitt nötig werden sollte.

Zu vorgeburtlichen Blutungen kann es kommen, egal, wo eine Frau ihr Kind zur Welt bringen möchte. Es handelt sich also nicht um ein Risiko, das mit einer Geburt außerhalb der Klinik verbunden ist. Bei Frauen, die viel rauchen, treten sie häufiger auf. Doch sollte jede Frau die Symptome kennen für den Fall, daß es auch ihr passiert.

Blutungen in der Nachgeburtsphase

Nach der Geburt des Babys zieht sich Ihre Gebärmutter weiterhin zusammen, auch wenn Sie das nicht wahrnehmen sollten. Die Plazenta kann sich nicht zusammenziehen, sondern löst sich, meist innerhalb einer halben Stunde nach der Geburt, allmählich von der Gebärmutterwand und gleitet dann in die Scheide. Wenn das geschehen ist und die Plazenta geboren werden kann, fließt etwas hellrotes Blut, und von der Nabelschnur ist ein Stück mehr sichtbar. Die Nachgeburtsphase, die Zeit von der Geburt des Kindes bis zur Geburt der Plazenta, kann auf zweierlei Weise betreut werden:

☐ Die aktive Geburtsleitung umfaßt eine Syntometrin-Injektion, die bei der Geburt des Babys meist in den Oberschenkel der Mutter gespritzt wird, frühes Abklemmen der Nabelschnur und sofortige Lösung der Plazenta durch Ziehen an der Nabelschnur.

☐ Bei der physiologischen Geburtsbetreuung jedoch läßt man sich mit dem Abklemmen der Nabelschnur Zeit, bis sie zu pulsieren aufgehört hat. Das nachfließende Blut aus der Plazenta wird in einer Schüssel aufgefangen. Die Frau ist dabei aufrecht und kann die Plazenta und die Eihäute selbst durch Mitschieben ausstoßen.

Diese beiden Methoden sollten niemals vermischt werden. Das könnte der Auslöser dafür sein, daß sich die Plazenta nicht löst und es zu atonischen Blutungen kommt.

Solange sich die Plazenta nicht von der Gebärmutterwand gelöst hat, kommt es nicht zu Blutungen, und selbst, wenn die Plazenta noch lange in der Gebärmutter bleibt, ist das nicht gefährlich. Ihre Hebamme oder Ihre Ärztin üben vielleicht oberhalb des Schambeins Druck aus und dann aufwärts zu Ihrem Nabel hin, um zu sehen, ob sich die Nabelschnur nach oben bewegt, wenn die Gebärmutter aufwärts bewegt wird. Wenn das der Fall ist, dann hat sich die Plazenta noch nicht gelöst; *niemand sollte an der Nabelschnur ziehen*, weil das Blutungen auslösen könnte. In Kliniken führt ein energischer Versuch, die Nachgeburtsphase zu Ende zu bringen, manchmal zum Reißen der Nabelschnur. Ich habe auch von Frauen gehört, bei denen die Gebärmutter auf diese Weise nach unten gezogen wurde.

Eines Tages bekam ich einen Anruf vom Ehemann einer Frau, die drei Stunden zuvor allein ihr Kind zu Welt gebracht hatte. Er fragte mich: »Wann wird denn die Plazenta geboren?« Ich riet ihm, eine Hebamme zu rufen, was er ablehnte, weil das Gesundheitsamt ihnen eine Hausgeburt verweigert hatte. Also schlug ich ihm vor, seiner Frau in eine aufrechte, kniende Haltung zu helfen. Und falls die Plazenta nicht herausgleiten würde, sollte die Mutter ausgiebig in eine leere Flasche hineinblasen. Das tat sie, und die Plazenta wurde geboren. Unter den Ureinwohnern Südamerikas ist das die übliche Vorgehensweise, wenn sich die Plazenta nicht löst. Wird Luft ausgeatmet, kommt die Bauchpresse zur Wirkung, so daß die Bauchmuskeln der Mutter auf den Fundus drücken und die Plazenta nach unten befördern. Das ist sehr viel sicherer, als die Gebärmutter manuell zu bewegen oder an der Nabelschnur zu ziehen.

Starke Nachgeburtsblutungen

Manchmal löst sich die Plazenta nicht vollständig, und dann fließt Blut aus den offenen Hohlräumen in der Muskelwand der Gebärmutter. Es kommt zu starken Nachgeburtsblutungen. Dies geschieht häufiger, wenn die Gebärmutterwände bei einer Zwillingsschwangerschaft oder durch sehr viel Fruchtwasser übermäßig gedehnt worden sind, wenn eine Frau schon bei einer früheren Geburt solche Nachgeburtsblutungen hatte, nach einer sehr schwierigen Geburt oder wenn von eifrigen Geburtshelfern am Fundus manipuliert wurde. Elizabeth Davis meint: »Wenn man nicht eingreift, zieht sich die Gebärmutter ganz gleichmäßig zusammen und gibt die Plazenta mit einer reibungslosen Bewegung frei. Doch wenn Druck ausgeübt und sie manipuliert wird, dann wird die Plazenta möglicherweise nur in bestimmten Bereichen abgelöst.«[33]

Bei einer starken Nachgeburtsblutung sinkt der Blutdruck der Mutter. Vor allem in armen Ländern sind viele Frauen anämisch und können einen starken Blutverlust nicht verkraften. Elizabeth Davis empfiehlt, daß eine Frau, die sich in einem schlechten gesundheitlichen Zustand befindet, in der Spätschwangerschaft zusätzlich Vitamin-B-Präparte bekommen sollte (100 mg täglich). Außerdem rät sie zu einer Ernährung, die viel Eiweiß und Eisen enthält, und zu Alfalfa-Tabletten. Alfalfa enthält Vitamin K, das zur Blutgerinnung beiträgt.[34]

Als allererstes werden die Hebamme oder die Ärztin bei Anzeichen für eine heftige Blutung intravenös Syntometrin injizieren und nötigenfalls die Gebärmutter mit beiden Händen durch bimanuelle Kompression zusammendrücken. Zu Blutungen kommt es nur, wenn die Gebärmutter weich und schwammartig ist und sich nicht zusammenzieht; sie sollte sich beim Berühren fest anfühlen. Andernfalls sollte jemand sie massieren, damit sie sich zusammenzieht. Das können Sie selbst tun, so, als wollten Sie Baisermasse durch eine Tortenspritze drücken. Brustwarzenstimulierung, entweder durch Anlegen des Babys oder mit den Fingern, führt ebenfalls dazu, daß die Gebärmutter hart wird. Sobald die Gebärmutter fest wird und sich zusammenzieht, gehen Sie in die Hocke oder in den Vierfüßlerstand, und dann sollte die Plazenta in dieser Haltung durch gleichmäßiges, kontrolliertes Ziehen an der Nabelschnur zu Tage gefördert werden.

Wenn die Plazenta geboren ist, mißt die Ärztin oder die Hebamme Ihren Puls und den Blutdruck und fordert Sie vielleicht auf, die Gebärmutter weiterhin zu massieren, damit sie sich gut zusammenzieht. Ihre Betreuerin wird noch die nächsten beiden Stunden bei Ihnen bleiben.

Eine gesunde Frau mit hohen Hämoglobinwerten in der Schwangerschaft verkraftet einen Blutverlust, ohne nachher erniedrigte Hämoglobinwerte zu haben. Trotzdem ist es nach einer solchen Blutung ratsam, zusätzliche Eisenpräparate zu nehmen und eisenhaltige Nahrung wie Schokolade, Eier, Melasse, Trockenobst, Brunnenkresse und grünes Blattgemüse zu essen. Nach ein paar Tagen wird eine Blutuntersuchung zur Überprüfung Ihrer Hämoglobinwerte gemacht.

Der plötzliche, dramatische Notfalltransport in die Klinik mit heulenden Sirenen, das graue, schlaffe Baby, das kaum atmet, die heftig blutende Frau – diese Ängste geistern in den Köpfen von uns allen herum. Doch da Geburten zu Hause oder in einem Geburtshaus nicht von den massiven Eingriffen geprägt sind, wie das bei vielen Klinikgeburten der Fall ist, tritt ein solcher Notfall höchst selten ein. Eine sorgfältig geplante und liebevoll begleitete und durchgeführte Hausgeburt, bei der die natürlichen Rhythmen beachtet werden und die Frau von Helferinnen umsorgt wird, die über das nötige Wissen und das Verständnis verfügen, um die spontane Lebensentfaltung zu unterstützen – eine solche Geburt ist die sicherste Geburt, die es gibt. Für alle Beteiligten ist so eine Geburt ein äußerst befriedigendes Erlebnis.

»Diese Geburt war in vielerlei Hinsicht genau so, wie es sein sollte. Sie hat so tiefe Eindrücke in mir hinterlassen und hat mir ein so ›pflegeleichtes‹, selbstbewußtes Persönchen beschert, wofür ich immer dankbar sein werde... Das war kein welterschütterndes Ereignis, fast das Gegenteil – ein einfacher, komplikationsloser Vorgang, der sich ganz natürlich in den Tagesrhythmus einfügte.«

10

Hausgeburten

Die Idealgeburt gibt es nicht.
Vielmehr geht es um *Ihre* Geburt – eine Erfahrung,
die für Sie ganz einzigartig ist.
Wenn Sie die Unterstützung von Freundinnen haben,
die einfühlsam auf Ihre Bedürfnisse eingehen,
schnell auf Ihre Wünsche reagieren und emotional gut für Sie sorgen
und die vor allem an Sie und an Ihre Fähigkeit zu gebären glauben,
kann Geburt ein Abenteuer der Körperempfindungen
und intensiven Gefühle sein –
eine Entdeckungsreise, bei der Sie Ihrer inneren Kraft begegnen.
Das erzeugt in Ihnen ein Hochgefühl, sinnliche Freude und Befriedigung.
Verfolgen Sie nun, wie drei ganz verschiedene Frauen ihre Geburt
bei sich zu Hause erlebt haben.

Mandys Hausgeburt

Mandy hatte bei ihrem zweiten Kind zwei Geburtsbegleiter: Nick, ihren Partner, und Carly, eine Freundin, die insbesondere für Phoebe, ihre fünfjährige Tochter, da war. Die Geburt begann damit, daß es mittags »zeichnete«. Mandy holte Phoebe vom Kindergarten ab und ging mit ihr zum Schwimmen. Um 5 Uhr war sie sich sicher, daß die Geburt begonnen hatte, doch die Wehen waren noch sehr schwach. Sie konnte nicht klar unterschieden, wann sie anfingen und wann sie aufhörten.

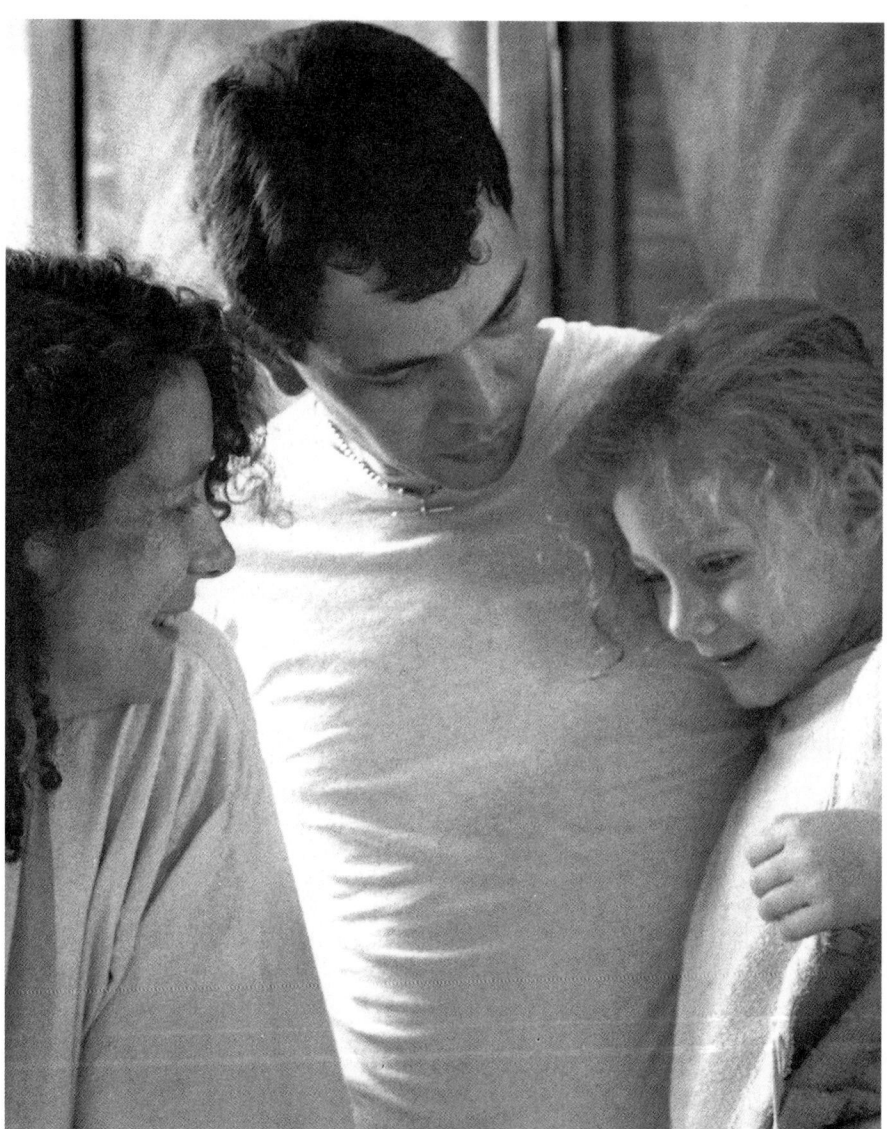

»Nick zog sich Baumwollshorts und ein T-Shirt an, denn es war sehr warm. Um 5.50 Uhr hatte ich begonnen, während der Wehen eine langsame tiefe Entspannungsatmung anzuwenden, und er massierte mir den Rücken mit Massageöl.«

»Phoebe schaute hin und wieder herein. Das war schön. Sie gab mir einen Kuß und umarmte mich, um sich zu vergewissern, daß wir noch da waren und alles in Ordnung war. Nicks Anwesenheit war sehr wichtig für mich. Die Hebammen waren reizend, doch sie traten sehr in den Hintergrund.«

Eine Hebamme hörte regelmäßig die Herztöne des Babys ab. Als Mandy aufrecht stand, wurde ihr schwindelig, denn sie hatte vergessen, mittags zu essen. Die Hebammen schlugen ihr vor, Apfelsaft zu trinken und Glukosetabletten zu lutschen, weil Ketone im Urin waren. Das tat sie, und es ging ihr bald besser. Mandy hatte erklärt, daß Sie mit Hilfe Ihrer Atmung und Entspannung dem Schmerz begegnen, baden und in Bewegung sein wollte und daß sie sich außerdem eine ruhige Austreibungsphase wünschte, bei der niemand sie antrieb. Ihre Hebammen waren damit einverstanden. Einen großen Teil der Zeit verbrachte Mandy im Vierfüßlerstand oder kniete aufrecht auf dem Bett und schlang ihre Arme um Nick. Später kniete sie vor einem Sofa auf dem Boden, ihr Kopf ruhte auf dem Kissen, und Nick massierte ihren Rücken.

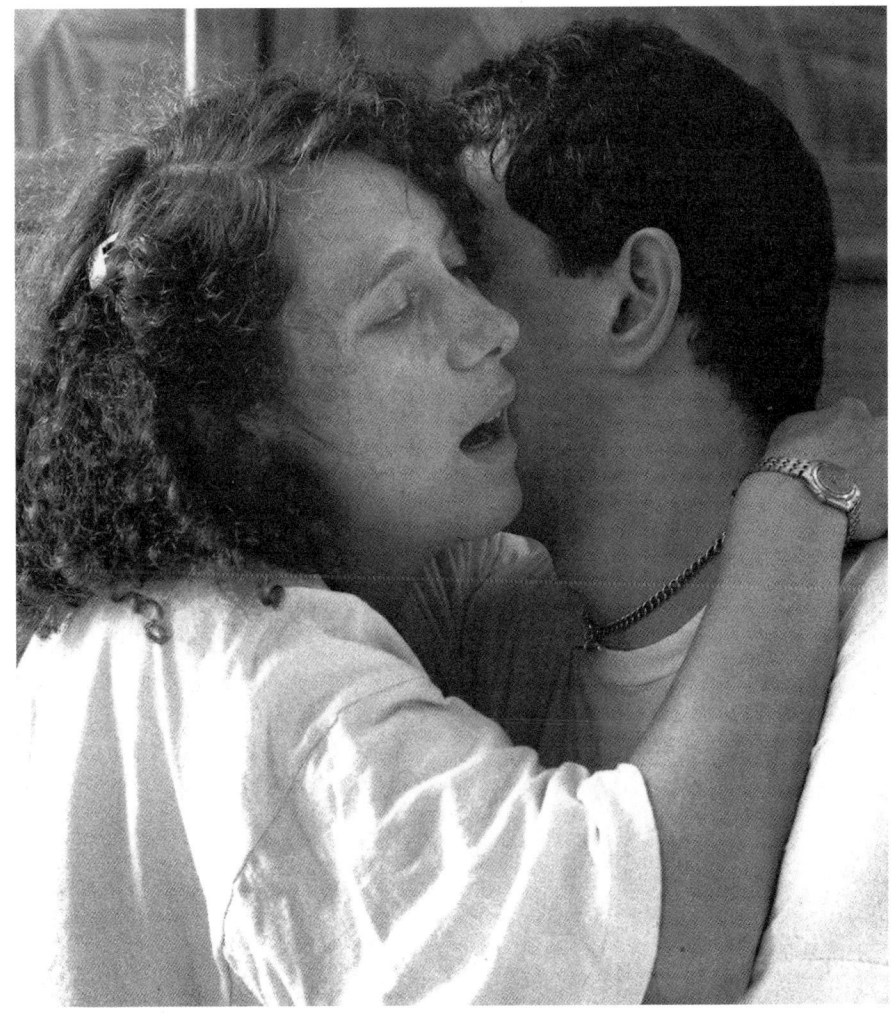

Mandy gab bei jedem langen Ausatmen singende, stöhnende Geräusche von sich. Sie stützte sich im Stehen auf Nick.

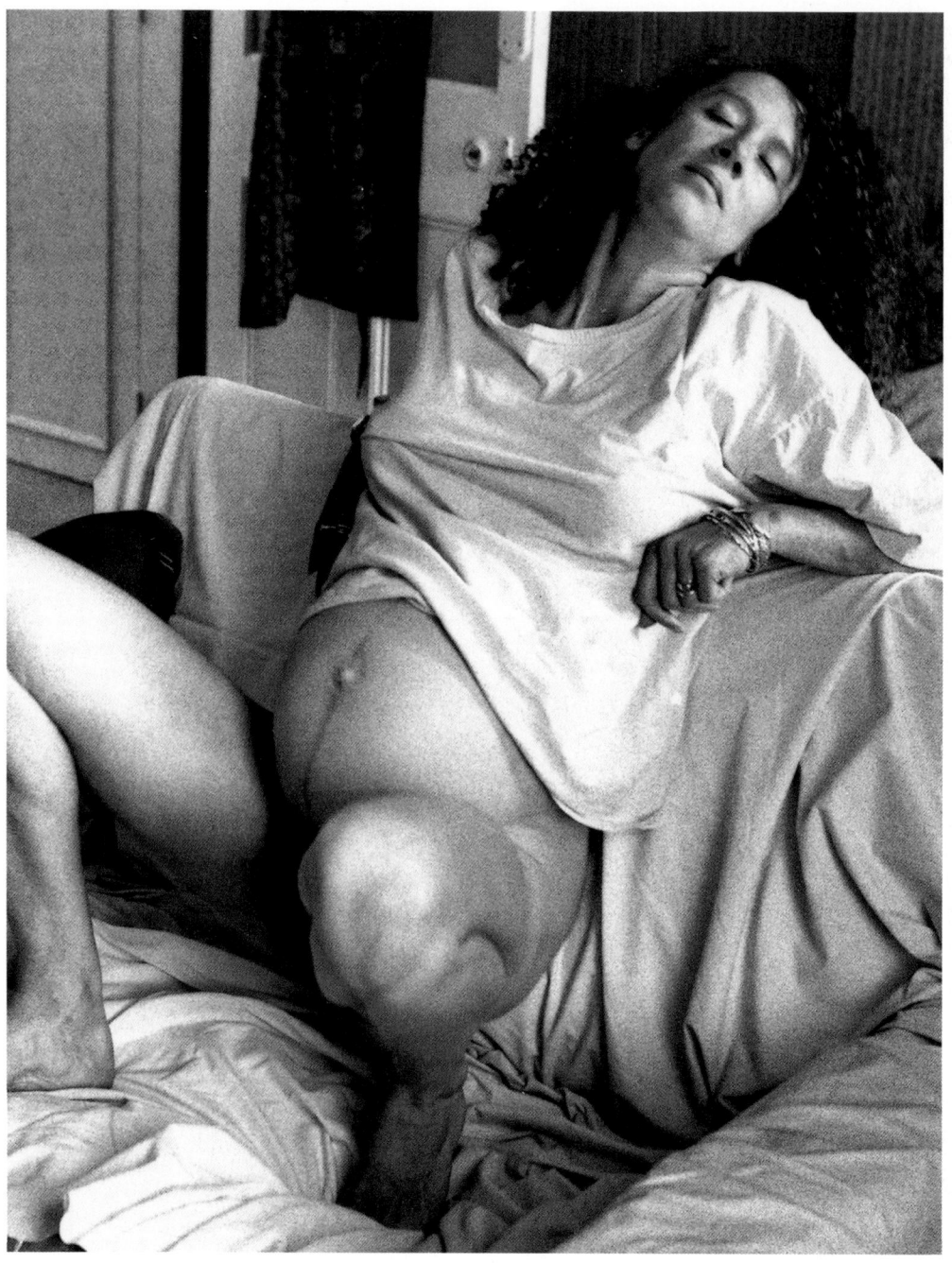

»Dann hielt ich bei drei Wehen hintereinander unwillkürlich kurz die Luft an.
Nick schlug vor, ich sollte mich auf das Sofa hocken, damit die Hebammen mich gut untersuchen konnten.
Der Muttermund war offen – ich konnte mitschieben.
Während der Preßwehen ließ ich den Mund weit offen und hielt mich an Nick fest.

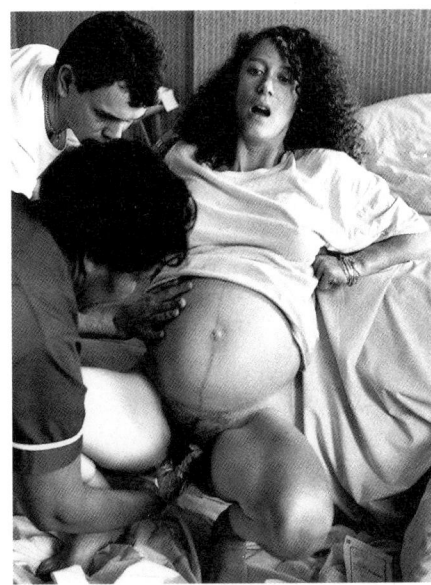

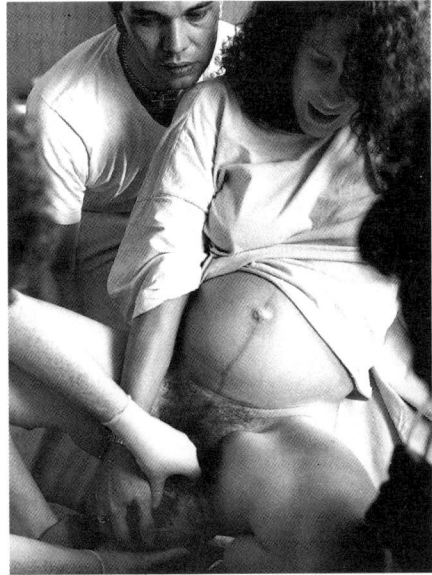

»Die Austreibungsphase war sehr intensiv, eine Wehe folgte ohne Pause auf die nächste. Ich war sehr geräuschvoll. Ich weiß nicht, wie ich das Kind zur Welt gebracht hätte, ohne Töne von mir zu geben. Sie sagten: ›Der Kopf kommt. Er ist durchgetreten.‹ Wir hatten einen Spiegel. Das munterte mich sehr auf!«

Mandy hockte auf dem Sofa. Mit den Ellenbogen stützte sie sich auf der Seitenlehne ab.

Sie streckte den Arm aus und berührte sanft den Kopf des Babys.

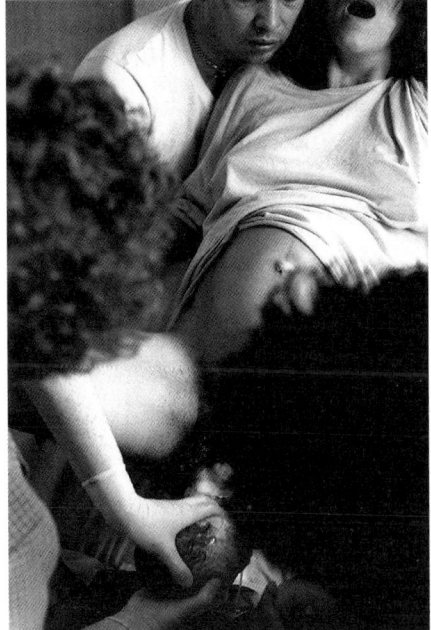

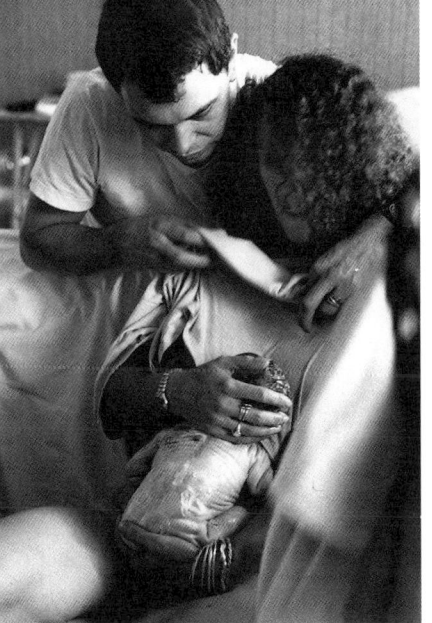

»Ich sagte: ›Ich möchte es gern anfassen.‹ Sie meinten: ›Nur zu.‹ Ich spürte einen kleinen Kopf, weich, warm und feucht, und es überkam mich eine tiefe Liebe zu dem Baby. Dann war es da. Nick half mir, mein T-Shirt hochzuziehen, damit ich das Baby direkt auf meinen Körper legen konnte.«

Sie atmete ihr Baby aus, ohne Dammschnitt oder Riß, und die Nabelschnur wurde erst abgeklemmt, als sie nicht mehr pulsierte. Es war 20.40 Uhr, die Abendsonne schien durchs Fenster.

Das Baby war ganz mit Käseschmiere bedeckt. Mandy achtete zunächst gar nicht darauf, ob es ein Mädchen oder ein Junge war. Eine Hebamme reichte Nick die Nabelschnur und meinte: ›Sagen Sie uns, wann Sie sie gern durchtrennen möchten‹, und das tat er dann.

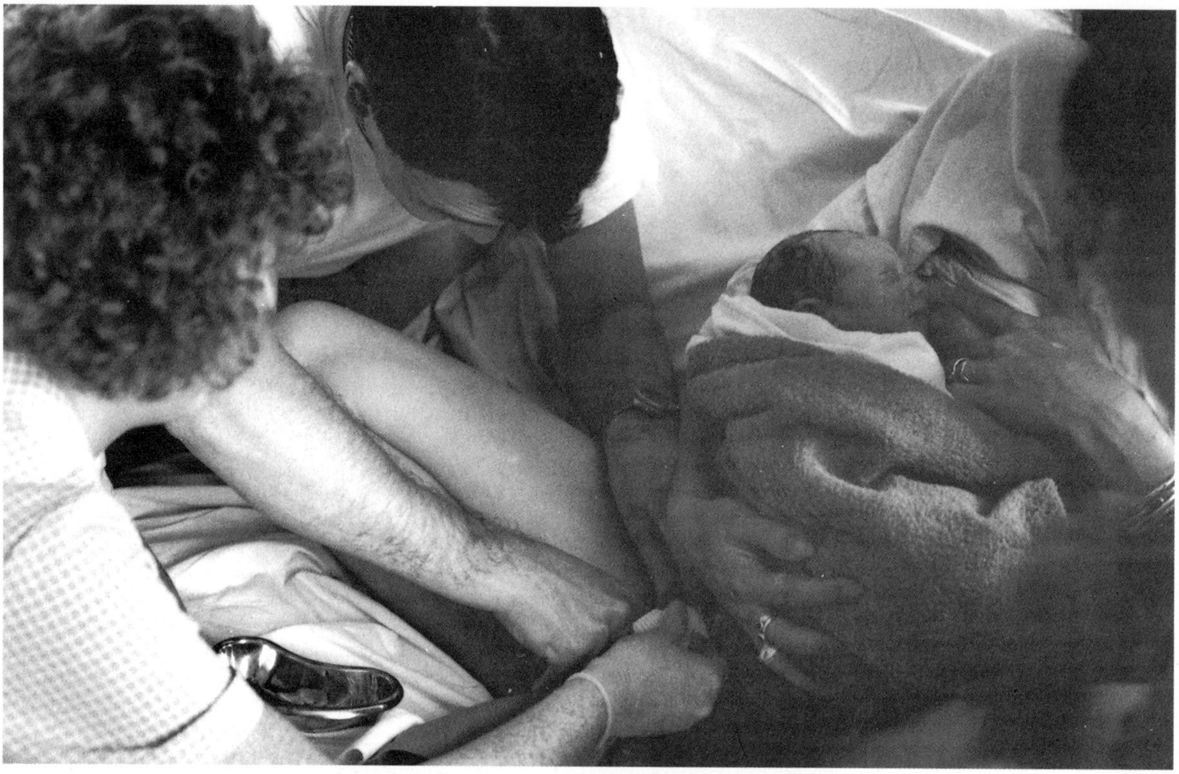

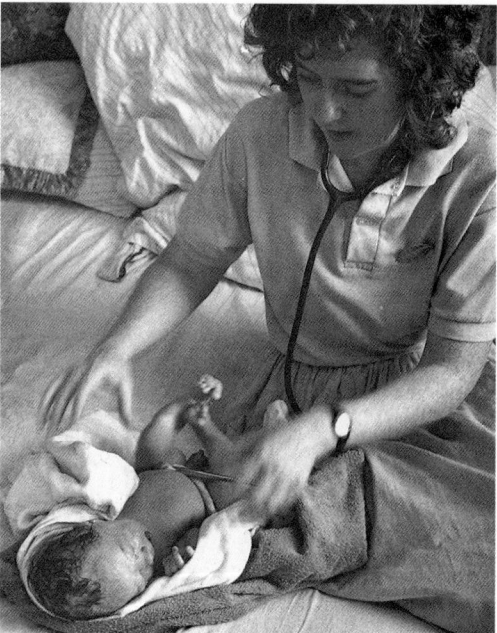

»Sie halfen mir, das Baby in
in eine weiche Moltondecke
zu wickeln. Es weinte ein
wenig. An der Brust hatte es
kein besonderes Interesse,
leckte nur hin und wieder
daran. Dann nahm Nick es,
während die Hebammen
sich um die Nachgeburt
kümmerten, die ohne Syntometrin kam. Fünf Minuten
nach der Geburt glitt sie
heraus.«

»Ich war so froh! Das war
ein Erlebnis, das ich mir immer wieder ins Gedächtnis
rufen und mit Vergnügen Re-
vue passieren lassen kann,
um es fürs nächste Mal auf-
zuheben. Ich gewann da-
durch sehr viel Selbstvertrau-
en und sehr viel Gewißheit,
was meine Fähigkeiten als
Mutter anbelangt. Es war
das schönste, was ich je
erlebt hatte!«

Die Hebamme untersuchte das Baby.

Zwei Minuten nach der Geburt brachte Mandys Freundin Phoebe herein, damit sie das Baby begrüßen konnte. Sie war ganz still, voller Ehrfurcht gegenüber dem Geheimnis der Geburt. Die untergehende Sonne schien ins Schlafzimmer und beleuchtete Mandys rotgoldene Haare. Es herrschte eine sehr ruhige, friedvolle Atmosphäre. Anschließend stellten alle fest, wie müde sie waren, nicht nur wegen der harten körperlichen Arbeit bei der Geburt, sondern wegen der intensiven Gefühle, die sie in einem so kurzen Zeitraum erlebt hatten. Die Hebammen bedankten sich bei Mandy, daß sie an ihrem Geburtserlebnis teilhaben durften. Sie erzählten ihr, daß sie sehr gerne zu Hausgeburten kämen, denn dabei wären sie bezüglich ihrer Ausbildung wirklich gefordert und könnten ihre ganze Kunst als Hebammen einsetzen.

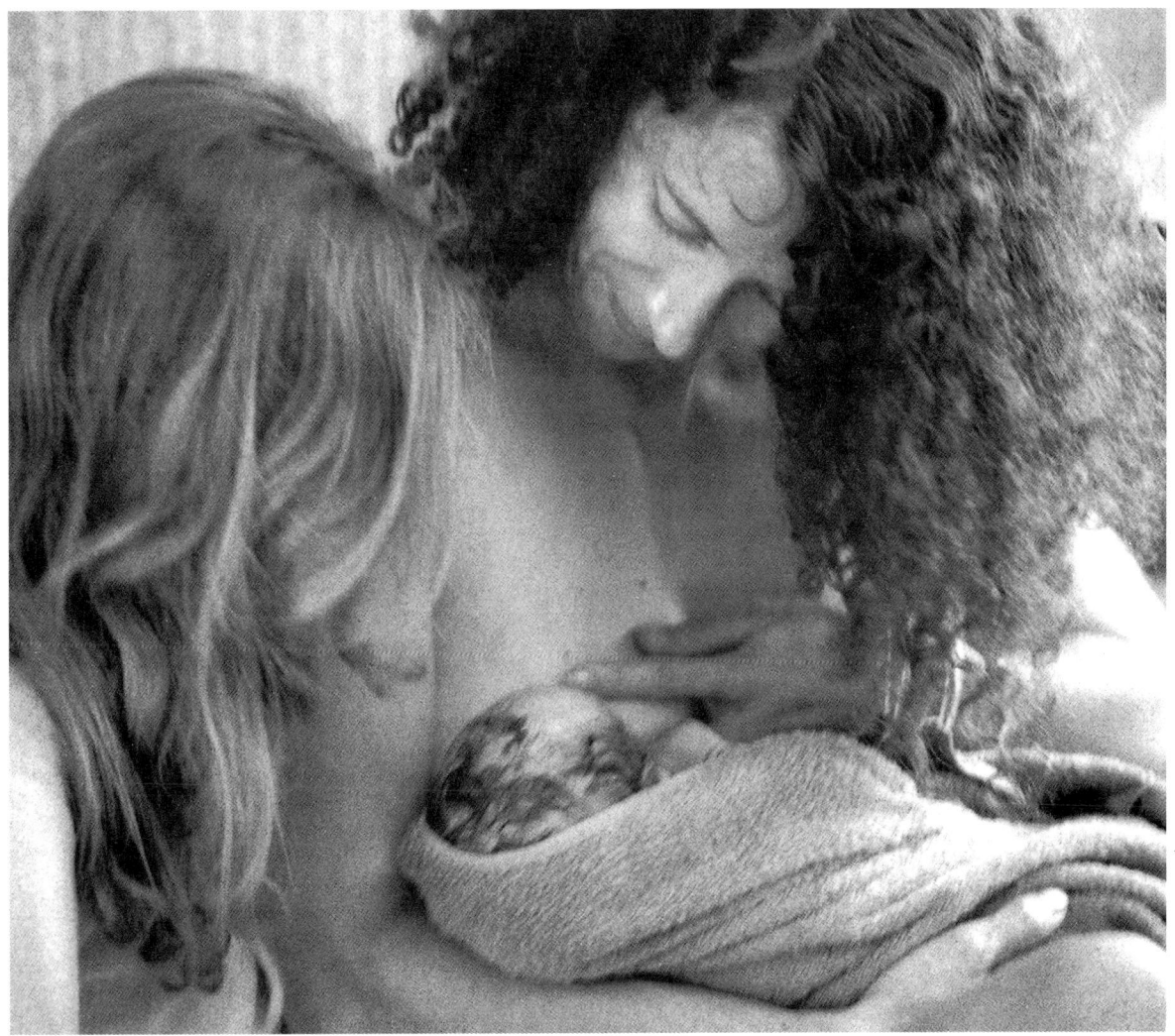

Mandy war sehr zufrieden und in Hochstimmung. Phoebe betrachtete staunend das Baby in Mandys Arm.

Siegruns Hausgeburt

»Das Schönste dabei war, daß ich zu Hause bei meiner Familie sein konnte. Ich bemerke einen Endorphinstoß, etwa drei Stunden vor der Geburt des Babys. Das war super! Das war wie im Traum. Ich konnte ganz und gar loslassen.«

Siegrun und Vincent erwarteten ihr erstes Kind. Stephen, Vincents Bruder, und Sarah, seine Freundin, waren schon ein paar Tage vorher gekommen. Es war eine recht lange Wartezeit bis zum Wehenbeginn. Das Paar hatte sich gemeinsam durch Meditation und Massage und das Üben von Hockstellungen vorbereitet. Siegrun verbrachte die meiste Zeit im Vierfüßlerstand. Sarah kniete vor ihr, so daß Siegrun ihren Kopf in deren Schoß ruhen lassen konnte, während Vincent ihr den Rücken massierte. Die Geburt begann um 11.30 Uhr, das Baby kam um 16.10 Uhr zur Welt. Die aktive Austreibungsphase dauerte bei Siegrun nur 10 Minuten.

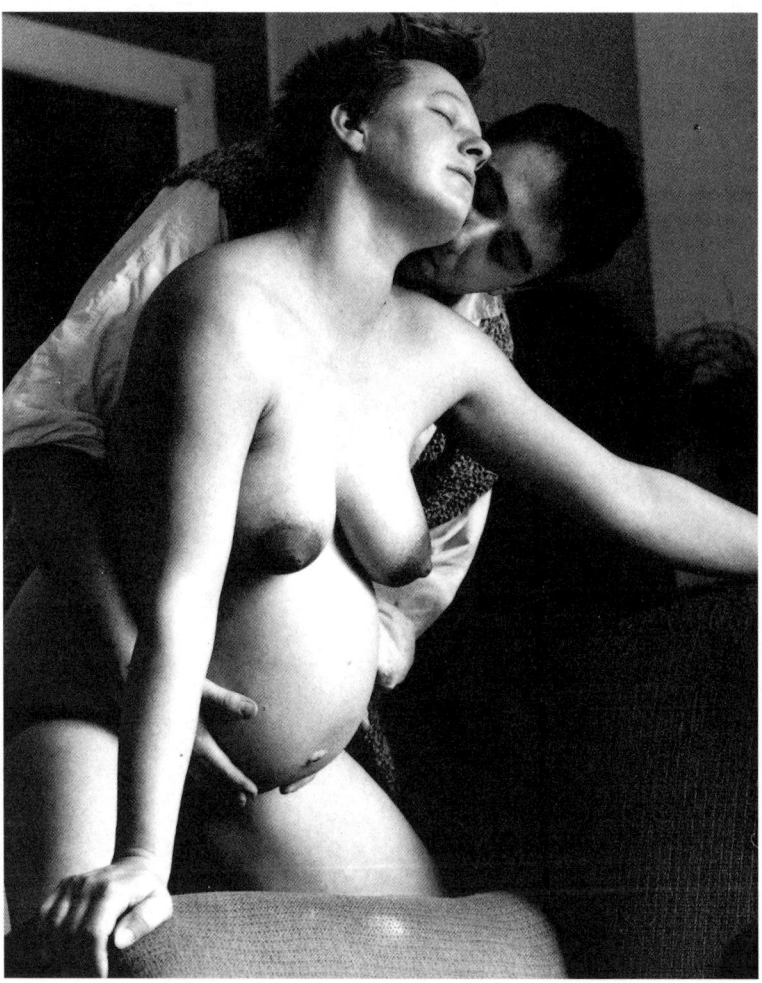

Siegrun fühlte sich stark und war in Kontakt mit ihren Gefühlen.

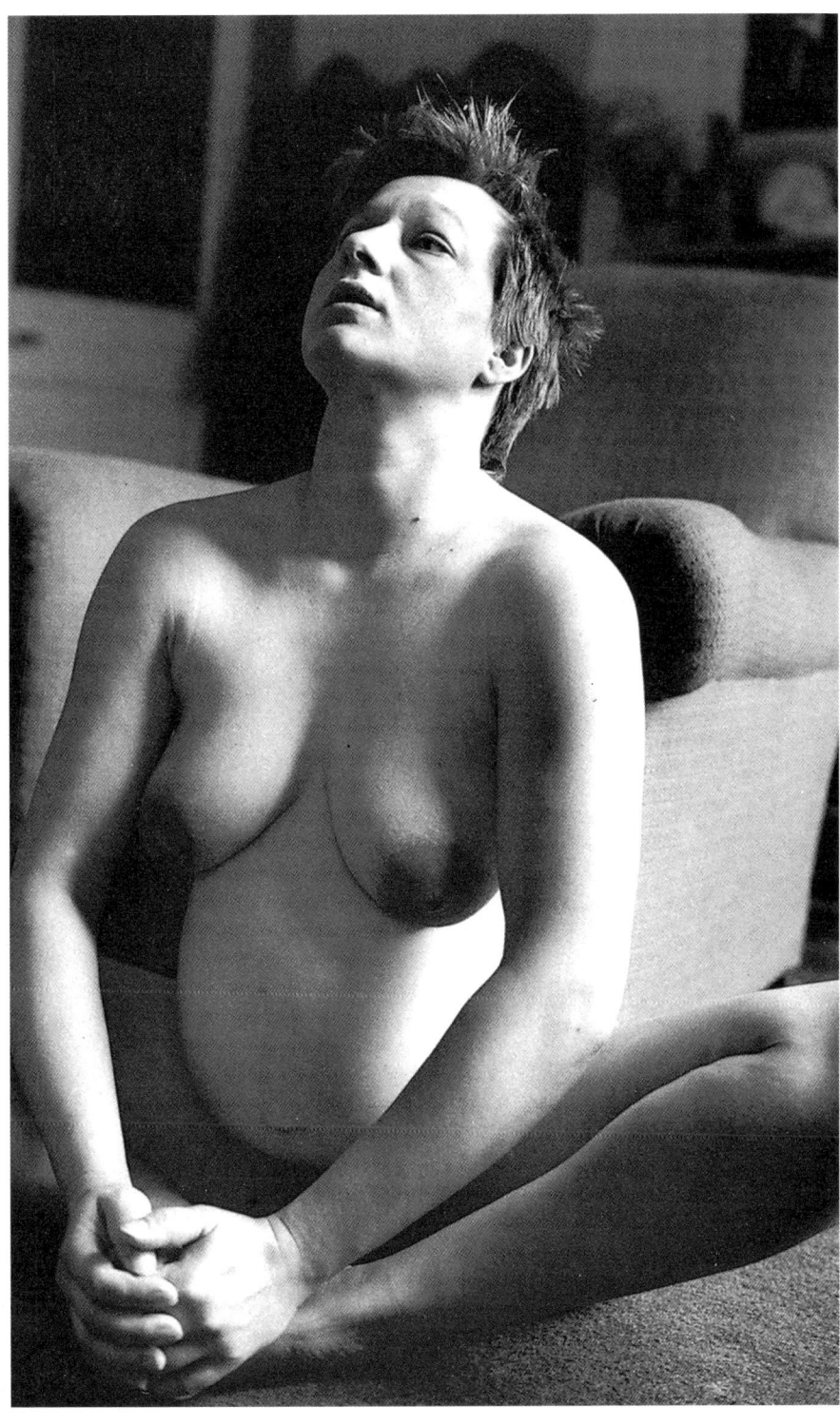

Alles schien außerhalb der Zeit zu passieren, und der Schmerz befand sich »in einer anderen Dimension«. Der Schmerz war unten am Muttermund zu spüren.

»Das Mitschieben tat gut.
Auf dem Rücken liegend
konnte ich nicht mit-
schieben, deshalb drehte
ich mich auf die Seite und
sagte zu Vincent: ›Nimm
meinen Fuß.‹ Mit dem Einatmen weckte ich meine
Lebensgeister. Ich hatte
zwei sehr heftige Preßwe-
hen. Ich konnte den Kopf
des Babys mit den Händen
fühlen. Es kamen zwei oder
drei weitere Wehen, und es
begann zu brennen. Ich sagte: ›Ich bringe es nicht
raus.‹ Vincent meinte: ›Wir
müssen die Schwerkraft zu
Hilfe nehmen.‹ Er half mir
auf, und dabei schoß das
Baby heraus. Die Hebamme
fing es auf.«

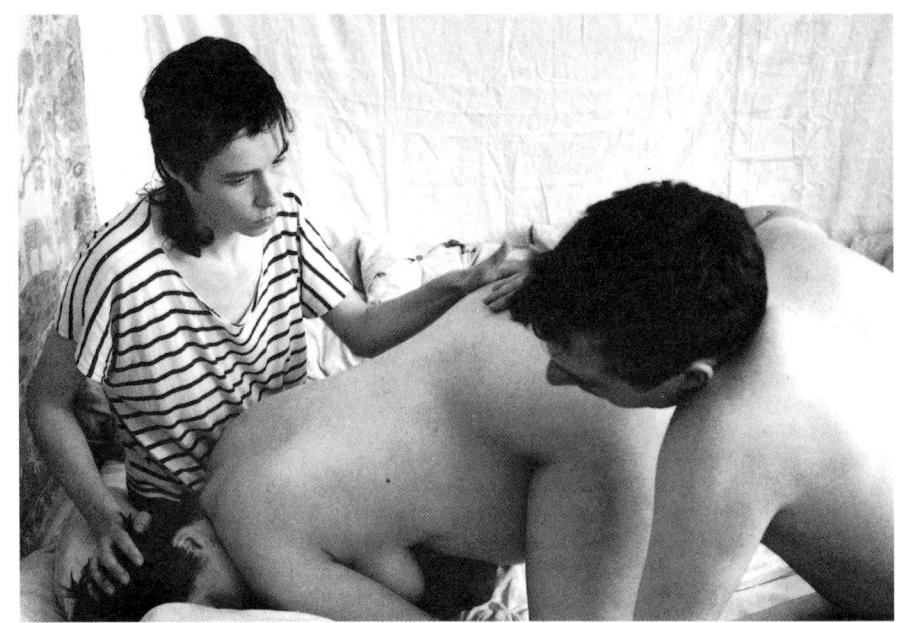

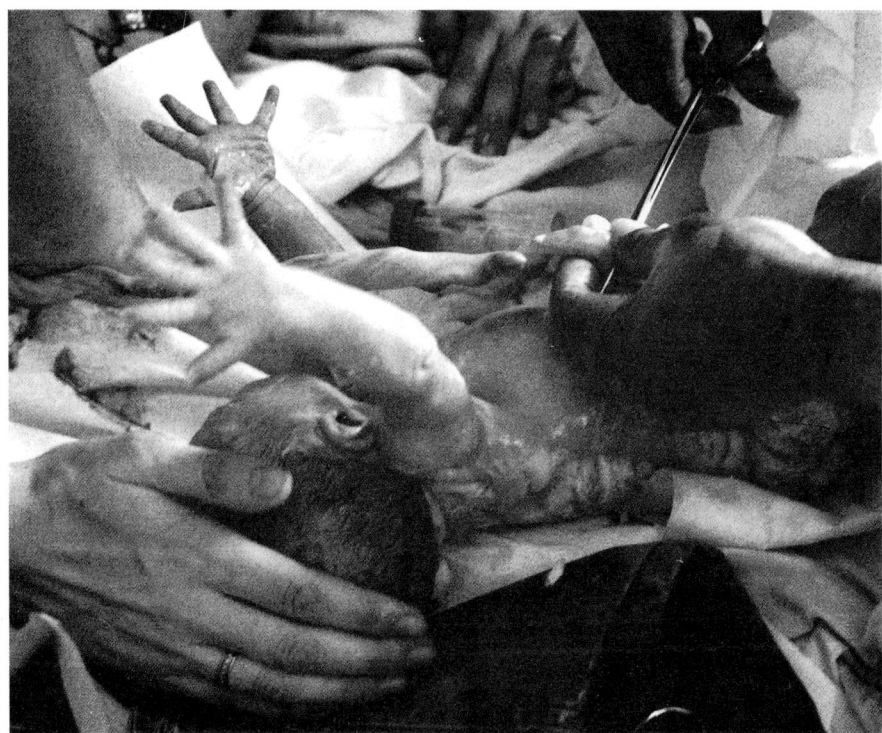

Während Vincent Siegrun
in eine aufrechte Haltung
verhalf, drehte sich das Baby sehr rasch heraus, noch
ehe jemand damit gerechnet
hatte. Es war ein lebhaftes,
gesundes Mädchen. Die He-
bamme klemmte sofort die
Nabelschnur ab und durch-
trennte sie, obwohl Siegrun
warten wollte, bis sie auspulsiert hat.

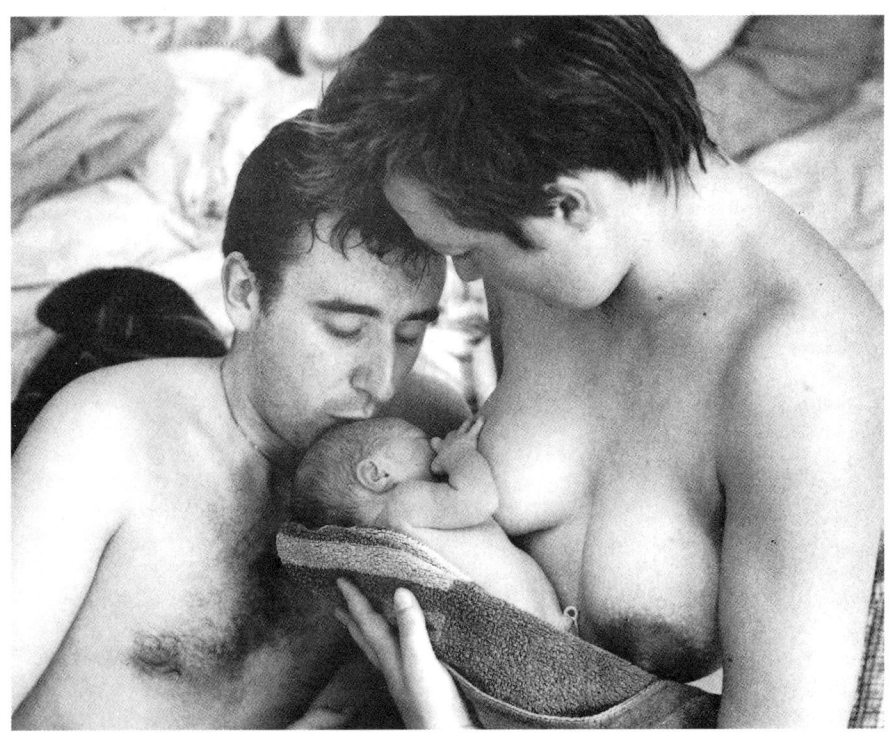

»Ich hörte einen kleinen
Schrei, ein Geräusch wie
bei einer Katze, und wurde
gewahr, daß das Baby wirklich da war; ich hatte es
ganz vergessen. Sarah sagte: ›Es ist ein Mädchen!‹,
und ich dachte: ›Oh, Gott,
ich habe gar keinen Mäd-
chennamen!‹«

»Ich begann zu zittern. Ich
legte sie sofort an, aber das
war ein komisches Gefühl.
Ich brauchte eine kleine
Atempause, um mich zurück-
zulehnen, die Augen zu
schließen und wieder zu mir
zu kommen, bevor ich ihr all
das geben konnte, was sie
brauchte. Dann war plötzlich
die ganze Welt wie neugebo-
ren. Etwas veränderte sich
in mir und in der Welt.«

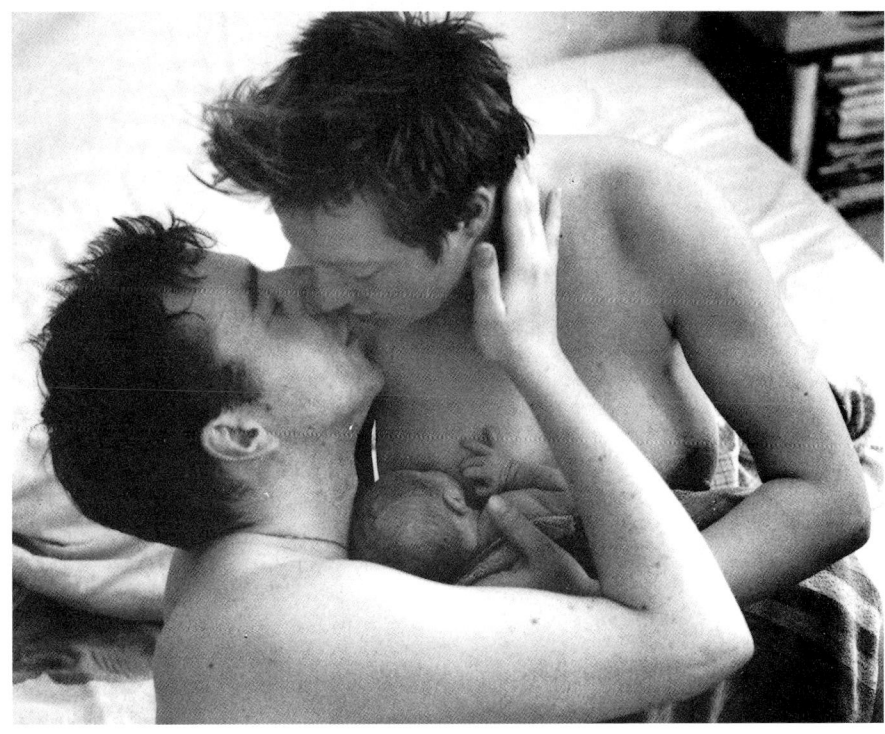

Überwältigt von Freude und
Staunen nahm Vincent Sie-
grun in die Arme und küßte
sie, ihr Neugeborenes lag
zwischen ihnen.

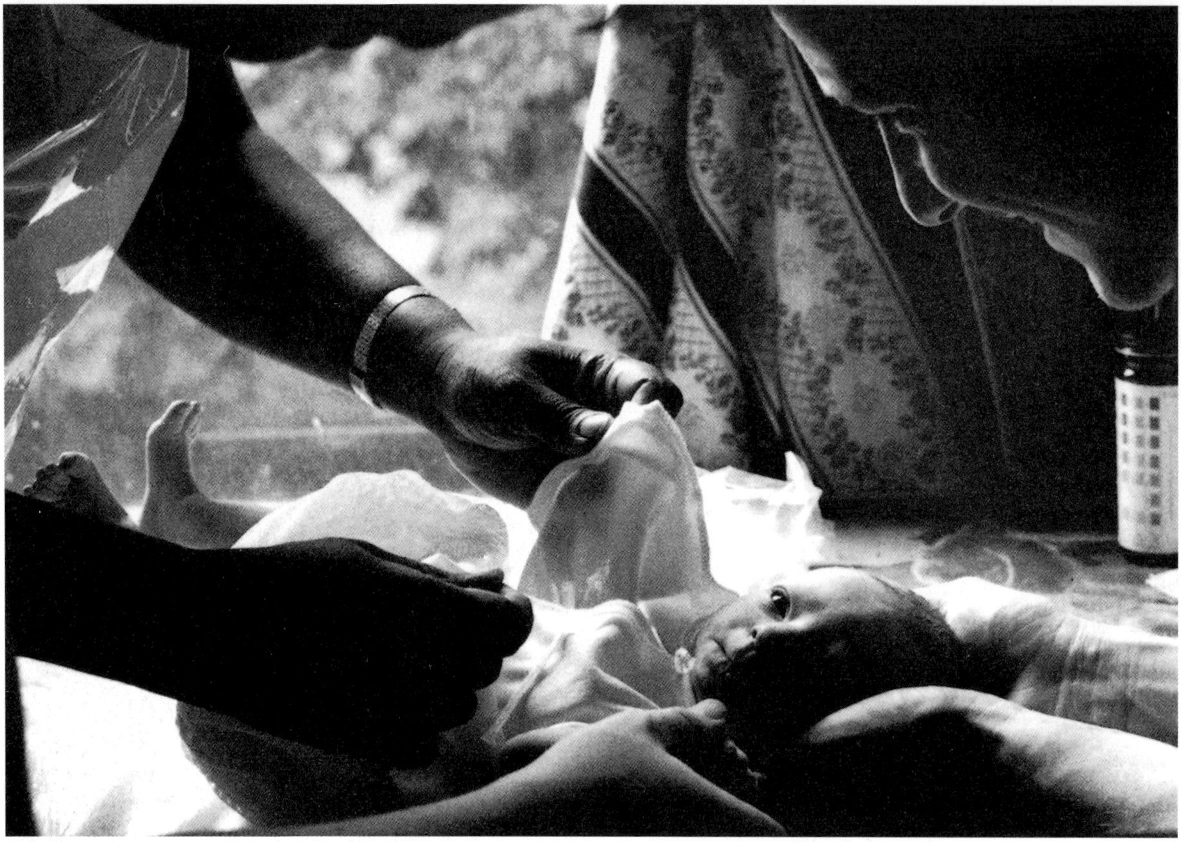

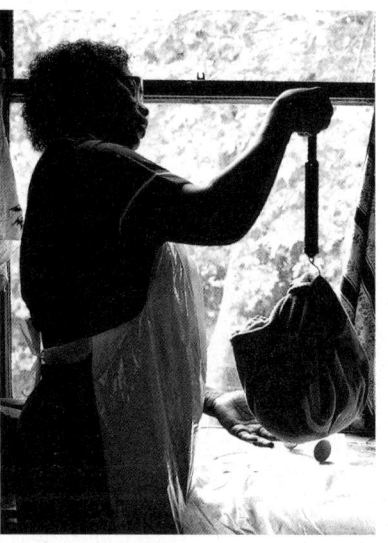

»Anfangs befürchtete ich, daß die Geburt so etwas wie ein Test werden würde: ich auf dem Prüfstand und auch unsere Beziehung. Als es dann losging, war alles so einfach, so natürlich! Ich wußte, was ich zu tun hatte.«

Gegenüber:
»Siegrun war zu aufgeregt, um das Baby sofort in die Arme zu nehmen. Also nahm ich es – ganz vorsichtig zuerst, doch dann fühlte ich mich sehr bald sicherer. Dieses Erlebnis hat mir unser Kind wirklich sehr nahe gebracht.«

Die Hebamme wog das Baby mit einer Federwaage.

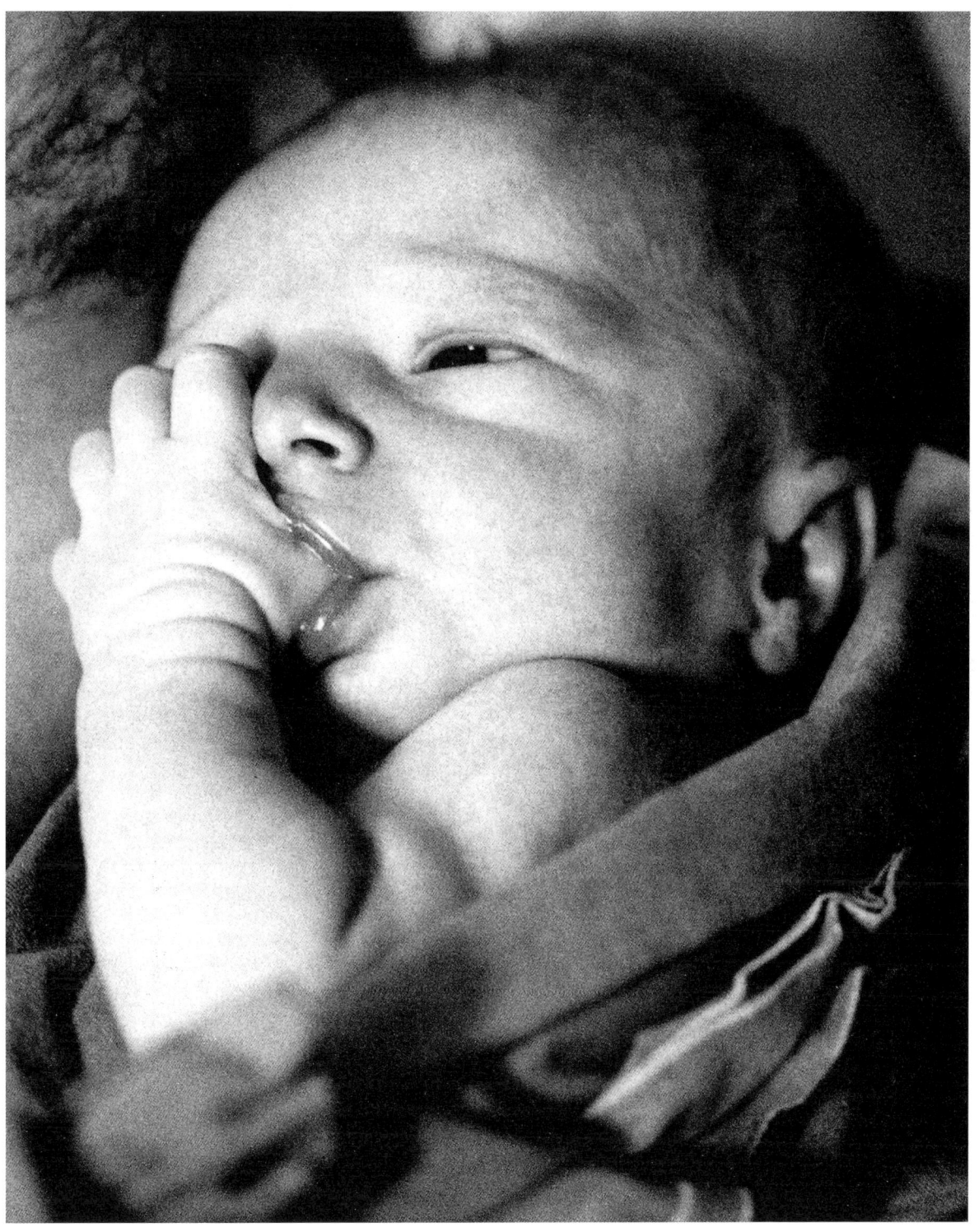

Tess' Wassergeburt

Meine Tochter Tess brachte ihr erstes Kind in einem Wasserbecken bei uns zu Hause zur Welt. Unser Hausarzt wollte nichts damit zu tun haben und sagte Tess, daß bei ihr aufgrund ihres Alters (29) und weil die Fahrt in die Klinik eine halbe Stunde dauern würde, falls es zu einem Notfall käme, eine Risikoschwangerschaft vorliege. Also wurde Tess von zwei befreundeten Hebammen, Lesley und Chloe, betreut. Eines nachts hatte Tess Rückenschmerzen und entspannte sich im Wasserbecken. In dem Moment, in dem sie das Wasserbecken um 1 Uhr in der Nacht verließ, wurde ihr klar, daß die Geburtswehen eingesetzt hatten, und sie weckte uns um 4 Uhr, als sie den Wunsch nach Unterstützung hatte.

Von 7.30 Uhr bis mittags war sie zeitweise im Garten, wo sie umherging, sich hinhockte oder sich an einen Baum anlehnte, wenn eine Wehe kam. Zeitweise hielt sie sich in meinem Arbeitszimmer auf. Sie beugte sich über einen niedrigen Gebärhocker, ruhte sich im Vierfüßlerstand über einem Kissenberg aus, kniete oder hockte, wobei sie von ihren Helfern abgestützt wurde. Das waren die beiden Hebammen, Jon, ihr Mann, und ich. Doch im Wasser fühlte sie sich viel wohler, so daß sie wieder ins Wasser stieg und dort fünf Stunden blieb. Manchmal lehnte sie sich zurück und ließ sich tragen. Hin und wieder ging sie in die Hocke. Sie atmete mühelos und sanft. Sie meinte, alles vergessen zu haben, was sie im Vorbereitungskurs gelernt hatte, weil sich alles wie von selbst ergab. Sie erlebte sich in einem Zustand erhöhter Selbstwahrnehmung und innerer Zuversicht und wollte nicht, daß man sie mit Vorschlägen oder Ermunterungen belästigte. Sie bat uns alle, still zu sein, damit sie sich konzentrieren konnte. Es herrschte eine sehr friedvolle Atmosphäre.

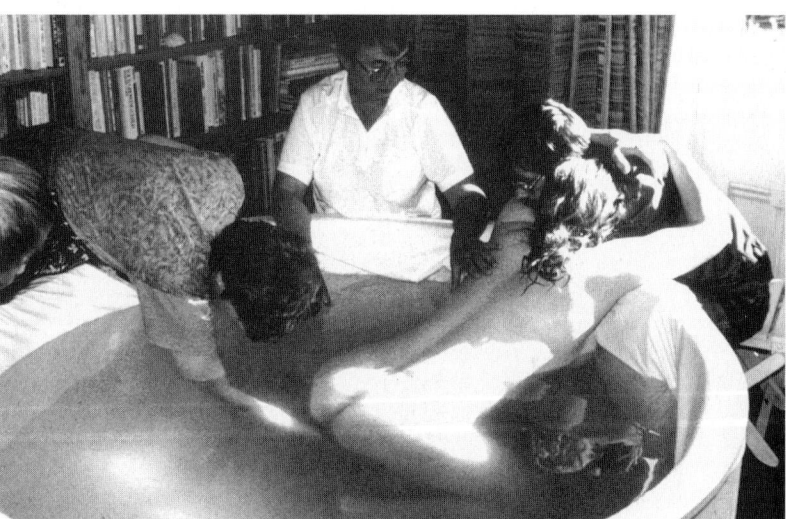

Manchmal hockte Tess und hielt sich am Beckenrand fest, oft tauchte und drehte sie sich wie ein Delphin.

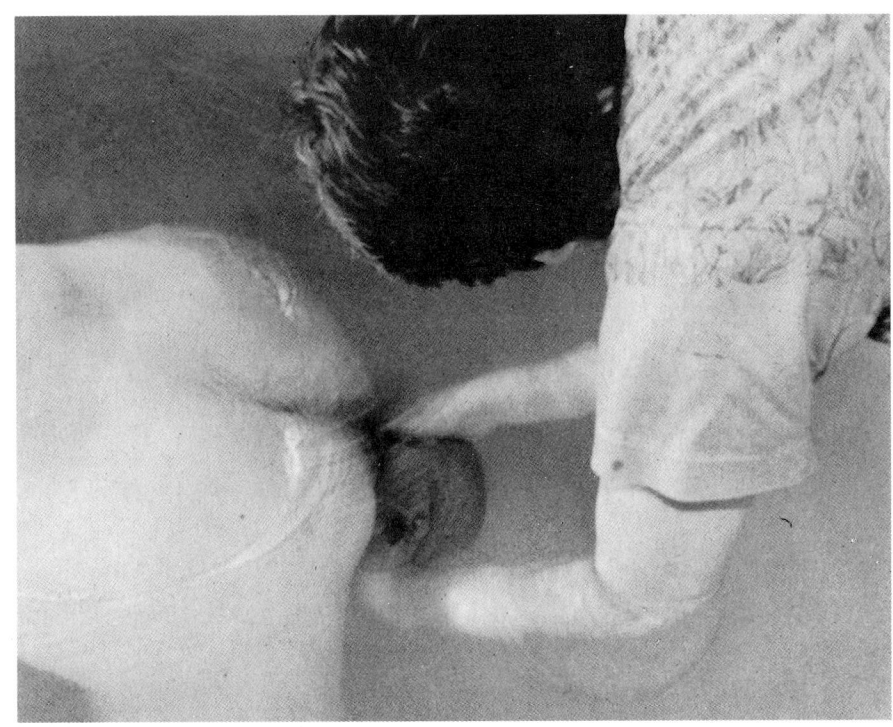

Sobald der Kopf geboren war, drehte sich Tess plötzlich um und kniete sich hin. Lesley holte die hintere Schulter des Babys zuerst, und dann glitt es heraus. Tess brauchte keine Dammschnitt und hatte keinen Riß. Sam wog 4,75 kg.

»Ich fand es unangenehm, den Kopf an meinem After vorbeizuschieben, doch sobald er am Damm war, war ich sehr viel entschlossener. Das war ein eher froher Schmerz. Ich streckte die Hand aus und spürte den Kopf meines Babys. Nach der Geburt des Kopfes kam als nächstes eine nicht sehr starke Wehe, und ich lehnte mich zurück und entspannte mich mehrere Minuten lang. Dann kam eine starke Wehe, und ich spürte, daß ich mich vornübergebeugt hinknien und mich am Beckenrand festhalten mußte. Ich drehte mich einfach um, ohne viel zu überlegen. Offenbar war das genau das Richtige, denn das Baby hatte breite Schultern.«

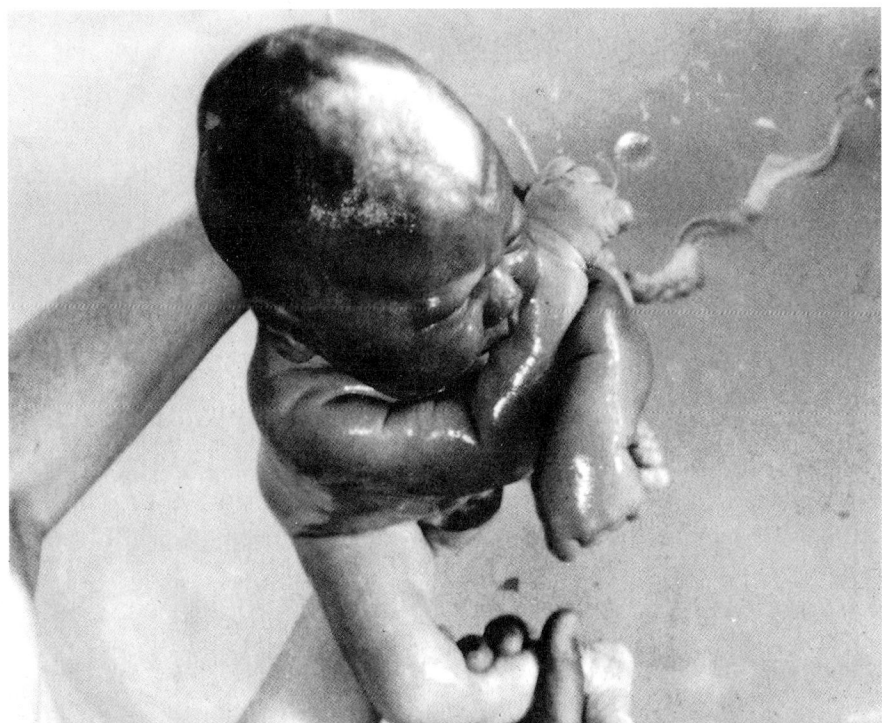

»Lesley sagte mir, ich solle mehrmals fest mitschieben. Das war das Schwierigste an der Geburt, allein schon wegen der Anstrengung. Doch ich spürte keine Schmerzen. Dann wurde das Kind mit der nächsten Wehe geboren. Ich richtete mich auf, dreht mich zu Lesley um, machte einen Schritt über die Nabelschnur und und nahm mein Baby in die Arme. Es schrie nicht, doch ich wußte, daß es ihm gutging, denn man konnte seine starken Muskeln sehen, als er sich selbst umarmte und strampelte. Es sah überhaupt nicht wie ein neugeborenes, noch ganz fremdes Wesen aus. Es war Sam.«

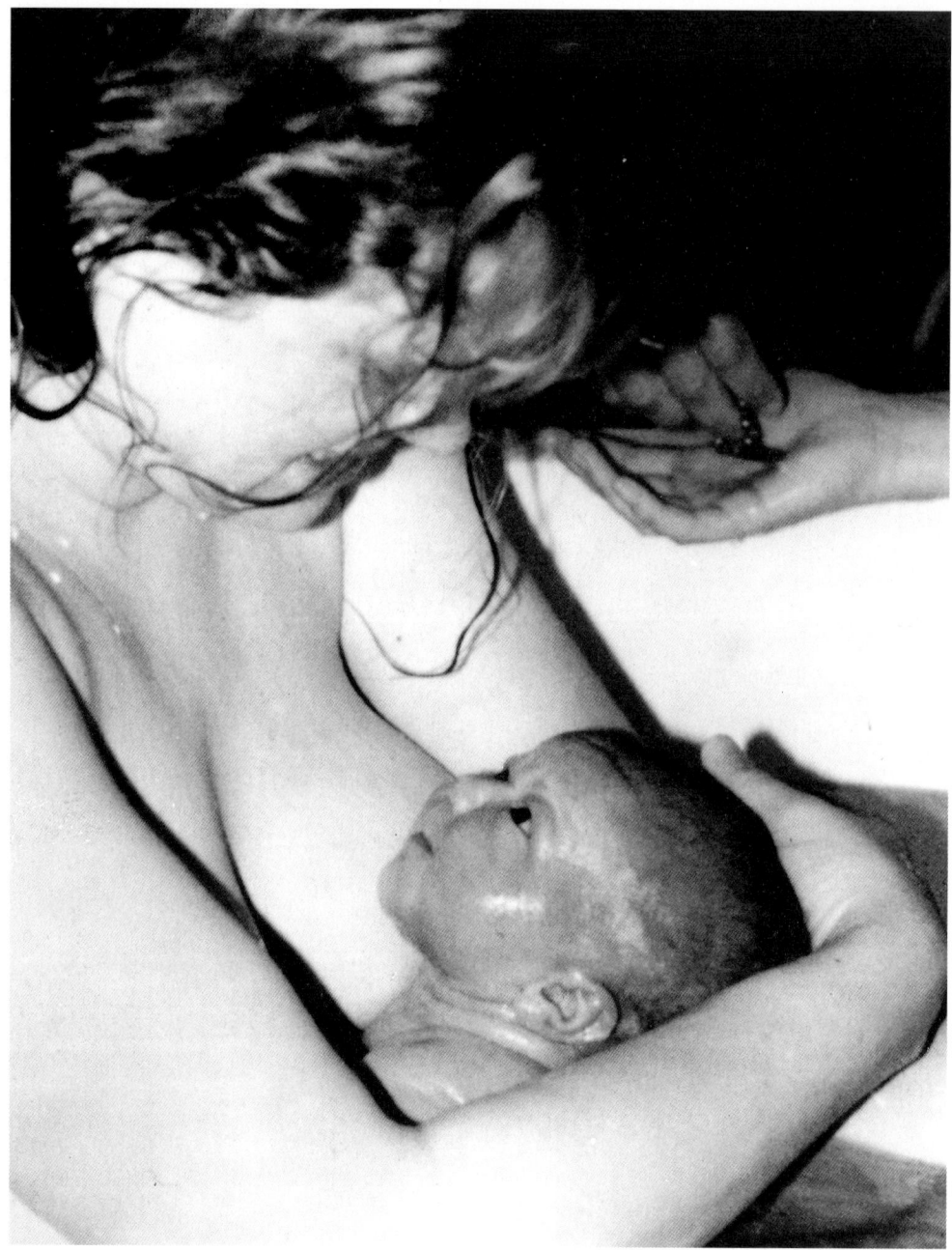

»Ich sagte: ›Hallo, Sam‹, und er schaute mich an. Er war so wach und hatte so strahlende Augen!
Ich spürte, wie er sanft und gleichmäßig atmete. Ich sagte immer wieder: ›Du bist so hübsch.
Du hast so runde Wangen.‹ Er schaute sich nach den anderen um.
Dann, als ich mit ihm redete, drehte er sich zu mir und lächelte.
Ich hielt ihn ganz nahe an meiner Brust, doch er hatte noch kein Interesse daran.«

Tess hatte zuvor nie die Absicht geäußert, eine Wassergeburt machen zu wollen. Sie ging zur Schmerzlinderung ins Wasser und um besser ihre Mitte finden zu können, damit ihr Körper seine Geburtsarbeit ungestört verrichten konnte. Sie wartete ab, um dann, als es so weit war, zu spüren, wie das wäre, wenn das Kind wirklich im Wasser zur Welt käme. Beim Geburtsvorgang selbst war es dann das Allernatürlichste auf der Welt für sie, zur Geburt im Wasser zu bleiben, genau so natürlich, wie das Baby aus dem Wasser zu heben und in ihre Arme zu nehmen, sobald es geboren war. Sie ist sich ziemlich sicher, daß sie das nächste Kind wieder im Wasser zur Welt bringen würde.

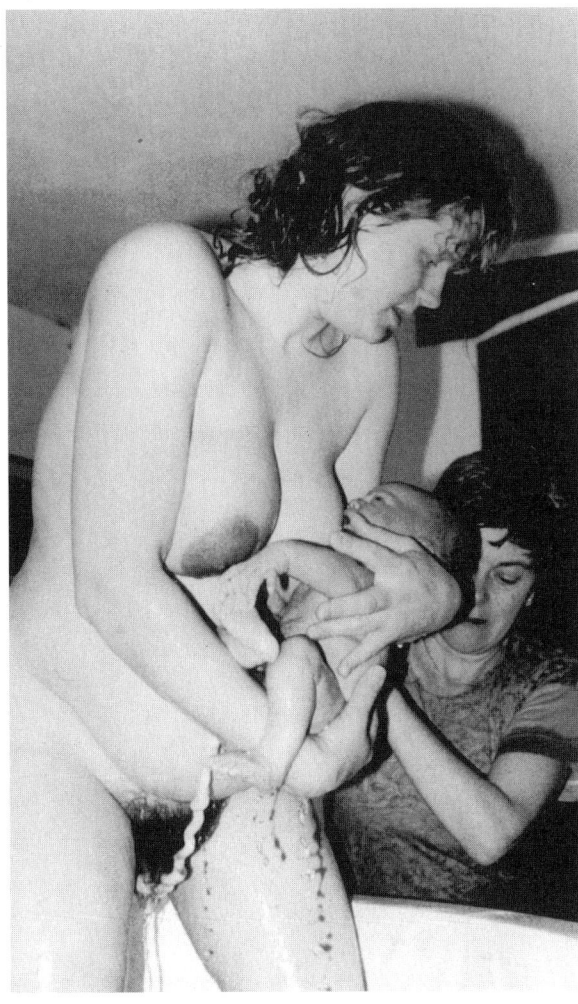

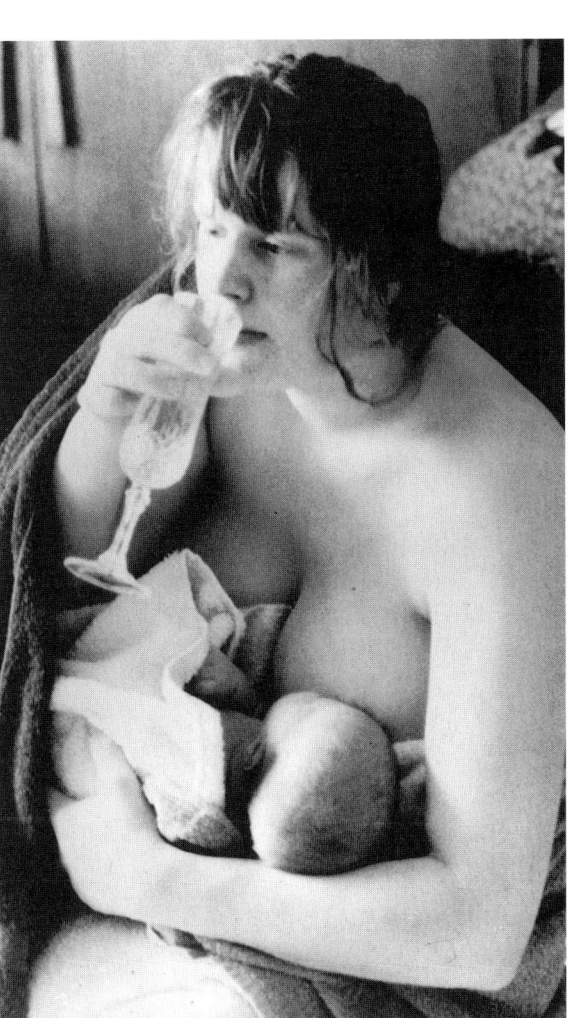

»Ich wußte, daß ich nicht zusammen mit der Plazenta im Becken sein wollte. Wir blieben jedoch noch im Wasser, bis Lesley meinte, daß die Nabelschnur auspulsiert habe. Sie war sich nicht sicher, wie ich es hinausschaffen würde, aber ich stieg einfach aus dem Becken. Das war leicht. Ich hatte mich noch nie so gut gefühlt.«

»Ich saß auf einem niedrigen Schemel, und wir wurden in weiche, warme Tücher eingewickelt. Dann wurde die Nabelschnur durchtrennt, und ich hielt Sam ganz nahe an meinen Körper. Wir staunten über ihn und das Wunder der Geburt. Wir waren alle in Hochstimmung, der Sekt schmeckte gut, aber ich glaube nicht, daß er viel zu diesem Zustand beigetragen hat.«

11

Babyflitterwochen

Die Zeit direkt nach der Geburt ist kostbar.
Niemals sollte diese Zeit lediglich zu einem Nachspiel der Geburt,
einer Pause zur Erholung
oder einer Art »Bindungszeit« herabgewürdigt werden,
in der Sie das Gefühl haben,
sich ganz schnell in Ihr Baby verlieben zu müssen,
weil Sie sonst keine gute Mutter sind.
Bei der Geburt haben wir selbst Gelegenheit,
von neuem geboren zu werden, die Welt mit neuer Klarheit zu sehen
und Leben in einer Intensität zu erfahren, die sonst in Vergessenheit gerät.
Ein Kind wird geboren, und einen Moment lang scheint es so,
als würden die am Himmel dahinziehenden Planeten in ihrer Bahn gestoppt, wenn
Vergangenheit, Gegenwart und Zukunft aufeinandertreffen.
Diese Ahnung eines Wunders, von Inkarnation und Transzendenz,
ist oft dort deutlich spürbar, wo ein Kind geboren wird.
Wenn eine Frau in ihrer gewohnten Umgebung ist,
wenn sich die Eltern in der Umgebung wohlfühlen,
wo sie diesem neuen Leben begegnen,
dann ist dieses Ereignis von einem besonderen Glanz umgeben.
An einem Ort, wo Sie selbst bestimmen können,
brauchen Sie keinen Normen entsprechen,
nicht auf gutes Benehmen bedacht sein oder sich Gedanken darüber machen,
was andere von Ihnen denken könnten.
Sie können sich statt dessen völlig auf das Baby konzentrieren.

Planen Sie Ihre Babyflitterwochen

»Babyflitterwochen« ist ein zeitgemäßer Ausdruck für die alte Bezeichnung »Wochenbett«: Der Begriff entspricht den Bedürfnissen einer Frau, die die größte persönliche Nähe und die intensivste Beziehung ausschließlich zu ihrem Partner erlebt und nicht von einer großen Familie umgeben ist. Das ist eine ganz besondere Zeit im Wachstum ihrer gemeinsamen Liebe, und für viele Paare hat diese Zeit eine größere Bedeutung als die Flitterwochen nach der Hochzeit, und sie kann sich auf lange Sicht auswirken. Es geht hier ganz einfach darum, daß das Paar für Bedingungen sorgt, unter denen es ganz ungestört mit seinem Baby sein und es kennenlernen kann, ohne von den üblichen Verpflichtungen und Besuchen gestört zu werden. Anfangs schaut Ihre Hebamme jeden Tag herein, um Sie und das Neugeborene zu untersuchen, doch alle anderen Leute können Sie zu einer festen Besuchszeit bestellen, so daß Ihre Intimsphäre nicht gestört wird. Freunde und Verwandte, die das Kind bewundern und anfassen möchten, können zu Ihnen ans Bett kommen, das obligatorische Kaffeetrinken und Anstoßen mit Sekt können an Ihrem Bett stattfinden. Die übrige Zeit hängen Sie ein Schild an die Tür, auf dem steht: »Bitte nicht stören. Mutter und Baby brauchen Ruhe.«

Haben Sie keine größeren Kinder und müssen deswegen nicht froh über jemanden sein, der diesen besonders viel Ausmerksamekeit schenkt, während Sie sich mit Ihrem Baby vertraut machen, dann würde das heißen, daß Sie beispielsweise den Besuch Ihrer Mutter verschieben, auf das Ende der Woche oder später, je nachdem, wie lange die Babyflitterwochen dauern sollen. Das erfordert außerdem eine gute Planung, damit Ihr Partner Urlaub nehmen kann und genügend Lebensmittel im Haus sind. Wenn Sie einen Gefrierschrank haben, können Sie schon lange vorher einkaufen und Gerichte vorkochen. Sorgen Sie auf jeden Fall für genügend Vorräte. Besorgen Sie vor der Geburt ausreichend Obstsaft und andere Getränke, denn das Stillen macht sehr durstig.

Ihr Partner ist Chefkoch, Hausmann und Butler, es sei denn, Sie ernähren sich ausschließlich von Speisen zum Mitnehmen und lassen das Geschirr zu Stapeln anwachsen. Wahrscheinlich wird sehr oft das Telefon klingeln. Überlegen Sie sich gemeinsam, wie Sie das handhaben wollen. Sie brauchen nicht nur Zeit zum Schmusen und Kuscheln, sondern auch zum Schlafen.

Das Wochenbett

In der Vergangenheit war es Tradition, daß Frauen sich nach der Geburt schonten. Das war das »Wochenbett«, eine Zeit der Abgeschiedenheit, in der sie sich auf das Neugeborene konzentrieren konnten und von anderen Frauen versorgt wurden. In Zeiten extremer Armut, in Kriegszeiten oder während Hungersnöten läßt sich das unmöglich gewährleisten, doch in vielen Kulturen gilt das immer noch als rituelles Ideal und hat eine starke Funktion für den Zusammenhalt der häuslichen

Kultur der Frauen.[1] Die ersten 40 Tage nach der Geburt sind eine Zeit, in der die Frau zumindest von einigen ihrer normalen Pflichten entbunden ist, man schenkt ihr besondere Aufmerksamkeit, sie erhält nahrhaftes Essen und wird von anderen im Haushalt lebenden Frauen liebevoll umsorgt, während sie den Übergang zum Muttersein vollzieht. Viele dieser Helferinnen bleiben noch mehrere Tage oder Wochen nach der Geburt bei der Frau.

In der ersten Zeit dieser Phase lebt die Mutter in einem geschützten Raum, manchmal in einem abgedunkelten Zimmer, und der Zugang für Außenstehende ist streng geregelt. Sie befindet sich in einem gesellschaftlichen und spirituellen Grenzzustand, und sie und das Baby gelten als besonders verletzlich und empfindsam.

In der traditionellen jüdischen Kultur wurde die Mutter in den ersten 30 Tagen nach der Geburt ausschließlich von Frauen versorgt. Es wurde neben ihr ein offenes Feuer unterhalten, das selbst am Sabbath geschürt wurde (solche Arbeiten waren normalerweise verboten), und ihr wurden jederzeit gezuckerter Tee und nahrhafte Gerichte serviert.

Meistens dauert diese Zeit der intensiven, liebevollen Fürsorge nicht so lange. Auf den Fidschi-Inseln zum Beispiel wird die junge Mutter bis zum zehnten Tag von beiden Großmüttern und außerdem von zwei jungen Frauen aus ihrer Sippe und zwei aus der Sippe ihres Mannes versorgt. In allen traditionellen Kulturen hilft eine fürsorgliche Frau bei der Pflege des Neugeborenen, sie übernimmt Arbeiten im Haushalt wie Putzen und Waschen und massiert vielleicht auch Mutter und Baby. Es ist ihr besonderer Stolz, die Mutter mit sehr nahrhaften Gerichten zu versorgen. In Teilen Indiens beispielsweise wird ein kräftigend wirkendes Getränk aus süßer Kokosmilch und Dillsamen bereitet.

In modernen Industriegesellschaften wird von den Frauen häufig erwartet, daß sie innerhalb weniger Wochen und manchmal auch nur weniger Tage wieder Haushaltspflichten übernehmen, ihren Mann und die anderen Kinder versorgen und ihre frühere Figur vorweisen können. Sie sollen den »Normalzustand« herstellen, so, als ob nichts geschehen wäre. Dies alles hat, als Beweis für Lebensfreude, unverzüglich zu geschehen. Doch wenn eine junge Mutter ihr Kind nährt und versorgt, muß auch sie selbst gut umsorgt werden. Die meisten Frauen brauchen Raum für sich und genügend Zeit sowie die Zuneigung der ihnen nahestehenden Menschen, um sich auf das Muttersein einzustellen. Dabei sollte der Schwerpunkt nicht auf Erholung und auch nicht auf Wiederherstellung eines früheren Zustands gerichtet sein, sondern auf Umstellung und Neufindung.

Wenn Sie Ihr Kind zu Hause zur Welt bringen oder gleich nach der Geburt wieder heimgehen (das ist meistens nach einer Geburt in einem Geburtshaus der Fall), dann empfehle ich Ihnen sehr, sich ein »Nachgeburtsnest« in einem »Familienbett« einzurichten. Das Zentrum des Haushalts ist dann das Bett mit dem neugeborenen Familienmitglied darin. Für eine gewisse Zeit wird so aus Ihrem Bett quasi ein heiliges Refugium.

»Vor allem deshalb ist eine Hausgeburt so wunderbar. Man kann jederzeit schlafen, wenn man will, das Licht anmachen und das Baby anschauen, wenn einem danach zumute ist, und nach Belieben essen und trinken. Der Mann und die Kinder sind da, und jeder kann unbefangen das Neugeborene willkommen heißen und sich auf seine Art mit ihm vertraut machen.«

Ihr Baby willkommen heißen

Sieht eine Frau zum erstenmal ihr Baby, verabschiedet sie sich von dem Kind in ihrer Phantasie und heißt das reale Baby in ihren Armen willkommen. Dies kann ein schwieriger Schritt sein für eine Frau, die klare Vorstellungen vom Geschlecht und Aussehen des Kindes hatte, oder davon ausging, daß es gesund ist – und dann stellt sich alles ganz anders dar. Sie muß sich nun mit dieser Realität abfinden und vielleicht braucht sie einen Ort des Rückzugs, wo sie ein Spektrum zwiespältiger Emotionen geschützt durchleben kann. Schwierig ist das in einer Klinik, wo ständiges Kommen und Gehen herrscht und sie sich dem Reglement einer großen Institution fügen muß. Dort ist sie von all jenen getrennt, die ihr nahestehen – eine Situation, der eine junge Mutter oft ausgesetzt ist, solange sie »Patientin« bleibt.

Viele Frauen, die ihr Kind in der Klinik zur Welt bringen, haben erst verspätet die Gelegenheit, ungestört eine Bindung zu ihrem Kind herzustellen. Oft sind die Umstände dafür sehr ungünstig, oder es kommt gar nicht dazu, ehe sie nicht daheim sind, und manchmal nicht einmal dort. Junge Mütter berichten über ihre Enttäuschung, Entmutigung und Niedergeschlagenheit angesichts eines fremden, bedrohlichen Systems, auf das sie keinerlei Einfluß nehmen können, weder zu ihrem Vorteil noch zum Vorteil des Babys. Sie berichten etwa: »Es konnte sein, daß die Schwestern ohne Erklärung mein Kind holten und überrascht reagierten, wenn sie gefragt wurden, was sie denn vorhätten« oder »Ich kam mir vor wie ein Rädchen in einer Maschine, nicht wie ein Mensch« und »Die Mütter schienen für die Schwestern da zu sein und nicht umgekehrt«.

Es kann sein, daß die Klinik von der Überlegung ausgeht, daß die Mutter vor allem Ruhe braucht, und dafür sorgen möchte, daß jede Frau nachts ungestört durchschlafen kann und während des Tages ohne das Baby Ruhe findet. In einigen Kliniken werden Kinder, die nachts zur Welt kommen, auf die Säuglingsintensivstation gebracht, auch wenn sie völlig gesund sind, weil das das Einfachste ist und die anderen Mütter auf diese Weise nicht gestört werden.

Das wachsende Bewußtsein für die Bedeutung der Eltern-Kind-Bindung und die Ansicht, daß das Nichtzustandekommen einer solchen Bindung die Ursache für Kindesmißhandlung ist, haben in manchen Kliniken dazu geführt, daß Krankenschwestern nach potentiellen Kindesmißhandlerinnen Ausschau halten. Es kommt vor, daß Mütter deutlich spüren, wie sie skeptisch daraufhin beobachtet werden, ob sie angemessen auf ihr Neugeborenes reagieren. Eine Frau, deren Baby eine Gesichtslähmung hatte, meinte: »Sie dachten, daß ich in Gefahr war, mein Kind abzulehnen.« Sie hatte das Gefühl, daß sie ihr das Baby förmlich aufdrängten. Jedesmal, wenn sie in die Intensivstation kam, dachte sie, Theater spielen zu müssen, und vermied Besuche dort immer häufiger. Der Eifer des Personals, die Bindung zwischen Mutter und Kind zu fördern, machte es dieser Frau im Grunde schwerer, ihr Neugeborenes anzunehmen.

Nur in einer warmherzigen, liebevollen, intimen Atmosphäre kann sich eine Frau sicher fühlen, wenn sie ihren Gefühlen freien Lauf läßt. Das Muttersein entwickelt sich aus echten Gefühlen heraus und hat nichts mit den Bildern in den Glanzpapierzeitschriften von strahlenden Müttern in duftigen Negligés zu tun, die stolz ihr Neugeborenes im Arm halten. Wenn eine Frau Mutter wird, kann es passieren, daß sie sich auf einer Achterbahn heftiger, leidenschaftlicher und oft sehr widersprüchlicher Gefühle befindet. Ihre Identität als Mutter dieses ganz besonderen Kindes entwickelt sich nicht nur aus der Freude an ihrem Baby heraus, sondern auch aus den Ängsten, dem Schmerz und anderen negativen Gefühlen, die ganz natürlich mit der »primären mütterlichen Inanspruchnahme« verbunden sind – eine normale Begleiterscheinung, wenn sie ihr Baby liebgewinnt.[2]

Ein Baby in Ihrem Körper zu tragen, Pläne zu machen, sich zwischen Wahlmöglichkeiten zu entscheiden, zu gebären und Ihr Kind im Arm zu halten, das alles sind Erfahrungen, die mit einer tiefen emotionalen Bindung, der Übernahme einer großen Verantwortung und einer inneren Reifung verbunden sein können. Dies ist kein medizinisches Ereignis, sondern eine wichtige Übergangsphase im Leben.

Wenn Sie Ihr Kind in Ihrem eigenen Einflußbereich willkommen heißen, dann sind Ihre Helfer Ihre Gäste und keine Verteidiger des sterilen medizinischen Arbeitsfeldes. Das gesamte Gebiet der Gynäkologie zielt darauf ab, Frauen zu beherrschen, sie passiv zu machen, auszusondern, Behandlungen auszusetzen und ihre Fortpflanzungsfähigkeit zu ihrem eigenen besten zu regeln. In Ihrem eigenen Einflußbereich jedoch gibt es keine Regeln, die zu befolgen sind, keine Normen, denen man entsprechen muß. Sie können ganz Sie selbst sein.

Mit Ihrem Baby zusammen im Bett zu liegen, gibt Ihnen und Ihrem Partner ausgiebig Zeit, sich mit der erstaunlichen Realität und dem Wunder dieses kleinen Wesens vertraut zu machen. Sie durchleben noch einmal die Geburtserfahrung, lernen, wie sie auf die Signale des Kindes reagieren, und können auf Ihre Weise und nach Ihrem Zeitgefühl mit dem Stillen beginnen. Ihre größeren Kinder werden es genießen, sich hin und wieder an Sie kuscheln zu können und zudem aber auch eine liebevolle Betreuungsperson für sich zu haben, die sich um ihre Bedürfnisse kümmert und es Ihnen ermöglicht, in dieser besonderen Zeit ganz für Ihr Baby da zu sein.

Sie fühlen das Neugeborene rund und fest in Ihren Armen, streicheln seinen Kopf und blicken in strahlende Augen. Wenn das Stillen klappt, ist das sehr beglückend. Zum großen Teil trägt dazu die *Überzeugung* bei, daß Sie die Bedürfnisse Ihres Babys befriedigen können, Ihr Körper seine Funktion erfüllt und Sie Leben geben und nähren können. Zum Teil ist es aber auch der sinnliche *Körperkontakt* und die angenehme Berührung, das Fließen der Milch sowie die nonverbale *Kommunikation* mit diesem winzigen Menschen in Ihren Armen, wenn Sie sich mit einem kleinen staunenden Wesen vertraut machen, für das die ganze Welt neu ist, das aus seinem elementaren Sein zu Ihnen gekommen ist und sich Ihnen vertrauensvoll zuwendet.

»Ich spürte, wie sich mein ganzer Körper und mein Bewußtsein ausweiteten und von Freude erfüllt wurden. In diesem Moment hatte ich das Gefühl, daß ich Mittlerin eines Wunders war, durch das sich nicht die Wahrheit, sondern das Leben offenbart hatte, und gleichzeitig das Gefühl von unglaublicher Demut und Dankbarkeit.«

Sie und Ihr Partner lernen die Rhythmen Ihres Babys kennen, die Schlaf- und Wachphasen, die Zeiten, wenn es aufmerksam ist oder unruhig oder schläfrig, und die Höhepunkte seines Lebens, wenn es hungrig aufwacht und die Annehmlichkeiten der Brust seiner Mutter entdeckt und eifrig saugt, bis es einschläft, erschöpft und völlig zufrieden. Sie genießen es, mit Ihrem Kind zu »reden«, sobald es wach und aufmerksam ist. Ein Baby ist nicht nur der nehmende Teil. Es kann sich mit Ihnen verständigen, indem es Sie lange aufmerksam anschaut oder ganz unruhig ist oder auch durch den entrückten Gesichtsausdruck, kurz bevor es einschläft. Um das zu verstehen, benötigen Eltern keine Anweisungen zum Entschlüsseln. Sie brauchen vielmehr unbegrenzte gemeinsame Zeit mit ihrem Kind in einer Umgebung, in der sie sich ganz spontan verhalten können und nicht aufgrund fremder Erwartungen und Theorien befangen sind. In Kliniken gelingt es nur sehr schwer, für solche Bedingungen zu sorgen; anders ist es zu Hause.

Ein emotionaler Wandel

Auch emotional passiert sehr viel. Der Übergang von der Frau zur Mutter vollzieht sich wie durch eine Gnade, wie durch Verzauberung, er ist jedoch auch mit vielen Schmerzen verbunden. Wenn Sie ein Kind gebären, verändert sich Ihre Sicht der Welt. Sie sehen die Menschen und die Kinder anderer Leute mit neuen Augen. Sie werden empfindsamer, Leiden rührt Sie mehr an, sie nehmen Bedürftigkeit aufmerksamer wahr. Es kann sein, daß Sie schneller zum Weinen zu bringen sind, die Nachrichtensendungen Sie sehr beunruhigen und Sie sich nicht nur mit Ihrem Baby, sondern mit der ganzen Menschheit, allem Lebendigen auf ganz neue Weise verbunden fühlen. Ihr gesamtes Zeitempfinden verändert sich und kreist um die Bedürfnisse Ihres Kindes. Oft haben Sie das Gefühl, daß die Zeit sich endlos hinzieht. Wie es auch sein mag, wie zuvor wird es nicht mehr; das Leben hat neue Dimensionen.

Der Übergang von der Frau zur Mutter spielt sich oft losgelöst vom Übergang des Mannes zum Vater ab und hat folglich eine ganz andere Qualität. Viele Paare stellen nach der Geburt ihres Kindes fest, daß sie unterschiedliche Sprachen sprechen und ganz verschiedene Sorgen haben. Die Mutter ist ganz auf das Baby konzentriert; der Vater geht völlig in seinem Beruf auf. Oft passiert das auch, wenn die Frau bisher mitten im Berufsleben stand. Einem Mann kann ein Neugeborenes wie ein Besitz vorkommen, für eine Frau jedoch bedeutet das Kind ein Stück von ihr selbst. Ihre Identität verändert sich also grundlegend, die des Mannes nicht. Sie beide brauchen in Ihrem Leben Raum, um diesen Übergang zum Elternsein zu vollziehen und sich gemeinsam auf das Zutagetreten elementarer Gefühle einzustellen, auf ein neues Zeitgefühl und auf Ihren neuen Lebensmittelpunkt.

Ihre größeren Kinder

Sind bereits Kinder im Haus, dann kommt diese Zeitoase auch ihnen zugute. Auch ihr größeres Kind muß einen Wandlungsprozeß vollziehen, vom ganz besonderen, einzigen Kind zur älteren Schwester oder zum älteren Bruder, vom Baby zum Kind. Dieser Wachstumsprozeß läßt sich nicht forcieren. Auch Ihr älteres Kind braucht Zeit und einen Zufluchtsort. Ist Ihr Bett groß genug, so kann es sich zu Ihnen und dem Baby kuscheln und sich Ihrer Liebe vergewissern, um so den Neuankömmling auf seine Weise kennenzulernen. Halten Sie besonderes Spielzeug und Bilderbücher bereit, außerdem die Lieblingsleckereien Ihres Kindes. Lange wird es wahrscheinlich nicht bei Ihnen bleiben wollen, sondern dann lieber wieder spielen gehen, auf Abenteuer aus sein. Ihr Partner wird alle Hände voll zu tun haben, wenn er sowohl Ihre Bedürfnisse als auch die Ihres größeren Kindes befriedigen will. Unter solchen Umständen haben Babyflitterwochen einen ganz anderen Reiz!

»Es war gut, daß meine Mami das Baby in den Ferien bekommen hat, denn das war alles so aufregend, daß ich erst morgens um drei einschlafen konnte. Eine ganze Woche lang haben wir in Mamis Zimmer zu Abend gegessen. Es gab Sekt. Wie ein Picknick zur Feier.«
Eine große Schwester

Der Stillbeginn

Frauen können trotz großer Hindernisse stillen. Ich war in Kliniken in der ehemaligen Sowjetunion, wo Mütter ihre Babys erst vier Stunden nach der Geburt oder später bekamen; bis dahin hatten die Schwestern die Neugeborenen schon fest eingewickelt. Die Frauen mußten sich mit Jod einpinseln, ehe sie ihr Kind anfassen durften. Trotzdem stillten sie mit Erfolg, weil sie wußten, daß sie es konnten, und die Alternative, die künstliche Säuglingsernährung, nicht leicht zu verwirklichen war.

Stillen in der Klinik
Die normale Klinikatmosphäre bietet denkbar ungünstige Bedingungen für den Stillbeginn. Trotz der Lippenbekenntnisse für das Stillen können zum Beispiel in Großbritannien in 30 Prozent der Entbindungsstationen an großen Kliniken Frauen ihr Kind bei der Geburt nicht gleich anlegen. In 40 Prozent der Kliniken ist Rooming-in nicht durchgehend gewährleistet, und in 16 Prozent der Kliniken können die Babys nur tagsüber mit ihren Müttern zusammensein.[3]
Neugeborene werden den Müttern weggenommen, »damit Sie sich ausruhen können«, »damit Ihr Baby nicht überreizt wird«, »damit die anderen Mütter nicht gestört werden«, »damit wir das Kind beobachten können«, »weil es die Regel ist, daß das Baby die ersten beiden Nächte im Kinderzimmer sein muß, und Sie haben noch gar keine Milch, deshalb hat es gar keinen Zweck, daß es bei Ihnen bleibt«, oder »weil das Baby leichte Gelbsucht hat und deswegen Phototherapie braucht«.

In Kliniken herrscht ein hoher Geräuschpegel, und in manchen werden den Müttern routinemäßig nachts Sedativa verabreicht, auch den stillenden Frauen. Eine Frau meinte: »Ohne Schlaftablette auszukommen gilt als pervers.« Schreiende Neugeborene werden häufig ins Kinderzimmer verlegt und bekommen möglicherweise von den Schwestern künstliche Babynahrung, damit es auf der Station ruhiger wird und vielleicht auch, weil sie die Möglichkeit gerne nutzen, den Babys die Flasche zu geben und sie zu umsorgen.

Nur in 30 Prozent der Kliniken bekommen gestillte Kinder keine zusätzliche Flüssigkeit. In 25 Prozent bekommen die Babys Wasser, wenn man meint, daß sie das brauchen, in 7 Prozent wird es routinemäßig gegeben, und in 38 Prozent erhalten Neugeborene Glukoselösung und/oder künstliche Säuglingsnahrung.[4]

Oft sind Mütter die Zielscheibe zahlreicher widersprüchlicher Ratschläge von den verschiedenen Klinikangehörigen. Sie haben häufig das Gefühl, demonstrieren zu müssen, daß sie den Rat desjenigen befolgen, der ihnen gerade zusieht, und dann geraten sie ganz durcheinander und verlieren den Mut. Nicht selten stellten Frauen fest, daß sie zwar gewöhnlich kompetent und selbstbewußt sind, jedoch in der Klinik besonders empfindlich reagierten, und sie waren überrascht darüber, wie schnell sie sich von oben herab behandelt und beleidigt fühlten.

Allgemein wird in vielen Kliniken das Stillen nach Bedarf befürwortet, doch bestehen unterschiedliche Auffassungen darüber, was das wirklich heißt. Viele Schwestern meinen, dies bedeute, das Baby zu stillen, wenn es schreit, *jedoch* nicht häufiger als alle zwei Stunden oder nicht öfter als alle fünf Stunden. In manchen Kliniken werden Frauen dabei unterstützt, sich von ihrem Kind leiten zu lassen; sie müssen jedoch in eine Tabelle eintragen, wann sie gestillt haben. Sie finden es dann oft schwierig, beim Stillen entspannt und spontan zu bleiben. Dazu meinte eine Frau: »Das hat mich sehr gehemmt, über jeden Tropfen Kolostrum Rechenschaft ablegen zu müssen.« Die Folge ist, daß sie »mogeln« und dadurch der Eindruck entsteht, das Baby trinke weniger oft, als das tatsächlich der Fall ist.[5]

»Ally war sehr müde nach der Geburt. Aber da sie zu Hause war, konnte sie sich ausruhen. Wäre sie gezwungen gewesen, sich einer Klinikroutine anzupassen, ich glaube, das hätte sie vollkommen erschöpft.«
Ein Vater

Bestimmungen, die dazu dienen, daß das Personal – einschließlich der Ärzte, der Putzschwestern und des Küchenpersonals – zufrieden ist, oder das verfolgte Ziel, Besuchern eine ordentliche, gut geleitete Station vorweisen zu können, führen dazu, daß die Stillzeiten auf wenige Stunden beschränkt sind. Es kann also sein, daß Müttern vorgegeben wird, während der Essenszeiten nicht zu stillen, oder wenn das Zimmer gereinigt wird, oder während der Ruhezeiten, während der Rückbildungsgymnastik, während der Arztvisite, während der Bade- oder Besuchszeit. Eine Frau meinte: »Die Klinik schien die Stillzeiten der Babys als ein notwendiges Übel zu betrachten, das den Klinikablauf durcheinanderbringt.« Die Folge davon ist, daß die Neugeborenen sehr viel schreien. Eine Mutter aus Asien wunderte sich in einer Londoner Klinik über das merkwürdige Verhalten der Europäer ihren Babys gegenüber und fragte: »Warum bestrafen die Engländer ihre Kinder?«

Die häufigsten Gründe dafür, warum das Stillen aufgegeben wird, sind »zu wenig

Milch«, daß das Baby »die Brust abgelehnt hat« oder »nicht richtig saugen konnte« oder »wunde Brustwarzen«.[6]

Manche Schwestern befürworten das Stillen, wenn es gut funktioniert, erwarten jedoch, daß die Mütter zur Flaschenernährung übergehen, sobald es Probleme gibt, und daß sie das ganz gelassen hinnehmen. Oft widmen sie den Frauen unermüdlich Zeit und sitzen bei ihnen, um ihnen beim Stillen zu helfen. Doch manche kennen die Kniffs dabei nicht und wissen nicht, wie sie das Baby dazu bringen, die Brustwarze mit dem Mund zu erfassen. Auch befürchten sie, daß eine zu deutliche Betonung des Stillens den Frauen, denen zur Flaschenernährung geraten wird, das Gefühl gibt, versagt zu haben. Sie scheinen deshalb zu hoffen, daß eine eher distanzierte Haltung dazu eingenommen wird. Eine Frau, die den Rat ablehnte, ihrem Kind künstliche Säuglingsnahrung zugeben, schrieb: »Die Schwester meinte, bei mir hätte sie mit Schwierigkeiten gerechnet, weil ich ›eine der Mütter sei, die um jeden Preis stillen will‹.«

Es ist kein Wunder, daß in Großbritannien 19 Prozent der Erstgebärenden und 15 Prozent aller Mütter das Stillen aufgeben, noch bevor sie aus der Klinik entlassen werden, und daß am Ende der sechsten Woche nach der Geburt nur noch 38 Prozent stillen und nach vier Monaten nur noch 26 Prozent.[7] Beinahe die Hälfte aller gestillten Babys bekommen innerhalb der ersten Lebenswoche künstliche Säuglingsnahrung zugefüttert. Am Ende der zweiten Woche werden 28 Prozent der Kinder, bei denen zugefüttert wurde, mit künstlicher Säuglingsnahrung ernährt gegenüber 8 Prozent jener Babys, bei denen nicht zugefüttert wurde.

Ihr eigener Platz zum Stillen

Die Freude beim Stillen in Ihrer vertrauten Umgebung besteht auch darin, daß Sie niemandem vorführen oder beweisen müssen, daß Ihnen das gelingt. Statt dessen ist es eine heimliche, lustvolle Verschwörung zwischen Ihnen und Ihrem Baby. Das Stillen ist ein natürlicher Bestandteil Ihrer sich entwickelnden Beziehung, die für Sie beide aufregend und befriedigend ist – ein sensitives und taktiles Abenteuer der allmählichen Persönlichkeitsentfaltung diese neugeborenen kleinen Menschenwesens und dieser frischgebackenen Mutter. Stillen ist ein Verständigungsmittel, ein Ausdruck der Liebe. Deshalb geht es dabei niemals nur um Techniken.

Es kann sein, daß sich Schmerz auf merkwürdige Weise mit Zärtlichkeit und Verlangen vermischt. Durch das Saugen des Babys wird Ihre Gebärmutter zu Kontraktionen angeregt, so daß sie sich fast wieder zu ihrer ursprünglichen Form und Größe zurückbilden kann. Ihre Brüste werden größer, ganz schwer und prall. Wenn das Kind ansaugt, erleben Sie den Drang des Milchspendereflexes, Ihre Brüste sind stärker durchblutet und werden ganz warm.

Sofern Sie sich dabei in Ihrer eigenen Intimsphäre befinden, an einem Ort, den Sie gestaltet haben, werden Sie feststellen, daß es beim Stillen nicht nur darum geht, wie eine Frau mit ihren Brüsten hantiert, sondern vielmehr um Ihre positive Identität als Frau und als Mutter. Beim Stillen ist Ihr ganzer Körper von intensiver Energie durchströmt.

»Ich bekam Hillary fast direkt nach der Geburt, weil sie mit der Plazenta beschäftigt waren. Sie nahm sofort die Brustwarze. Sie war so wunderschön. Als alle gegangen waren und sie in ihrem Bettchen lag, konnte sie sich nicht beruhigen, also nahm ich sie heraus und stillte sie den Rest der Nacht. Weder ich noch Duncan hatten jemals ein solch vollkommenes Glücksgefühl erlebt.«

Das Nest für die Nacht

Auch wenn die Flitterwochen vorbei sind, können Sie diese Nähe beibehalten, indem Sie sich ein »Nest« für die Nacht bauen. Damit meine ich, daß Ihr Baby bei Ihnen im Bett schläft anstatt in einem Stubenwagen oder einer Wiege. In früheren Zeiten haben Mütter immer zusammen mit ihrem Neugeborenen geschlafen, und in vielen Kulturen ist das auch heute noch so, selbst im hochentwickelten Industriestaat Japan. Im Gegensatz dazu wird in der westlichen Welt die Entwicklung der Selbständigkeit bei Kindern sehr betont, ihre Unabhängigkeit und ihre Leistung, die mit der Forderung einhergeht, daß das Baby sein eigenes Bettchen hat, in seinem eigenen Zimmer schläft und den Tageslauf der Erwachsenen nicht stört.

»Stillen nach Bedarf war ganz einfach, denn ich hatte das Baby bei mir im Bett.«

Gemeinsam ein Bett zu teilen, wirkt beruhigend auf Ihr Kind, durch Ihre körperliche Nähe, das Geräusch Ihrer Atmung und Ihres Herzschlags und durch Ihre Körperwärme. Wenn Sie Ihr Baby neben sich haben und es anfassen und anschauen können, wann immer Sie das möchten, sind auch Sie beruhigt. Auch wenn Sie tagsüber sehr beschäftigt und unter Zeitdruck sind, sorgt dieses Nestkuscheln für eine ungestörte Zeit mit Ihrem Kind. Sie können es stillen, ohne richtig wach zu werden, und wieder einschlafen, während Ihr Baby noch an Ihrer Brust saugt. Gefährlich ist das nicht. Gesunde Neugeborene drehen den Kopf, sobald ihre Nase nicht mehr frei ist. Es besteht auch keine Gefahr, daß Sie sich auf Ihr Kind legen, allerdings ist es nicht ratsam, das Kind im Bett zu haben, wenn Sie oder Ihr Partner viel Alkohol getrunken oder Mittel zu sich genommen haben, die das Bewußtsein einschränken. Sehr viel bequemer wird Ihr Beisammensein in einem wirklich breiten Bett mit einer festen Matratze. Es hat aber auch Vorteile, das Baby daran zu gewöhnen, manchmal alleine zu schlafen, so daß Sie später nicht jedesmal mit ihm zu Bett gehen müssen, wenn es einschlafen soll.

Falls Sie schon bald nach der Geburt wieder in Ihren Beruf zurückkehren, wird durch nächtliches Nestkuscheln und Stillen nach Bedarf die Milchbildung angeregt, das heißt, Sie können weiterhin stillen, auch wenn Ihr Kind tagsüber die meiste Zeit von anderen betreut wird. Es kann sein, daß Sie soviel Milch haben, daß Sie während des Arbeitstages Milch abpumpen müssen, um einem Milchstau vorzubeugen. Das ist ganz einfach mit einer kleinen elektrischen Pumpe zu bewerkstelligen oder auch mit den Fingern, wenn Sie den Trick einmal raushaben. Sie können die Milch im Kühlschrank aufbewahren, so daß Ihr Baby diese dann aus der Flasche gefüttert bekommt, wenn Sie in der Arbeit sind.[8]

Überall auf der Welt und in den unterschiedlichsten Kulturen stillen Frauen ihr Kind neben ihrer Arbeit im Haus oder auch außer Haus, wenn sie zum Beispiel auf dem Feld arbeiten, Steine für den Straßenbau brechen, die Wäsche im Fluß waschen oder Beeren oder andere Nahrung suchen. Diese Frauen legen sich zum Stillen nicht ins Bett oder ziehen sich ins Kinderzimmer zurück. Es gehört zu ihrem geschäftigen Leben, daß die Bedürfnisse des Babys gestillt werden und es die Brust bekommt, egal, wo die Mutter sich gerade befindet. Nachts schlafen Mutter und Kind beisammen, und das Baby kann dann in den nächtlichen Stunden der Dunkelheit immer wieder an der Brust trinken. Dieser Stillablauf hat sich sehr bewährt, so daß Frauen in der industrialisierten Welt diesen Stillrhythmus für sich jetzt wieder neu entdecken.

Gefühle nach der Geburt

Niemand weiß, wie viele Frauen nach der Geburt unter Depressionen leiden. In westlichen Ländern bekommt jede zehnte Medikamente gegen Depressionen.[9] Fast die Hälfte der behandelten Frauen ist nach einem Jahr immer noch depressiv. Doch das ist lediglich die Spitze des Eisbergs. Sehr viele Mütter bemerken gar nicht, daß Sie Depressionen haben, und häufig haben depressive Frauen keine Hilfe im Umgang damit. Junge Mütter holen sich oft Rat wegen Stillproblemen, doch im Grunde suchen Sie Hilfe wegen ihrer eigenen nach innen gerichteten Wut, Hilflosigkeit und Minderwertigkeitsgefühle. In Statistiken über klinische Depressionen tauchen diese verzweifelten Frauen nicht auf.

Postpartum-Depressionen werden oft als eine Art geistige Umnebelung betrachtet, die ihren Ursprung im Hormonspiegel und in den Fortpflanzungsorganen hat. Nach dieser Ansicht kann man nichts tun, um das zu verhindern. Wird dennoch etwas unternommen, werden Frauen wie Kranke behandelt, bekommen vielleicht bewußtseinsverändernde Medikamente verschrieben, und man sagt ihnen, daß die Heilung letztendlich aus Ihnen selbst heraus erfolgen muß. Doch eine Depression hat spezifische soziale Ursachen, und viele Faktoren im Leben einer Frau können dazu beitragen.

Depressionen nach der Geburt haben nicht so sehr mit den Hormonschwankungen zu tun, auf die sie oft zurückgeführt werden, sondern vielmehr mit den Belastungen, denen eine Frau ausgesetzt ist, um den Erwartungen an eine glückliche junge Mutter zu entsprechen, mit den sozialen und wirtschaftlichen Belastungen von Frauen, die in Armut leben,[10] und sehr oft mit der Erfahrung, durch eine Geburt in der Klinik völlig entmündigt worden zu sein. Meine eigenen Untersuchungen ergeben, daß die institutionelle Gewalt, die für die Behandlung in vielen Kliniken typisch ist, zur Entpersönlichung und dem Gefühl der Unfähigkeit führen. Die Folge ist, daß viele junge Mütter sich selbst überlassen sind im Umgang mit Gefühlen, die denen sehr ähnlich sind, die eine Frau nach einer Vergewaltigung erlebt, und die oft Wochen, Monate und sogar Jahre andauern.

Unter Psychologen und Soziologen wird darüber diskutiert, ob zwischen geburtshilflichen Eingriffen und Depressionen ein Zusammenhang besteht. Einige Untersuchungsergebnisse weisen darauf hin, daß mit der Häufigkeit geburtshilflicher Eingriffe die Häufigkeit von Depressionen bei Frauen nach der Geburt zunimmt.[11] Mit Sicherheit ist nach einem Kaiserschnitt eine größere Wahrscheinlichkeit von Depression gegeben.[12]

Bei Frauen, die das Gefühl haben, keinerlei Einfluß auf das gehabt zu haben, was bei der Geburt mit ihnen geschah, besteht ein größeres Risiko, daß sie in den ersten Wochen nach der Geburt unglücklich sind, im Gegensatz zu Frauen, die das Gefühl haben, daß sie die Kontrolle hatten.[13] Es geht nicht so sehr darum, ob Eingriffe vorgenommen wurden, sondern ob die Frau Einfluß darauf hatte.[14] Aus diesem Grund leiden Frauen nach einem geplanten Kaiserschnitt wahrscheinlich seltener unter Postpartum-Depressionen als Frauen nach einem Notkaiserschnitt, bei dem die Entscheidung – und zwar häufig über ihren Kopf hinweg – fiel, nachdem die Geburtswehen begonnen hatten und während sie hilflos auf dem Rücken lagen.[15]

Frauen, die nach ihrem ersten Kind unter Depressionen gelitten haben, beschließen oft, das nächste Kind zu Hause zur Welt zu bringen, weil sie überzeugt davon sind, daß die Bedingungen in der Klinik zum großen Teil für ihre späteren emotionalen Leiden verantwortlich waren. Es gibt immer mehr Beweise dafür, daß ihre Überzeugung zutrifft und daß das Wohlbefinden einer Frau zunimmt, wenn sie ihr Kind in einer Umgebung zur Welt bringt, auf die sie Einfluß nehmen kann. Wenn Sie Ihr Kind an einem Ort gebären, den Sie selbst gestaltet haben – und der Ihrem Einfluß unterliegt –, dann erleben Sie wahrscheinlich eher eine Postpartum-Euphorie als eine Postpartum-Depression.

Ich behaupte nicht, daß Sie niemals unglücklich sein werden, wenn Sie Ihr Kind zu Hause zur Welt bringen, daß Sie niemals niedergeschlagen sind oder nie das Gefühl haben werden, es nicht zu schaffen; diese Gefühle sind Teil der menschlichen Existenz. Ich behaupte vielmehr, daß ständige Angst, Panikanfälle und Verlust des Selbstvertrauens, Minderwertigkeitsgefühle und das Unbehagen darüber, daß das eigentlich gar nicht Ihr Baby ist und Sie kein Recht dazu haben, Mutter zu sein, für viele Frauen eine Folgeerscheinung der Behandlungsweise bei der Klinikgeburt ist. Die Machtlosigkeit von Frauen in einer so wichtigen Übergangsphase in ihrem Leben ist nicht nur in der aktuellen Situation quälend, sondern kann sich noch lange danach seelisch auswirken.

Eine Frau, die in vertrauter Umgebung ihr Kind zur Welt bringt und die es sich deshalb auch leisten kann, ihre Selbstkontrolle zu verlieren und sich den Gefühlen zu überlassen, die während der Geburt in ihr wirksam werden, wird mit größerer Wahrscheinlichkeit an die Geburt als ein positives Erlebnis zurückdenken. Sie ist nicht so empfänglich für Depressionen wie eine Frau, die man ihrer Autonomie beraubt hat und die das Gefühl hat, ihr sei Gewalt angetan worden.

In einer intimen, liebevollen Atmosphäre kann der Frau durch die Geburtserfahrung Kraft zufließen. Vor allem für eine Frau, die anfällig für Depressionen oder heftige Gefühlsschwankungen ist, die ein geringes Selbstwertgefühl hat oder sexuellem Mißbrauch ausgesetzt war, kann Geburt Heilung bedeuten. Dann ist Geburt ein Abenteuer, bei dem sie ihre eigene innere Kraft entdeckt, die Freude an ihrem Körper und ihre Fähigkeit, Leben zu spenden und sich im Bewußtsein der Liebe ganz zu öffnen.

Nachwort

Geburt ist wie der Tod eine universelle menschliche Erfahrung. Die Geburt kann eine Unterbrechung des Lebensflusses sein, ein medizinischer Vorgang, ein einsamer Kampf des Erduldens, ein chirurgischer Eingriff an einer Patientin, die sich völlig auf das geburtshilfliche Fachwissen ihrer Helfer verläßt, ein beängstigender Vorgang, bei dem Frauen sich ausweglos ihrer Biologie ausgeliefert fühlen. Oder Sie durchleben das in seiner ganzen Schönheit und Würde, wenn neues Leben geboren wird, geborgen in Liebe und Fürsorge. Das kann ein Fest der Freude sein, das sich da trotz der Geburtsschmerzen ereignet. Denn die Energie, die den Körper der Frau bei der Geburt durchströmt, ist lebenserhaltend und kraftvoll, auch wenn diese Energie mit Schmerzen einhergeht.

Die Suche nach dem richtigen Ort für die Geburt, der Sicherheit gewährt, der Bau eines Nestes, das den Bedürfnissen von Mutter und Neugeborenem entspricht, gehören zum Verhaltensrepertoire aller Säuger (es sei denn, diese befinden sich in Gefangenschaft wie beispielsweise Zootiere).

In unserer postindustriellen Kultur sind Frauen im Grunde bei der Geburt Gefangene. Der Zoo wird zwar nach wissenschaftlichen Prinzipien geführt, die Wärter sind rücksichtsvoll und vielleicht auch stolz auf die guten Haltebedingungen und die geringe Sterblichkeitsrate, die Besuchszeiten sind kaum eingeschränkt, und der Zoo kann ein freundlicher, einladender Ort sein, innerhalb des Zoogeheges gibt es vielleicht genügend Bewegungsfreiheit, und die Verantwortlichen mögen auch versucht haben, die natürlichen Bedingungen nachzubilden. Dennoch engt Gefangenschaft ein und schreibt den Gefangenen das Verhalten vor.

»Nein« zur Klinik zu sagen, eine wohlüberlegte Entscheidung dahingehend zu treffen, daß wir unsere Kinder an einem Ort unserer Wahl gebären, ist für die meisten von uns die einzige Möglichkeit, damit sich Frauen die Geburtserfahrung wieder zu eigen machen können.

Die Geburtshilfe sieht sich einer Herausforderung gegenüber, die über die Grunderfordernis hinausgeht, die Geburt für die Mütter und die Babys so sicher wie möglich zu gestalten. Diese Herausforderung betrifft zwei Hauptvoraussetzungen. Die erste Voraussetzung ist eine echte Wahlmöglichkeit, und dazu gehört auch, daß für eine wirklich gute Hausgeburtshilfe gesorgt ist und für die Frauen, die das wünschen, Geburtshäuser zur Verfügung stehen. Die zweite Voraussetzung besteht darin, daß jene Frauen, die ihr Kind in der Klinik gebären, dort Einfluß ausüben können, so daß sie nicht lediglich passive Empfängerinnen der Klinikbetreuung sind, wie freundlich und mitfühlend diese auch sein mag.

Wenn wir auf unserer Freiheit bestehen, uns zwischen wohldurchdachten Alternativen zu entscheiden, und uns einen Ort aussuchen, wo *wir*, und nicht die Ärzte, bestimmen, dann können wir in uns die Kraft wiederentdecken, ohne Eingriffe zu gebären, und mit dem gleichen Selbstvertrauen und der gleichen Spontaneität, mit der wir atmen und uns bewegen, und vielleicht mit der gleichen Liebe und Leidenschaft, mit der wir dieses Kind empfangen haben.

Anhang

Dank

Dank der Autorin

Ich danke allen, die mir, häufig sehr detailliert, ihre Geburt und ihre Gefühle im Zusammenhang damit geschildert haben, denjenigen, bei deren Geburt ich dabei sein durfte, und den Hebammen, die mich in ihre Fähigkeiten und ihr Geschick eingeweiht haben.

Die Frauen, die sich für die wunderschönen Geburtsfotos in diesem Buch zur Verfügung stellten, haben Marcia May bei einem der intimsten Erfahrungen in ihrem Leben willkommen geheißen. Sie wollten anderen Frauen zeigen, daß Geburt außerhalb einer Klinik eine positive Erfahrung ist. Wir bedanken uns beide sehr bei ihnen.

Durch meine Tochter Tess ist mir die Bedeutung der Wassergeburt klargeworden. Ich danke ihr dafür, daß ich bei einer Geburt dabeisein durfte, die ganz anders und sehr viel länger und mit sehr viel mehr Anstrengungen verbunden, doch ebenso befriedigend war wie meine eigenen Geburten. Glücklich und ohne Dammriß hat sie Sam zur Welt gebracht – ein 4,75-kg-Baby. Die Fotos von ihrer Geburt hat mein Mann gemacht, der dabei sehr diskret und einfühlsam vorgegangen ist.

Die mit mir befreundeten Hebammen, die mich beraten haben, sind Lesley Page, Vorsitzende des Hebammenverbandes von Oxfordshire und eine der Hebammen bei Tess' Geburt, und Caroline Flint, Initiatorin des Projekts »Know your Midwife« (Lernen Sie Ihre Hebammen kennen) und Fachberaterin der Riverside-Gesundheitsbehörde in London. Sie sind zwar nicht für den Inhalt des Buches verantwortlich, doch habe ich sehr viel von ihnen gelernt.

Meiner Freundin Penny Simkin in Seattle bin ich Dank schuldig für ihre Hilfe beim Material über Streß bei der Geburt und die Wirkung von Katecholaminen, ebenso für die anregenden Gespräche darüber, wie Frauen bei der Geburt sich ihre Kraft zu eigen machen können. Außerdem danke ich dem Psychiater Dr. Desmond Barden, der sich kämpferisch für die Entscheidungsfreiheit der Frauen bei der Geburt einsetzt.

Meine Tochter Jenny hat mir neue Dimensionen eröffnet, indem sie ihre wissenschaftliche Arbeit über die Erfahrungen von Hebammen, Ärzten und Müttern mit mir durchgesprochen hat. Und sowohl Jenny als auch meine Tochter Polly haben durch ihre Arbeit mit Frauen, die sexuell mißbraucht wurden, meinen Horizont hinsichtlich Gewalt gegen Frauen bei der Geburt erweitert.

Es gibt in verschiedenen Ländern eine Menge Frauen, die ich sehr schätze. Viele von ihnen sind selbst Autorinnen; ich diskutiere mit ihnen immer wieder gerne über das Thema Geburt, und sie bereicherten meine Arbeit an diesem Buch durch ihre Anregungen. Dazu gehören Jan Brandt in Uppsala, Dr. Ann Oakley und Wendy Savage, Mitglied des RCOG (Royal College of Obstetrics and Gynaecology) in London, Laura Cao Romero de Abascal in Mexico City, Dr. Jo Garcia und Jean Robinson in Oxford, Doris Haire in New York und Norma Swenson in Boston, Dr. Ulla Waldenstrom in Stockholm, Dr. Mary O'Brien in Toronto sowie couragierte Gruppen von Hausgeburtshebammen in den USA, Kanada, Skandinavien, Deutschland, Österreich, der Schweiz, Spanien, Italien, Australien, Neuseeland und Großbritannien. Ihnen allen gilt mein herzlicher Dank.

Es hat zwar lange gedauert, dieses Buch zu konzipieren, doch wurde es dank der harten Arbeit von Kim Hamilton und Rosie Campbell, die sich mit nie versagender guter Laune und großem Interesse am Thema in die Arbeit am Computer vertieften, in Rekordzeit beendet. Beiden bin ich sehr, sehr dankbar dafür.

Dank des Originalverlags

Dorling Kindersley dankt Rosalind Priestley für die Durchsicht des Buches in allen Herstellungsphasen, Laura Harper für die redaktionelle Hilfe, Vanessa Hamilton für die Hilfe bei der Gestaltung und Hilary Bird für das Register.

Alle Fotos stammen von Marcia May, außer jenen auf Seite 176 bis 179, die Uwe Kitzinger aufgenommen hat.

Anmerkungen

Kapitel 1

1 Doering S., Entwisle D. (1975), »Preparation during pregnancy and ability to cope with labor and delivery«, *American Journal of Orthopsychiatry*, 45, 825-837; Norr K., Block C., Charles A., Meyering S., Meyers E. (1977), »Explaining pain and enjoyment in childbirth«, *Journal of Health and Social Behaviour*, 10, 260-275; Doering S., Entwisle D., Quinlan D. (1980), »Modeling the quality of women's birth experience«, *Journal of Health and Social Behaviour*, 21, 12-21; Entwisle D., Doering S. (1981), *The First Birth*, Baltimore: John Hopkins University Press; Romito P. (1989), »Unhappiness after childbirth«, *Effective Care in Pregnancy and Childbirth*, 2, 1433-1446, Hrsg. Chalmers I., Enkin M., Keirse M.J.N.C.; Kitzinger J., in: Garcia J., Kilpatrick R., Richards M. (1990), *The Politics of Maternity Care*, Oxford: Clarendon Press; Kitzinger S. (1992), »Childbirth and violence against women«, *Women's Health Matters*, Hrsg. Roberts H., London: Routledge.

2 Kitzinger S. (1987), *Some Women's Experience of Epidurals*, London: National Childbirth Trust.

Kapitel 2

1 Simkin P. (1986), »Stress, pain and catecholamines in labor: part 1, a review«, *Birth* 13, 4, 227-233.

2 Association of Anaesthetists (1988), *Report on Obstetric Services*, London.

3 Chalmers I., Richards M.P.M. (1977), »Intervention and causal inference in obstetric practice«, *Benefits and Hazards of the New Obstetrics* London: Heinemann, 34-61, Hrsg. Chard T., Richards M.P.M.

4 Newcombe R.G., Chalmers I. (1977), »Changes in distribution of gestational age and birthweight among firstborn infants of Cardiff residents«, *British Medical Journal*, 2, 925-926; Chalmers I., u.a. (1978), »Respiratory distress syndrome in infants of Cardiff residents during 1965-1975«, *British Medical Journal*, 2, 1119-1121; Newcombe R.G. (1983) »Reversal of changes in distribution of gestational age and birthweight among firstborn infants of Cardiff residents«, *British Medical Journal*, 287, 1095-1097.

5 MacFarlane A.J., Mugford M. (1984), *Birth Counts*, London: HMSO.

6 Cartwright A. (1979), *The Dignity of Labour?*, London: Tavistock.

7 Kitzinger S. (1975), *Some Women's Experience of Induced Labour*, London: National Childbirth Trust.

8 O'Driscoll K., Meagher D. (1980), »Active management of labour«, *Clinical and Obstetric Gynaecology*, (Beiheft 1), Hrsg. Saunders, W.B.

9 ebd.

10 ebd.

11 ebd.

12 Taylor R.W., Taylor M. (1988), *Letter to the Lancet*, 1, 8518, 352.

13 Placek P.J., Keppel K.G., Taffel S.M., Liss T.L. (1984), »Electronic fetal monitoring in relation to caesarean section delivery for live births and still births in the US 1980«, *Public Health Reports*, 99, 173-183.

14 Nielson P.V., Stigsby B., Nikkelson C., Nim J. (1987), »Intra- and inter-observer variability in the assessment of intrapartum cardiotocograms«, *Acta Obstetrica et Gynecologia Scandinavia*, 66, 421-424.

15 Grant A. (1989), »Monitoring the fetus during labor«, *Effective Care in Pregnancy and Childbirth*, 2, 846-882, Oxford: Oxford University Press, Hrsg. Chalmers I., Enkin M., Keirse M.J.N.C.

16 Macdonald D., Grant A., Sheridan-Pereira M., Boylan P., Chalmers I. (1985), »The Dublin randomized trial of intrapartum fetal heart rate monitoring«, *American Journal of Obstetrics and Gynecology*, 152, 524-539.

17 ebd.; Grant A. (1987b), »The relationship between obstetrically preventable intrapartum asphyxia, abnormal neonatal neurological signs and subsequent motor impairment in babies born at or after term«, *Perinatal Events and Brain Damage in Surviving Children*, Berlin: Springer Verlag, Hrsg. Kubli F., Patel N., Schmidt W., Linderkamp O.

18 Amato J.G. (1983), »Fetal heart-rate monitoring«, *American Journal of Obstetrics and Gynecology*, 147, 967-969.

19 Visser G.H.A., Goodman J.D.S., Dawes G.S. (1980), »Problems with ultrasonic fetal heart-rate monitor«, *Lancet*, 1, 707-708.

20 Sharp D.G., Couriel J.M. (1985), »Penetration of the subarachnoid space by fetal scalp electrode«, *British Medical Journal*, 291, 1169.

21 d'Souza S.W. (1982), »Fetal scalp damage and neonatal jaundice: A risk of fetal scalp electrode monitoring«, *International Journal of Obstetrics and Gynecology*, 2, 161-164.

22 Enkin M. (1989), »Labour and delivery following previous caesarean section«, *Effective Care in Pregnancy and Childbirth*, 2, 1196-1217, Hrsg. Chalmers I., Enkin M., Keirse M.J.N.C.

23 Kitzinger S. (1989), »Perceptions of pain in home and hospital birth«, Vortrag anläßlich des Internationalen Kongresses für psychosomatische Geburtshilfe und Gynäkologie, Amsterdam.

24 Garcia J., Garforth S., Ayers S. (1986), »Midwives confined? Labour ward policies and routines«, *Research and the Midwife Conference Proceedings*, University of Manchester, 74-78.

25 Cohen W.R. (1977), »Influence of the duration of second stage labor on perinatal outcome and puerperal morbidity«, *Obstetrics and Gynecology*, 49, 266-269.

26 Caldeyro-Barcia R. (1979), »The influence of maternal be-aring-down efforts during second stage on fetal well-being«, *Birth and the Family Journal*, 6, 17-21.

27 Thacker S.E., Banta H.D. (1983), »Benefits and risks of episiotomy: An interpretive review of the English language literature, 1860-1980«, *Obstetrical and Gynecological Survey*, 38, 322-338.

28 ebd.; Sleep J.M., Grant A., Garcia J., Elbourne D., Spencer J., Chalmers I. (1984), »West Berkshire perineal management trial«, *British Medical Journal*, 289, 587-590; Harrison R.F., Brennan M., North P.M., Reed J.V., Wickham E.A. (1984), »Is routine episiotomy necessary?«, *British Medical Journal*, 288, 1971-1975; Sleep J.M., Grant A. (1987) »West Berkshire perineal management trial: Three year follow-up«, *British Medical Journal*, 295, 749-751.

29 Sleep J.M., Grant A., Garcia J., Elbourne D., Spencer J., Chalmers I., a.a.O.; Harrison R.F., Brennan M., North P.M., Reed J.V., Wickham E.A., a.a.O.

30 Kitzinger S., Simkin P. (1990), *Episiotomy and the Second Stage of Labor*, Pennypress

31 Kitzinger S., Walter R. (1981), *Some Women's Experiences of Episiotomy*, London: National Childbirth Trust.

32 ebd.

33 ebd.

34 ebd.

35 ebd.

36 ebd.

37 Davis, E. (1992), *Hebammenhandbuch*, München: Kösel; Flint C. (1988), *Sensitive Midwifery*, London: Heinemann, 101-102.

38 Cordero I., Hon E. (1971), »Neonatal bradychardia following nasopharyngeal stimulation«, *Journal of Pediatrics*, 78, 441-447.

39 Tyson J., Silverman W., Reisch J. (1989), »Immediate care of the newborn infant«, *Effective Care in Pregnancy and Childbirth*, 2, 1293-1312, Hrsg. Chalmers I., Enkin M., Keirse M.J.N.C.

40 ebd.

41 Cordero L., Hon E., a.a.O.; Widstrom A.-M., Ransjo-Arvidson A.B., Christensson K., Matthieson A.-S., Winberg J., Uvnas-Moberg K. (1987), »Gastric suction in healthy newborn infants: Effect on circulation and developing feeding behaviour«, *Acta Paediatrica Scandinavia*, 76, 566-572.

42 Wahlberg V., Lundh W., Winberg J. (1982b), »Reconsideration of Crede prophylaxis III: Effects of silver nitrate prophylaxis on visual alertness in neonates«, *Acta Paediatrica Scandinavica*, 295 (Beiheft), 43-48; Wahlberg V., Lundh W., Winberg J. (1982c), »Reconsideration of Crede prophylaxis IV: Effects of siver nitrate prophylaxis on mother infant relationship«, *Acta Paediatrica Scandinavica*, 295 (Beiheft), 49-57; Wahlberg V., Lundh W., Winberg J. (1982d), »Reconsideration of Crede prophylaxis V: Long-term influences on conjunctival secretion, infant behavior, breastfeeding and maternal feelings. A descriptive study«, *Acta Paediatrica Scandinavica*, (Beiheft) 59-67.

43 Rothenberg (1979), »Ophtalmia neonatorum due to Neisseria gonorrhoeae: Prevention and treatment«, *Sexually Transmitted Deseases*, (Beiheft), 187-190.

44 Hammerschlag, M.R., Chandler J.W., Alexander R., English M., Chiang W.T., Koutsky L., Eschenbach D.A., Smith J.R. (1980), »Erythromycin ointment for ocular prophylaxis of neonatal chlamydial infection«, *Journal of the American Medical Association*, 244, 2291-2293.

45 Klaus M.H., Kennell J.H. (1987), *Mutter-Kind-Bindung.*

Über die Folgen einer frühen Trennung, München: dtv-Taschenbuch.

46 Weltgesundheitsorganisation WHO (1985).

47 Anderson S., Stangard F. (1986), *Traditional Midwives*, Göteborg: Ipelgang, 17-18.

Kapitel 3

1 Chalmers I. (1990), »The risks and benefits of ›risk assessment‹ in childbirth«, Vortrag anläßlich des Forums über Wochenbett und das Neugeborene, London: Royal Society of Medicine.

2 Mahmood T.A., Campbell D.M., Wilson A.W. (1988), »Maternal height, shoe size, and outcome of labour in white primigravidas: A prospective anthropometric study«, *British Medical Journal*, 297, 515-517.

3 Bastion H., Lancaster P.A.L. (1990), *Home Births in Australia 1985-1987*, Sydney: National Perinatal Statistics Unit.

4 Tew M. (1985), »Place of birth and perinatal mortality«, *Journal of the Royal College of General Practitioners*, 35, 390-394.

5 Campbell R., Macfarlane A. (1990), »Recent debate on the place of birth«, *Politics of Maternity Care* Oxford University Press, 217-237, Hrsg. Garcia J., Kilpatrick R., Richards M.

6 Social Security Committee (1980), *Perinatal and Neonatal Mortality*, (zweiter Bericht), London: HMSO.

7 Tew M. (1981), »Effects of scientific obstetrics on perinatal mortality«, *Health and Social Services Journal*, 91, 444- 446; Campbell R., Macdonald Davies I., Macfarlane A. (1982), »Perinatal mortality and place of delivery«, *Population Trends*, 28, London: HMSO, 9-12; Campbell R., Macdonald Davies I., Macfarlane A., Beral V. (1984), »Home birth in England and Wales: Perinatal mortality according to intended place of delivery«, *British Medical Journal*, 289, 721-724.

8 Butler N., Bonhma D., (1963), *Perinatal Mortality 1958*, London: Livingstone; Chamberlain R. u.a., a.a.O.; Tew M. (1990), *Safer Childbirth*, London: Chapman & Hall.

9 Chamberlain R. u.a., a.a.O.

10 Campbell R., Macfarlane A. (1987), *Where to be born? The Debate and the Evidence*, Oxford: National Epidemiology Unit.

11 Chamberlain R., Chamberlain G., Howlett B., Claireaux A. (1975), *British Births 1970*, London: Heinemann.

12 Tew M., (1985), a.a.O.

13 Tew M., (1990), a.a.O.

14 ebd.

15 ebd.

16 ebd.

17 Tew M. (1990), »Home birth: The issue of safety«, Studientag über Hausgeburt, Birmingham Maternity Hospital: National Childbirth Trust.

18 Wright J.T. (1983), »Alcohol and drug abuse in pregnancy«, *Medicine International*, 35, 1630-1631.

19 Calandra C., Abell D.A., Beischer N.A. (1981), »Maternal obesity in pregnancy«, *Obstetrics and Gynecology*, 57, 8-12; Garbakiak J.A., Richter M., Miller S., Barton J.J. (1985), »Maternal weight and pregnancy complications«, *American Journal of Obstetrics and Gynecology*, 152 238-245.

20 Garbakiak J.A. u.a., a.a.O.

21 Chamberlain R. u.a., a.a.O.; (Hrsg.) James D.K., Stirrat G.M. (1988), *Pregnancy and Risk: The Basis for Rational Management*, Chichester, John Wiley & Sons.

22 Bird C. (1971), »The premenopausal gravida«, *Journal of Reproductive Medicine*, 6, 48-50.

23 Kirz, D.S., Dorchester W., Freeman R.K. (1985), »Advanced maternal age«, *American Journal of Obstetrics and Gynecology*, 152, 1, 7-12.

24 Cario G.M., Fray R.E., Morris N.F. (1985), »The obstetric perfomance of the elderly primigravida«, *British Journal of Obstetrics and Gynaecology*, 54, 237-240.

25 Hofmeyer G.J. (1989), »Breech presentation and abnormal lie in late pregnancy«, *Effective Care in Pregnancy and Childbirth*, 1, 635-666, Oxford, Oxford University Press, Hrsg. Chalmers I., Enkin M., Keirse M.J.N.C.

26 Hughey M.J. (1985), »Fetal position during pregnancy«, *American Journal of Obstetrics and Gynecology*, 153, 885- 886.

27 Westgren M., Edvall H., Nordstrom E., Svalenius E. (1985), »Spontaneous cephalic version of breech presentation in the late trimester«, *British Journal of Obstetrics and Gynaecology*, 92, 19-22.

28 Bakketeig L.S., Hoffman H.J. (1981), »Epidemiology of preterm birth: Results from a longitudinal study of births in Norway«, *Preterm Labor*, London: Butterworth's International Medical Review, 17-40, Hrsg. Elder M.G., Hendricks C.H.

29 Salzmann B. (1964), »Rupture of low segment cesarean section«, *American Journal of Obstetrics and Gynecology*, 23, 460- 466.

30 Beard R.W., Lowy C. (1986), »The British survey of diabetic pregnancies«, *British Journal of Obstetrics and Gynaecology*, 89, 78326.

31 James D.K., Stirrat G.M. (Hrsg.), a.a.O.

32 de Swiet M. (1986), »Pre-existing medical deseases«, *Pregnancy Care: A Manual for Practice*, Chichester, John Wiley & Sons, 69-111, Hrsg. Chamberlain G., Lumley J.

33 Taylor David J. u.a. (1985), »Do pregnancy complications contribute to neurodevelopmental disability?«, *Lancet*, 1, 713-716.

34 Steer P. (1988), »Risks in labour«, *Pregnancy and Risk*, 6, 105-137, Hrsg. James D.K., Stirrat G.M.

Kapitel 4

1 Rooks P.J., Wetherby N.I., Ernst E.K.M., Stapleton S., Rosen D., Rosenfield A. (1989), »Outcome of care in birth centers«, *England Journal of Medicine*, 321, 26, 1804-1811.

2 Eakins P.S. (1986), *Freestanding birth centers in California: Structure, Cost, Medical Outcome, and Issues*, Californian Department of Health Services.

3 Feldman E., Hurst M. (1987), »A comparison of hospital and birth center settings«, *Birth*, 18-24.

4 Lumley J., Davey B. (1987), »Do hospitals with family-centered maternity care policies have lower intervention rates?«, *Birth*, 132-134.

5 Klein M. u.a. (1984), »Care in a birth room versus a conventional setting: A controlled trial«, *Canadian Medical Association Journal*, 131, 1461-1466.

6 Chamberlain R. u.a., a.a.O.

7 Rosenblatt R.A., Reinken J., Shoemack P. (1985), »Is obstetrics safe in small hospitals? Evidence from New Zealand's regionalized perinatal system«, *Lancet*, 2, 429-432.

8 Mugford M., Stilwell J. (1986), »Maternity services: how well have they done and could they do better?«, *Health Care*, Policy Journals.

9 Leicester Home Birth Support Group (Februar 1990), *Homebirth Newsletter*.

Kapitel 5

1 Houd S. (1989), »Midwifery in some European countries«, Hrsg. van Hall E.V., Everaerd W., a.a.O.

2 Barrington E. (1985), »Birth stories and midwives's musings«, *Midwifery is Catching*, 101.

3 Kirkham M.A. (1986), »A feminist perspective in midwifery«, *Feminist Practice in Women's Healthcare*, Chichester: John Wiley & Sons, Hrsg. Webb, C.

Kapitel 6

1 Office of Population Censuses and Surveys (1986), *Mortality Statistics, Perinatal and Infant: Social and Biological Factors*, Serie DH3, London: HMSO, 17.

2 WHO Regionalbüro für Europa (1986), übernommen aus: *Having a Baby in Europe*, Kopenhagen.

3 Serkin M., Porte J.A., Monheit A.G. (Mai 1988), »The relationship of antepartum pelvic examinations to the incidence of premature rupture of the membranes, maternal infection, and cesarean section«, Vortrag

anläßlich der Scientific Session of Annual Clinical Meeting des American College of Obstetricians and Gynecologists.

4 Pearce J.M., Campbell S. (1987), »A comparison of symphysis-fundal height and ultrasound as screening tests for light-for-gestational age infants«, *British Journal of Obstetrics and Gynaecology*, 94, 100-104.

5 Alexander S. u.a. (1989), »Biochemical assessment of fetal well-being«, *Effective Care in Pregnancy and Childbirth*, 1, 455-476, Hrsg. Chalmers I., Enkin M., Keirse M.J.N.C.

6 Mohide P., Keirse M.J.N.C. (1989), »Biophysical assessment of fetal well-being«, Hrsg. Chalmers I., Enkin M., Keirse M.J.N.C., a.a.O., 455-476.

7 Robinson M. (1958), »Salt in pregnancy«, *Lancet*, 1, 178-181.

8 Rush D. (1989), »Effects of changes in protein and calorie intake during pregnancy on the growth of the human fetus«, Hrsg. Chalmers I., Enkin M., Keirse M.J.N.C., a.a.O., 255-280.

9 ebd.

10 Priest J. (1990), *Drugs in Pregnancy*, London: Pandora, 99-101.

11 McIntyre A. (1988), *Herbs for Pregnancy and Childbirth*, London: Sheldon.

12 Hemminki E., Starfield B. (1985), »Routine administration of iron and vitamins during pregnancy: Review of controlled clinical trials«, *British Journal of Obstetrics and Gynaecology*, 85, 404-410.

13 Alexander S. u.a., a.a.O.

Kapitel 7

1 Richards M., Dunn J., Antonis B. (1977), »Caretaking in the first year of life: The role of fathers' and mothers' social isolation«, *Child Care Health Development*, 3, 23-36.
2 Berry L.M. (1988), »Realistic expectation of the labor coach«, *Journal of Obstetric Gynecologic and Neonatal Nursing*, 17, 5, 354-355.
3 Perez P., Snedeker C. (1990), »Why parents need professional labor support«, *Special Women*, Pennypress Inc.
4 Kitzinger S. (1992), *Schwangerschaft und Geburt. Das umfassende Handbuch für junge Eltern*, München: Kösel.

Kapitel 8

1 Donnison J. (1990), *Midwives and Medical Men*, London: Heinemann.
2 Pollock L. (1987), *A Lasting Relationship: Parents and Children over Three Centuries*, London: Fourth Estate.
3 Mason J. (1988), zitiert aus: Miles L., »Pioneer Questionnaires (Health) SX-2«, in: »Midwifery in Canada«, *The Midwife Challenge*, London: Pandora, Hrsg. Kitzinger, S.
4 ebd.
5 Benoit C. (Winter 1983), »Midwives and Healers: The Newfoundland experience«, *Health Sharing*, 22-25.
6 ebd.
7 Klaus M., Kennell J., Robertson S., Sosa R. (1986), »Effects of social support during parturition on maternal-infant morbidity«, *British Medical Journal*, 293, 585-587.
8 Hodnett E.D., Osborn R.W. (1989), »A randomized trial of the effects of monitrice support during labor: Mothers' views two to four weeks postpartum«, *Birth*, 16, 4, 177-184.
9 Flint C. (1986), *Sensitive Midwifery*, London: Heinemann.
10 zum Beispiel: Nilsson L., Kitzinger S. (1993), *Ein Leben beginnt*, München: Orbis.

Kapitel 9

1 Rossavik I.K. (1989), *Obstetrics and Gynecology*, 73, 2, 243-249.
2 Kramer M.S. (1988), *Journal of the American Medical Association*, 260, 22, 3306-3308.
3 Lamont R.F. (1986), »Management of preterm labour«, *Hospital Update*, 487-490, 492-493.
4 Salmon Y.M. (1986), »Cervical ripening by breat stimulation«, *Obstetrics and Gynecology*, 67, 1, 21-24; Curtis P. (1986), »Uterine responses to three techniques of breast stimulation«, *Obstetrics and Gynecology*, 67, 1, 22-28; Curtis P. (1986), »Prepartum and intrapartum breast stimulation in obstetrics«, *Journal of Reproductive Medicine*, 31, 4, 228-230.
5 Eggersten S.C. (1987), »Maternal response to daily fetal movement counting in primary care settings«, *American Journal of Perinatology*, 4, 4, 327-330.
6 Steer P.J. (1986), »Postmaturity – much ado about nothing?«, *British Journal of Obstetrics and Gynaecology*, 93, 2, 105-108; Yudkin P.L. (1986), »Caesarean section dissected 1978-1983«, *British Journal of Obstetrics and Gynaecology*, 93, 2, 135- 144; Cardozo L. (1986), »Prolonged pregnancy: The managemant debate«, *British Medical Journal*, 293, 1059-1063.
7 Sinquefield G. (1985), »Midwifery management of premature rupture of the mcmbranes at term«, *Journal of Nurse Midwifery*, 30, 4, 242-244.
8 Lenihan J.P. (1984), »The relationship of antepartum pelvic examinations to premature rupture of the membranes«, *Obstetrics and Gynecology*, 63, 33-37.
9 Davis E. (1992), *Hebammenhandbuch*, München: Kösel.
10 Butler N.R., Bonham D.G. (1963), *Perinatal Mortality*, Edinburgh: Churchill Livingstone.
11 McKay S. (1983), »How worthwhile are memebrane stripping and amniotomy?«, *Contemporary Obstetrics and Gynecology*, 173- 176, 178-181, 184.
12 Newton N., Foshea D., Newton M. (1966), »Experimental inhibition of labor through environmental disturbance«, *Obstetrics and Gynecology*, 67, 371-377.
13 Salar G. u.a., »Effect of transcutaneous electrotherapy on cerebro-spinal fluid beta-endorphin content in patients without pain problems«, *Pain*, 10, 169-172; Polden M. (1985), »Transcutaneous nerve stimulation in labour and post-Caesarean section«, *Physiotherapy*, 71, 8, 350-353.
14 Harrison R.F. u.a. (1986), »Pain relief in labour using transcutaneous electrical nerve stimulation (TENS)«, *British Journal of Obstetrics and Gynaecology*, 93, 7, 739, 746.
15 Flint C., a.a.O.
16 Davis E., a.a.O.
17 Simkin P. (1989), *The Birth Partner*, The Harvard Common Press.
18 Gaskin I.M. (1982), »Ask the midwives«, *The Practicing Midwife*, 1, 15.

19 Lawrence H. (1988), »Breathing for labour«, *Journal of Association of Chartered Physiotherapists and Obstetrics in Gynaecology*, 60, 2, 21-23.

20 Broach J., Newton N. (Juni 1988), »Food and beverages in labor. Teil I: Cross-cultural and historical practices. Teil 2: The effects of cessation of oral intake during labor«, *Birth*, 2, 15.

21 Davis E., a.a.O.

22 Newton N., Foshea D., Newton M., a.a.O.

23 Cronk M., Flint C. (1989), *Community Midwifery: A Practical Guide*, London: Heinemann.

24 Gaskin I.M. (1989), *Spirituelle Hebammen. Faszinierende Geburtserlebnisse*, München: Hugendubel

25 Stein A. (1986), »Breech delivery: A co-operative nurse-midwifery medical management approach«, *Journal of Nurse-Midwifery*, 31, 2, 93-97.

26 Odent M. (1986), *Erfahrungen mit der sanften Geburt*, München: Kösel.

27 Russell J.G.B. (1982), »The rationale of primitive delivery positions«, *British Journal of Obstetrics and Gynaecology*, 89, 712-715

28 O'Leary J.A., Gunn D.L. (1986), »Option for shoulder dystocia: cephalic replacement«, *Contemporary Obstetrics and Gynecology*, 27, 157.

29 Gaskin I.M. (1988), »Shoulder dystocia: Controversis in management«, *Birth Gezette*, 5, 1, 14-17.

30 Flint C., a.a.O.

31 Davis E., a.a.O., 163.

32 ebd.

33 ebd.

34 ebd.

Kapitel 11

1 Leavitt J.W. (1986), *Brought to Bed: Childbearing in America 1750-1950*, New York: Oxford University Press.

2 Winnicott D.J. (1964), *The Child, the Family, and the Outside World*, London: Penguin.

3 Garforth S., Garcia J. (1989), »Breastfeeding policies and practice – ›no wonder they get confused‹«, *Midwifery*, 5, 2, 75-83.

4 ebd.

5 Kitzinger S. (1986), *Wie soll mein Kind geboren werden? Ein Ratgeber für Schwangere*, München: Kösel.

6 Woolridge M.W. (1988), »Right from the start – establishing breastfeeding«, Symposium über die stillende Frau, London: Kings Fund Centre.

7 Office of Population Censuses and Surveys, Social Security Division (1988), *Infant feeding 1985*, London: HMSO.

8 Kitzinger S. (1989), *Ich stille mein Baby. Informationen und praktische Anleitungen*, München: Kösel.

9 Pitt B. (1968), »Atypical depression following childbirth«, *British Journal of Psychiatry*, 114, 1325-1335.

10 Stein A. u.a. (1989), »Social adversity and perinatal complications: Their relation to postnatal depression«, *British Medical Journal*, 290.

11 Oakley A. (1980), *Women Confined*, Oxford: Martin Robertson.

12 Affonso D. (1981), *Impact of Caesarean Childbirth*, Philadelphia: Davis; Bradley C.F. u.a. (1983), »A prospective study of mothers' attitudes and feelings following caesarean and vaginal births«, *Birth* 10, 79-83; Garel M. u.a. (1987), »Psychological consequences of ceasarean childbirth on primiparas«, *Journal of Psychosomatic Obstetrics and Gynaecology*, 6, 197-209.

13 Thune-Larsen K.B., Moller Pedersen K. (1988), »Childbirth experience and postpartum emotional disturbance«, *Journal of Reproductive and Infant Psychology*, 6, 229-240.

14 Entwisle D., Doering S. (1981), *The First Birth*, Baltimore: John Hopkins University Press; Green J., Coupland V., Kitzinger J., (1992), *Great Expectations*, (basierend auf Forschungsergebnissen der Gruppe für Entwicklung von Kinderbetreuung an der Universität von Cambridge); Kitzinger S. (1993), *Wenn mein Baby weint. Praktische Hilfen und Informationen für Eltern*, München: Kösel.

15 Garel M. u.a., a.a.O.

Literatur

Schwangerschaft und Geburt

Balaskas, Janet, *Aktive Geburt. Ein praktischer Ratgeber für junge Eltern*, Kösel, 1993.
Balaskas, Janet, *Natürliche Schwangerschaft. Massage, Ernährung, Naturheilverfahren, Yoga und Gymnastik*, Mosaik, 1991.
Balaskas, Janet, *Väter begleiten die Aktive Geburt. Gemeinsam Schwangerschaft und Geburt erleben*, Kösel, 1994.
Kitzinger, Sheila, *Das Erlebnis der Geburt. Mütter und Väter berichten*, Kösel, 1992.
Kitzinger, Sheila, *Geburt ist Frauensache. Leitfaden für eine selbstbestimmte Geburt*, Kösel, 1993.
Kitzinger, Sheila, *Mutter werden über dreißig*, Bastei Lübbe, 1992.
Kitzinger, Sheila, *Natürliche Geburt. Ein Buch für Mütter und Väter*, Kösel, 7. Aufl. 1991.
Kitzinger, Sheila, *Schwangerschaft und Geburt. Das umfassende Handbuch für junge Eltern*, Kösel, 7. Aufl. 1992.
Kitzinger, Sheila, *Wie soll mein Kind geboren werden? Ein Ratgeber für Schwangere*, Kösel, 1986.
Kitzinger, Sheila / Bailey, Vicky, *Mein Schwangerschaftsbuch. Der persönliche Begleiter für alle Wochen der Schwangerschaft. Mit Informationen, praktischen Tips und Übungen*, Kösel, 2. Aufl. 1991.
Leboyer, Frédérick, *Geburt ohne Gewalt*, Kösel, 7. Aufl. 1992.
Odent, Michel, *Erfahrungen mit der sanften Geburt*, Kösel 1986.
Wilberg Gerlinde, *Zeit für uns. Ein Buch über Schwangerschaft, Geburt und Kind*, Fischer TB, 13. Aufl. 1992.
Wilberg, Gerlinde / Hujber, Karlo, *Natürliche Geburtsvorbereitung und Geburtshilfe. Ein Handbuch*, Kösel, 2. Aufl. 1992.

Hausgeburt und Hebammen

Davis, Elizabeth, *Hebammen-Handbuch. Ganzheitliche Schwangerschafts- und Geburtsbegleitung*, Kösel 1992.
Garbrucker, Marianne, *Vom Abenteuer der Geburt. Die letzten Landhebammen erzählen*, Fischer TB, 5. Aufl. 1992. (im Buchhandel nicht mehr erhältlich)
Gaskin, Ina May, *Spirituelle Hebammen. Faszinierende Geburtserlebnisse*, Hugendubel, 1989.
Kelm-Kahl, Inge, *Hausgeburt – besser für Mutter und Kind. Die neuen Erkenntnisse, die richtige Vorbereitung*, Rowohlt TB, 1990.
Pfleiger, Doris / Egger, Eveline, *Geburt ist keine Krankheit. Hausgeburt ist auch eine Möglichkeit zu entbinden*, Wiener Frauenverlag, 1985.

Kaiserschnitt

Bornemann, Reiner, *Kaiserschnitt – Operation und Geburt. Notwendigkeit, Durchführung und Folgen einer Schnittentbindung aus der Sicht betroffener Eltern*, Karoi, 1989.
Mühlratzer, Eva / Horkel, Wilhelm, *Kaiserschnitt. Ein praktischer und psychologischer Ratgeber*, Kösel, 2. Aufl. 1992.

Körperübungen

Balaskas, Janet, *Yoga für Schwangere. Übungsprogramm mit Tonkassetten*, Kösel, 1992.

Kitzinger, Sheila, *Bereit zur Geburt. Das Übungsprogramm mit Tonkassette*, Kösel, 1986.

Stillen

Kitzinger, Sheila, *Alles über das Stillen. Das Standardwerk zum Thema Stillen*, Lübbe, 1990.
Kitzinger, Sheila, *Ich stille mein Baby. Informationen und praktische Anleitungen*, Kösel, 1989.
La Leche Liga, *Handbuch der stillenden Mutter*, Selbstverlag, 1986. (Bezugsquelle s. Adressen)
Lothrop, Hannah, *Das Stillbuch*, Kösel, 19. Aufl. 1994.

Weitere Literatur

Blume, Angelika / Bopp, Annette, *Das erste Jahr. Das umfassende Handbuch für die junge Familie*, Kösel, 1993.
Chamberlain, David, *Woran Babys sich erinnern*, Kösel, 3. Aufl. 1994.
Hilsberg, Regina, *Körpergefühl. Die Wurzeln der Kommunikation zwischen Eltern und Kind*, Rowohlt TB, 1985.
Kitzinger, Sheila, *Wenn mein Baby weint. Praktische Hilfen und Informationen für Eltern*, Kosel, 3. Aufl. 1993.
Kitzinger, Sheila / Nilsson, Lennart, *Ein Leben beginnt*, Orbis 1993.
Montagu, Ashley, *Körperkontakt. Die Bedeutung der Haut für die Entwicklung des Menschen*, Klett-Cotta, 7. Aufl. 1992.
Tomatis, Alfred, *Klangwelt Mutterleib. Die Anfänge der Kommunikation zwischen Mutter und Kind*, Kösel, 1994.

Adressen

Geburtsvorbereitung

Deutschland
GfG – Gesellschaft für Geburtsvorbereitung Bundesverband e.V., Dellestr. 5, 40627 Düsseldorf; Postfach 22 01 06, 40608 Düsseldorf, Tel.: 02 11 / 25 26 07
(Informationen über Geburtsvorbereitungskurse, Anschriften von GeburtsvorbereiterInnen der GfG; Informationen über Literatur und Medien im Bereich rund um die Geburt; GfG-Rundbrief, erscheint viermal jährlich und enthält Beiträge zu wichtigen Themen der Geburtsvorbereitung, Buchbesprechungen, Literaturhinweise und Fortbildungsangebote [Probeheft für DM 10,— auf Rechnung], Abo für DM 50,— im Jahr, kostenlos für Mitglieder – Beitrag DM 100,— im Jahr; Fortbildungen für alle Interessierte im Bereich der Geburtsvorbereitung und Elternbegleitung; Ausbildung zur Geburtsvorbereiterin an acht Ausbildungsstätten in Deutschland. Kontaktbüro für das Europäische Netzwerk für Organi-sationen rund um die Geburt [ENCA])

Sonne, Mond & Sterne, Mühlakkerstr. 49, 75447 Diefenbach, Tel.: 070 43 / 55 56
(Fortbildungen für Hebammen, Krankengymnastinnen und Geburtsvorbereiterinnen auf anthropologischer Grundlage; Förderung der menschengemäßen Geburt; Projekt Familienhebamme; Geburtshäuser; Seminare etc.)

Österreich
Eltern-Kind-Zentrum Salzburg, Herrengasse 30/1, 5020 Salzburg, Tel.: 06 62 / 842 59 15 66
(Geburtsvorbereitung; Mutter-Kind-Gruppen u.a.)
Weitere Eltern-Kind-Zentren in Linz, Klagenfurt, Bregenz, Innsbruck, Graz, Mödling, Feldkirch, Wien.

Hebammenzentrum, Verein freier Hebammen, Lazarettgasse 6/2/1, 1090 Wien, Tel.: 02 22 / 408 80 22
(Geburtsvorbereitung; Elternberatung; die Bücher *Frauen brauchen Hebammen* über den ersten österreichischen Hebammenkongreß und die Arbeit von Hebammen in Österreich sowie *Geburt in Hebammenhänden* können hier bezogen werden)

Schweiz
Ausbildung in Geburtsvorbereitung – AGV, Hertensteinstr. 29, 6004 Luzern, Tel.: 041 / 52 90 15
(zweijährige Ausbildung für fähige Frauen; Adressen der an der AGV diplomierten Geburtsvorbereiterinnen sind erhältlich)

Hebammenverbände

Deutschland
Bund Deutscher Hebammen e.V. (BDH), Postfach 17 24, 76006 Karlsruhe, Tel.: 07 21 / 264 97/98

Bund freiberuflicher Hebammen Deutschlands e.V., BfHD, Geschäftsstelle, Freiheitsstr. 11, 41352 Korschenbroich, Tel.: 021 61 / 64 85 77

Adressen von Hebammen in Ihrer Gegend erfahren Sie vom örtlichen Gesundheitsamt.

Österreich
Hebammenverband, c/o Dorothea Rüb, Rosensteingasse 82/1, 1170 Wien, Tel.: 02 22/ 450 25 29

Schweiz
Schweizerischer Hebammen-Verband, Zentralsekretariat, Flurstr. 26, 3000 Bern 22, Tel.: 031 / 332 63, Fax: 031 / 332 76 19 40
(vermittelt Adressen der Sektionen in den einzelnen Kantonen, der Weiterbildungs-, Zeitungs- und Unterstützungskommissionen sowie ein Adreßverzeichnis aller freiberuflichen Hebammen mit Tätigkeitsauflistung; veranstaltet und informiert über Weiterbildungsangebote und Kurse; in Vorbereitung sind z.Z. eine spezifische Geburtsvorbereitungsausbildung für Hebammen sowie ein neues Verbandsleitbild)

Selbsthilfegruppen

Deutschland
Nationale Kontakt- und Informationsstelle zur Anregung und Unterstützung von Selbsthilfegruppen, Albrecht-Achilles-Str. 65, 10709 Berlin, Tel.: 030 / 891 40 19
(Infos zur Gründung von Selbsthilfegruppen gegen Rückporto von DM 3,— in Briefmarken)

Deutsche Arbeitsgemeinschaft Selbsthilfegruppen e.V., Friedrichstr. 28, 35392 Gießen
(Broschüre »Starthilfe« mit Informationen und Tips zur Gründung; hilft und vermittelt)

Selbsthilfegruppe für emotionale Gesundheit, EA – Emotions Anonymous, E.A.-Kontaktstelle Deutschland, Katzbachstr. 33, 10965 Berlin, Tel.: 030 / 786 79 84
(Selbsthilfegruppe für Menschen mit emotionalen Problemen oder in

Krisen; vermittelt Kontaktadressen in anderen Städten)

Schweiz
Emotions Anonymous, E.A.-Kontaktstelle Schweiz, Postfach 228, 4016 Basel, Tel.: 061 / 25 56 80

Geburtshäuser (nach PLZ)

Deutschland
Beratungsstelle für Schwangerschaftshilfe und Geburtenregelung, Bodenbacher Str. 100, 01277 Dresden, Tel.: 03 51 / 236 11 89

IRIS-Regenbogenzentrum, Schleiermacherstr. 39, 06114 Halle/Saale, Tel.: 03 45 / 269 89 (Beratungsstelle), 03 45 / 254 63 (Geburtshaus)

Maureen Armonies, Hebamme – Geburtshilfe-Praxis, Berliner Str. 21, 10715 Berlin, Tel.: 030 / 87 86 03

Hebammenpraxis, Zingsterstr. 2, 13051 Berlin, Tel.: 030 / 976 55 80 (Karin Blinde) oder 030 / 645 82 43 (Marion Kublick)

Geburtshaus für eine selbstbestimmte Geburt e.V., Geburtshaus am Klausener Platz, Klausener Platz 19, 14059 Berlin, Tel.: 030 / 325 68 09

Geburtshaus Hamburg e.V., Am Felde 2, 22765 Hamburg, Tel.: 040 / 390 11 28

Hebammenpraxis, Parkallee 25, 28209 Bremen, Tel.: 04 21 / 34 80 01

Geburtshaus und Hebammenpraxis, Kampstr. 26, 31141 Hildesheim, Tel.: 051 21 / 93 11 25

Bewußte Geburt und Elternschaft e.V., Entbindungshaus »In den Brunnengärten«, Dorothea Heidorn, Zum Bahnhof 28, 35394 Gießen, Tel.: 06 41 / 422 21

Ambulante Geburtspraxis Dr. med. Bernd Goos, Klingenhaben 2-4, 48336 Sassenberg, Tel.: 025 83 / 884

Geburtshaus und Praxisgemeinschaft, Hebammenpraxis, Am Berg 9, 49143 Schledehausen, Tel.: 054 02 / 991 00

Kölner Geburtshaus e.V., Cranachstr. 21, 50733 Köln, Tel.: 02 21 / 72 44 48

Zentrum für Geburtsvorbereitung und Elternschaft e.V., Hertinger Str. 47, 59423 Unna, Tel.: 023 03 / 126 30 (Mo. - Fr. 10 - 12 Uhr)

Geburtshaus Frankfurt, Ginnheimer Hohl 14 H, 60431 Frankfurt, Tel.: 069 / 52 72 82

Entbindungsheim Haarburger, Aaraustr. 29, 72762 Reutlingen, Tel.: 071 21 / 23 90 23

Hebammenpraxis, Häberlstr. 17, 80337 München, Tel.: 089 / 53 46 15

Geburtshaus München, Nymphenburger Str. 147a, 1. OG, 80636 München, Tel.: 089 / 16 41 84

Österreich
Geburtshaus Nußdorf, Heiligenstädter Str. 217, 1190 Wien, Tel.: 02 22 / 37 49 37

Schweiz
Gebärstätte und Hebammenpraxis, Unterwartweg 21, 4132 Muttenz, Tel.: 061 / 461 47 11

Stillgruppen

Deutschland
Arbeitsgemeinschaft Freier Stillgruppen (AFS), Bundesverband e.V.,

Postfach 11 12, 76141 Karlsruhe, Tel.: 093 31 / 33 94 (Anfragen werden an die ca. 800 Ortsgruppen weitergeleitet; Informationen über nahegelegene Stillgruppen; monatlicher Rundbrief [Abo] mit Broschüren zu verschiedenen Themen, z.B. Stillen von Frühgeborenen, nach Kaiserschnitt, bei Zwillingen, Ernährungsratgeber für Stillende, Beikost etc.)

La Leche Liga Deutschland e.V., Postfach 65 00 96, 81214 München (Die LLL-Beraterinnen leisten Hilfe durch monatliche Gruppentreffen und telefonische Beratung. Mit einem frankierten Rückumschlag kann über das Postfach die LLL-Stillberaterinnenliste und die LLL-Publikationsliste bestellt werden. Die La Leche Liga verschickt außerdem gegen Rechnung:
– Das Handbuch für die stillende Mutter,
– die LLL-Stillinformationsmappe,
– Schlafen und Wachen – Ein Elternbuch für Kindernächte
und viele andere Informationsschriften zum Stillen und für das Leben mit dem Baby.)

Österreich
LLL-Österreich, Postfach, 6500 Landeck

Schweiz
LLL-Schweiz, Postfach 197, 8053 Zürich, Tel.: 01 / 910 96 59

Eltern- und Familienberatung

Deutschland
Arbeitskreis Eltern werden – Eltern sein e.V., Talstr. 56, 79102 Freiburg, Tel.: 07 61 / 738 33 Q oder 70 69 60

Beratung alleinstehender Mütter und Schwangerer e.V., (BAMS

e.V.), c/o Petra Marek, Pfarrgasse 17, 69121 Heidelberg, Tel.: 062 21 / 41 19 04 Q

Beratungsstelle für Geburt und Eltern-Sein e.V., Dorfackerstr. 12, 72074 Tübingen-Lustnau, Tel.: 070 71 / 839 27

Beratungsstelle für Schwangerschaftshilfe und Geburtenregelung, Bodenbacher Str. 100, 01277 Dresden, Tel.: 03 51 / 236 11 89

Bewußte Geburt und Elternschaft e.V., Diezstr. 6, 35390 Gießen, Tel.: 06 41 / 348 93

Bundesverband Neue Erziehung e.V., Am Schützenhof 4, 53119 Bonn, Tel.: 02 28 / 66 40 55
(Stellt Kontakte zwischen Eltern und schon bestehenden Elterngruppen am jeweiligen Ort her. Hilft bei der Bildung von Elterngruppen und unterstützt mit Informationsmaterial praktische Initiativen.)

Bundeszentrale für gesundheitliche Aufklärung, BZgA, Ostmerheimer Str. 200, 51109 Köln, Postfach 91 01 52, 51071 Köln, Tel.: 02 21 / 89 92-0

Deutsche Liga für das Kind in Familie und Gesellschaft (Initiative gegen frühkindliche Deprivation) e.V., Dyroffstr. 12, 53113 Bonn, Fax: 02 28 / 26 45 15
(Die Deutsche Liga setzt sich ein für Schutz und Aufwertung der Elternschaft und für verstärkte Einbeziehung der Väter in die Betreuung und Erziehung der Kinder. Publikationen: Broschüren und Bücher zum Thema Betreuung und Pflege von Kleinstkindern)

Gesellschaft zur Erforschung des plötzlichen Säuglingstods Deutschland e.V., (GEPS), Kleinbachstr. 18, 76227 Karlsruhe; Postfach 41

02 62, 76202 Karlsruhe, Tel.: 07 21 / 40 65 30

Initiative Regenbogen »Glücklose Schwangerschaft e.V.«, Burgstr. 6, 73614 Schorndorf, Tel.: 071 81 / 212 75

Interessensgemeinschaft Tagesmütter, Bundesverband für Eltern, Pflegeeltern und Tagesmütter e.V., Bödekerstr. 85, 30161 Hannover, Tel.: 05 11 / 62 33 02
(Vermittelt Kontaktadressen in Ihrer Nähe, die Sie beraten. Bitte DM 2,— in Briefmarken beilegen.)

IRIS-Regenbogenzentrum, Kontakt- und Beratungsstelle, Schleiermacherstr. 39, 06114 Halle/Saale, Tel.: 03 45 / 269 89

Katholische Bundesarbeitsgemeinschaft für Beratung e.V., Kaiserstr. 163, 53113 Bonn, Tel.: 02 28 / 103-309

Kiebitz Familienzentrum, Karl-Tauchnitz-Str. 3, 04107 Leipzig, Tel.: 03 41 / 29 18 14

Kuratorium Behindertes Kind e.V., Melanchthonstr. 25, 42281 Wuppertal, Tel.: 02 02 / 25 05 60

Netzwerk Geburt und Familie e.V., Soziales Netz rund um die Geburt – Familienpflege und Sozialpädagogische Familienhilfe, Häberlstr. 17, Rgb., 80337 München, Tel.: 089 / 53 20 76 oder 53 76 33

Notmütterdienst Familien- u. Altenhilfe e.V., Sophienstr. 28, 60487 Frankfurt, Tel.: 069 / 77 66 11

Pro Familia, Deutsche Gesellschaft für Familienplanung, Sexualpädagogik und Sexualberatung e.V., Bundesverband, Stresemannallee 3, 60596 Frankfurt, Tel.: 069 / 63 90 02

Verband alleinstehender Mütter und Väter e.V. (VAMV), Von-Groote-Platz 20, 53173 Bonn, Tel.: 02 28 / 35 29 95
(Verschickt die Broschüre »So schaffe ich es allein«. Die Adressen der Landesverbände bitte dort erfragen. Adressierten Rückumschlag und Porto beilegen.)

Österreich
Nanaya – Beratungsstelle für natürliche Geburt und Leben mit Kindern, Zollergasse 37, 1070 Wien, Tel.: 02 22 / 93 17 11

»Neues Leben« – Verein zur Förderung der natürlichen und humanen Geburt e.V., Raschbach 2, 4861 Aurach, Tel.: 076 62 / 42 20

»TAG« – Therapie Alternative Gänserndorf, Weingartengasse 9, 2230 Gänserndorf, Tel.: 022 82 / 58 57
Verein für natürliche selbstbestimmte Geburt und Leben mit Kindern, Bahnstr. 11-13, 2230 Gänsersdorf, Tel.: 022 82 / 31 90

Zentrum für Geburt und Elternschaft, Irene Hocher, Rosensteingasse 82, 1170 Wien, Tel.: 02 22 / 45 96 49

Schweiz
Interessengemeinschaft natürliche Geburt, c/o Ruth Grand, Goethestr. 20, 9008 St. Gallen, Tel.: 071 / 25 17 59

Verein zur Förderung vielfältiger Gebärmöglichkeiten, Nicole Christen-Leuenberger, Brambergrain 3, 6004 Luzern, Tel.: 041 / 51 62 19

Wasserbecken

Aqua Birth Pools, Postfach 313, CH-6403 Küssnacht a. Rigi, Tel.: 00 41 / 41 81 66-12

Register

Sheila Kitzinger
Geburt ist Frauensache
Leitfaden für eine selbstbestimmte Geburt
416 Seiten. Abbildungen. Kartoniert

Die moderne Geburtshilfe hat Frauen zunehmend die Kompetenz über die Geburt abgesprochen. Dagegen setzen sich diese in den letzten Jahren verstärkt zur Wehr. Frauen wollen sich die Entscheidungen, die ihr Leben und ihren Körper betreffen, nicht abnehmen lassen. Sie wollen nach eingehender Information und Beratung selbst über die unterschiedlichen Alternativen in der Geburtsvorbereitung und bei der Geburt befinden.

Von den ersten Wochen der Schwangerschaft bis zum Zeitpunkt der Geburt behandelt Sheila Kitzinger alle Wahlmöglichkeiten der Geburtsvorbereitung, Geburtsorte und -methoden, Möglichkeiten der Schmerzlinderung, Ernährung, Übungen und vieles mehr. Besondere Beachtung schenkt sie der emotionalen Komponente der Schwangerschaft, der veränderten Partnerschaft und der Beziehung zum Ungeborenen. Gestützt auf neueste wissenschaftliche Erkenntnisse, erklärt die Autorin Vor- und Nachteile moderner Geburtshilfe und macht konkrete Vorschläge, wie Frauen ihre Bedürfnisse effektiv zur Geltung bringen können.

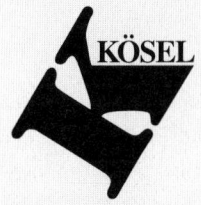

Undogmatisch und engagiert ermuntert dieses Buch werdende Mütter, Schwangerschaft und Geburt wieder zur Frauensache zu erklären.

ELIZABETH DAVIS

DAS HEBAMMEN-HANDBUCH
Ganzheitliche Schwangerschafts- und Geburtsbegleitung
256 Seiten. Abbildungen. Gebunden

Dieses Handbuch vermittelt alles Wissenswerte zu einer ganzheitlichen Geburtsbegleitung. Als erfahrene Hebamme wendet sich die Autorin direkt an ihre Kolleginnen, deren Berufsalltag sie gut kennt. Elizabeth Davis versteht die Arbeit der Hebamme in einem umfassenden Sinn: an oberster Stelle stehen die Bedürfnisse der Schwangeren, die von der Schwangerschaft bis zu den ersten Wochen nach der Geburt seelisch und körperlich begleitet wird. Diese Aufgabe sollte in einer Hand liegen. So entsteht ein radikal neues Berufsbild: Hebammen, die auf der Basis fundierter theoretischer und praktischer Kenntnisse weitgehend selbständig, verantwortungsvoll und kompetent praktizieren.

In neun Kapiteln werden alle wesentlichen Fragen beantwortet, dabei steht der normale Verlauf der Geburt im Vordergrund. Für den Umgang mit Problemsituationen hält dieses Handbuch eine Fülle von bewährten Tips und Kniffen bereit, die in keinem Lehrbuch stehen. Naturgetreue Zeichnungen verdeutlichen entscheidende Handgriffe. Ergänzend: Hinweise und Tips für Eltern, praktische Formulare, Adressen und ein detailliertes Register.

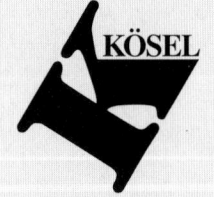

Eine lebensnahe Fachkunde für Praxis und Ausbildung.